SEXO NA VITRINE

REGINA NAVARRO LINS

SEXO NA VITRINE

SOBRE DESEJOS E PRAZERES

1ª edição

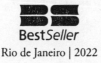

Rio de Janeiro | 2022

COPIDESQUE
Lígia Alves
REVISÃO
Luciana Aché

REVISÃO TÉCNICA
Dri Azevedo
DIAGRAMAÇÃO
Abreu's System

CIP-BRASIL. CATALOGAÇÃO NA PUBLICAÇÃO
SINDICATO NACIONAL DOS EDITORES DE LIVROS, RJ

L733s

Lins, Regina Navarro
   Sexo na vitrine / Regina Navarro Lins. – 1ª ed. – Rio de Janeiro : BestSeller, 2022.

   ISBN 978-65-5712-231-0

   1. Sexo. 2. Comportamento sexual. 3. Relações sexuais. I. Título.

22-79831
                          CDD: 613.96
                          CDU: 613.88

Meri Gleice Rodrigues de Souza – Bibliotecária – CRB-7/6439

Texto revisado segundo o novo Acordo Ortográfico da Língua Portuguesa.

Copyright © 2022 by Regina Navarro Lins
Copyright da edição © 2022 by Editora Best Seller Ltda.

Todos os direitos reservados. Proibida a reprodução,
no todo ou em parte, sem autorização prévia por escrito da editora,
sejam quais forem os meios empregados.

Direitos exclusivos de publicação em língua portuguesa para o mundo
adquiridos pela
Editora Best Seller Ltda.
Rua Argentina, 171, parte, São Cristóvão
Rio de Janeiro, RJ – 20921-380
que se reserva a propriedade literária desta obra.

Impresso no Brasil

ISBN 978-65-5712-231-0

Seja um leitor preferencial Record.
Cadastre-se e receba informações sobre nossos lançamentos e nossas promoções.

Atendimento e venda direta ao leitor:
sac@record.com.br

Para

Taísa, minha filha, Deni, meu filho, e Diana, minha neta,

Flávio Braga, amigo, amante, parceiro,

Jefferson Guedes, amigo querido, que muito contribuiu para este livro.

Agradeço aos amigos Arthur Bastos, Carlos Olyntho Resende e Maíra Kubík, por terem contribuído para este trabalho.

Sumário

Introdução 13

PARTE I — *A SOCIEDADE MUDA E O SEXO MUDA...*
A SOCIEDADE 15
   Mulheres e homens no sexo 19
   O sexo reprimido 33
   Atração sexual 52
   O prazer 56
   Sexo no casamento 61
   Sexo casual 81
   O que é um bom sexo? 83

PARTE II — *MITOS DA SEXUALIDADE* 89
   Vagina: perigo à vista 93
   Culto ao falo 98
   Ninfomania 108

PARTE III — *CORPO EM AÇÃO* 113
   O corpo escondido 117
   O aprendizado do sexo 124
   Sexo plural 132
      O sexo quanto à orientação sexual 132
      O sexo quanto às variáveis de gênero 145
      Práticas sexuais mais comuns 156
      Sexo coletivo 186
      Sexo atípico 192
      O sexo extremo 202
      O sexo criminoso 204
      Corpo de aluguel 219
      Dificuldades sexuais 231
      A saúde do corpo 236

PARTE IV — *ORGASMO* 245
   O prazer proibido 249
   A resposta sexual humana 255
   Os diversos orgasmos 258
   Ausência de orgasmo 271

PARTE V — *FANTASIAS DO PRAZER* 277
   Olhares do desejo 281
   Pornografia 284

PARTE VI — *SEXO E ARTE* 299
   Arte erótica 303
   Sexo no cinema 311
   Sexo na literatura 328
   Sexo na música 336

PARTE VII — *REVOLUÇÃO SEXUAL* 345
    Nada vai ser como antes 349
    Revolucionários do sexo 359
    No Brasil 369
    Revolução inconclusa 371

PARTE VIII — *SEXO NAS NOVAS MÍDIAS* 373
    Sextech: a união entre tecnologia e sexo 377
    Metaverso, a próxima fronteira do sextech 379

PARTE IX — *E A REPRESSÃO, AOS POUCOS, SE DESFAZ...* 383
    Sexo, problema complicado 387

NOTAS 391

REFERÊNCIAS 407

INTRODUÇÃO

Este livro é uma celebração das conquistas e desafios da Revolução Sexual iniciada nos anos 1960. Além da audácia do espírito em busca da liberdade, a Revolução Sexual possibilitou a derrubada de práticas obscurantistas. Combater a ideia da inferioridade da mulher, do tabu da virgindade, da discriminação de pessoas divorciadas, da justificação de crimes passionais em nome da honra e outras aberrações, e de comportamentos do mesmo tipo passou a ser objetivo prioritário das novas gerações.

O sexo só está aqui na vitrine porque houve essa Revolução Sexual. Antes disso, este livro seria proibido como tantos outros foram. Há cinquenta anos, os hippies contestaram os valores da sociedade, as feministas não mais aceitaram os papéis exclusivos de dona de casa e mãe, pessoas LGBTQIA+ lutaram contra o silêncio imposto e reivindicaram aceitação social, festivais de música exaltaram o rock e o sexo. Gregos e romanos, antes das imposições morais do cristianismo, já haviam colocado o sexo na vitrine, mas depois deles enfrentamos muitos séculos de repressão sexual extrema.

Quando lancei *A cama na varanda*, em 1997, a ideia central era mapear as tendências que se desenhavam para as décadas seguintes em torno do amor e do sexo. A acolhida que meu primeiro livro recebeu parecia confirmar que seguiríamos avançando, pois, apesar dos recuos provocados pela descoberta do HIV e da aids na década anterior, as circunstâncias históricas favoreciam o advento de novas conquistas. O reconhecimento da união estável homoafetiva, em 2011, pelo Supremo Tribunal Federal, por exemplo, reforçou essa sensação, ainda mais por refletir uma tendência mundial em favor da diversidade sexual e da cidadania plena.

Muitas transformações marcaram o século XX e, embora incompletas, abriram caminho para uma libertação mais ampla e saudável nas primeiras décadas do século XXI. É inegável que avançamos desde então. Mas, apesar de todas as mudanças de comportamento observadas, não são poucas as pessoas que ainda sofrem por causa de seus desejos, fantasias, medos, culpas e frustrações. O sexo está na vitrine como nunca esteve, e essa é uma boa oportunidade para refletirmos sobre crenças e valores aprendidos e nos libertar do moralismo e dos preconceitos para vivermos sem tantas limitações.

O historiador francês Jean-Louis Flandrin sintetiza muito bem a nossa sexualidade: "Todo mundo tem vida sexual. O problema é saber no que ela consiste, isto é, que forma toma a libido sob a dupla influência da repressão e do erótico, que mais ou menos abertamente existem em todas as culturas; como então o desejo sexual é estruturado, em que medida atinge seus fins, e o que resulta para o sujeito e para os objetos de seu desejo."[1]

PARTE I

A SOCIEDADE MUDA E O SEXO MUDA... A SOCIEDADE

Quando o sistema patriarcal se estabeleceu entre nós, há aproximadamente cinco mil anos, dividiu a humanidade em duas partes — homens e mulheres — e estabeleceu que a mulher é inferior ao homem. Determinou o que é masculino e feminino sem espaço para dúvidas, subordinando ambos os sexos a esses conceitos. Durante esse período, a cultura dominada pelo homem, autoritária e, em geral, violenta, acabou por ser vista não apenas como normal, mas também como adequada.

Superior/inferior, dominador/dominado. A ideologia patriarcal acarretou desastrosas consequências. É evidente que a maneira como as relações entre homens e mulheres se estruturam — dominação ou parceria — tem implicações decisivas em nossa vida pessoal, em nossos papéis cotidianos e em nossas opções de como viver.

MULHERES E HOMENS NO SEXO

Várias mães e vários pais

Durante milênios foi ignorado o vínculo entre sexo e procriação, e os homens não imaginavam que tivessem alguma participação no nascimento de uma criança. A ideia de casal era desconhecida. Cada mulher pertencia igualmente a todos os homens, e cada homem a todas as mulheres. O matrimônio era praticado por grupos. Cada criança tinha vários pais e várias mães, e só havia a linhagem materna.

E as ovelhas mudaram a história

No momento em que o homem observou pela primeira vez um grupo de animais, descobriu que tinha, entre os humanos, a mesma função que o carneiro desempenhava entre as ovelhas. Acreditou, então, ser o único responsável pelo nascimento de uma criança. A mulher seria apenas um receptáculo que a carregaria em seu corpo. A ideia também cristalizou o senso de posse do homem, posto que o conceito de "meu filho" requeria que a mãe da criança estivesse ligada a um homem apenas. Afinal, um homem não se arriscaria a deixar a herança para o filho de outro.

Publicidade indesejável

Uma mulher fazendo a faxina da casa enquanto um homem descansa com os pés para cima, ou uma mulher com dificuldade para estacionar o carro. Esses são exemplos de comerciais que a agência reguladora Autoridade de Padrões Publicitários do Reino Unido (Advertising Standards Authority, ou ASA, na sigla em inglês) tomou a decisão de restringir. Guy Parker, diretor da agência britânica, argumenta que "Estereótipos de gênero preconceituosos em comerciais podem contribuir para a desigualdade na sociedade, com consequências para todos nós." Outro comercial mencionado pela agência era da fórmula de leite Aptamil, que mostrava uma bebê do sexo feminino crescendo para se tornar bailarina e bebês do sexo masculino se tornando engenheiros ou alpinistas.

Mudança de regras

Até algumas décadas atrás, o papel desempenhado no sexo tinha regras bem definidas. Fazia parte do jogo de sedução o homem insistir na proposta sexual e a mulher recusar. Ainda há homens que insistem no jogo de sedução antigo. Não percebem que hoje a recusa pode acontecer só porque a mulher não está a fim.

O macho está em extinção I

Na nossa cultura, o homem aprende desde cedo que, para corresponder ao papel de macho, não pode recusar mulher alguma. Deve estar sempre pronto para o sexo, independentemente de estar cansado ou sem vontade. Trocar afeto e prazer com a parceira é secundário. Importante mesmo é o pênis ficar ereto, bem rígido, e ejacular bastante. E, logicamente, as consequências podem ser desastrosas: um comportamento sexual mecânico e estereotipado. Talvez o mesmo não acontecesse se o homem só se relacionasse sexualmente com pessoas por quem se sentisse realmente atraído, e se buscasse uma troca verdadeira de prazer.

O macho está em extinção II

Muitos homens, subjugados pela masculinidade tóxica, acreditam que cabe exclusivamente a eles tomar a iniciativa do encontro sexual. Durante muito tempo a maioria das mulheres também aceitou isso, por achar que a natureza é assim mesmo. Elas se sentiam inibidas, temendo desapontar o parceiro caso se mostrassem ativas. Esse cenário tem apresentado sinais de exaustão. É verdade que muitos homens ainda se assustam com mulheres mais livres. Paradoxalmente, a principal reclamação desses homens em relação à parceira é justamente a passividade! A consequência desse desencontro é um sexo insatisfatório para ambos, com cada um se esforçando para corresponder à expectativa do outro, tudo com pouquíssima espontaneidade.

Mulher comportada

Para a psicoterapeuta belga radicada nos Estados Unidos, Esther Perel, a feminilidade, associada à pureza, ao sacrifício e à fragilidade, era uma característica da mulher moralmente bem-sucedida. A outra, vista como prostituta, vagabunda, concubina ou bruxa, era a mulher livre, que trocava a respeitabilidade pela exuberância sexual.[2]

O script é sempre o mesmo

Muitas mulheres se recusam a fazer sexo no primeiro encontro, mas não por falta de desejo. Fazem isso por submissão ao homem, ou seja, pela crença de que têm que corresponder à expectativa dele. A partir daí se inicia uma encenação, e o roteiro é sempre o mesmo: o homem insiste, a mulher recusa. O desejo que os dois sentem é igual, mas ele continua insistindo e ela continua dizendo não. Ela acredita que, se ceder, vai ser desvalorizada por ele e o relacionamento vai prosseguir. Ele vai sumir rapidinho. E o pior é que muitos homens somem mesmo. A luta interna entre os antigos e os novos valores não está encerrada. Alguns se sentem obrigados a depreciar a mulher que sentiu tanto desejo quanto eles, e não fingiu.

Aplicativos para mulheres casadas estão "bombando"

No nicho de apps de relacionamentos voltados para mulheres casadas, o Gleeden foi um dos que mais cresceram. No primeiro trimestre de 2022 eram 250 mil usuários no país, sendo um quarto no estado do Rio de Janeiro. A estimativa é que chegue a 500 mil no fim do ano. O app foi pensado por mulheres e para mulheres desde a sua criação, em 2009, na França. É por esse motivo que elas têm acesso gratuito, enquanto os homens pagam. Um levantamento feito pela empresa que administra o aplicativo indica que as usuárias se sentem mais "felizes e vivas" com as relações extraconjugais. Ainda segundo a pesquisa, o desgaste no relacionamento foi determinante para que tivessem vontade de fazer sexo com outras pessoas.[3]

O encontro marcado

No início do século XX, a estrutura do namoro se modificou radicalmente. A mulher deixou de ser a mocinha tímida, que ruborizava e olhava para o chão, à espera de ser notada na igreja por algum jovem, que depois fosse pedir ao pai permissão para visitá-la em sua casa. Lá pela década de 1920, uma revolução técnica do namoro se tornou possível: a invenção do encontro marcado. O telefone e o automóvel foram fundamentais para essas mudanças. Entretanto, o telefone foi considerado indecente. "Uma jovem que está na cama pode ouvir a voz de seu bem-amado, junto ao travesseiro, com um tremor voluptuoso...", diziam. Em lugar do encontro na igreja e das tardes muito bem vigiadas na sala de visitas da família, os jovens marcam encontros pelo telefone, e saem a passeio a sós, para namorar nos automóveis estacionados nos drive-in.

Sofrimento desde a infância

A doutrina segundo a qual há no sexo algo de pecaminoso é totalmente inadequada, causando sofrimentos que têm origem na infância e continuam pela vida afora. O antagonismo entre os sexos impede uma amizade e um companheirismo verdadeiros, fazendo com que a relação entre homem e mulher se deteriore. O filósofo inglês Bertrand Russel acredita que, mantendo em uma prisão o amor sexual, a moral convencional concorreu para aprisionar todas as outras formas de sentimento amistoso, e para tornar os homens menos generosos, menos bondosos, mais arrogantes e mais cruéis. [4]

Lilith e Adão: um conflito e tanto!

Eva não foi a primeira mulher de Adão. Antes dela houve Lilith, mas o amor deles foi conturbado. Quando iam fazer sexo, Lilith perguntava a Adão: "Por que devo deitar-me embaixo de ti? Por que devo abrir-me sob seu corpo?" Adão ficava em silêncio, perplexo. Mas Lilith insistia: "Por que ser dominada por você? Eu também fui feita de pó e sou tua igual." Lilith foi embora. Adão queixou-se a Javé, e ele ordenou a Lilith: "O desejo da mulher é para seu marido. Volta a desejar teu marido." Mas Lilith se recusou e foi amaldiçoada, enviada para os demônios, com quem passou a ter relações, parindo pequenos diabos que Javé matava logo que nasciam. Adão recebeu Eva, extraída de uma de suas costelas e totalmente submetida à sua vontade. O mito de Lilith foi encontrado nos escritos sumérios e acadianos e nos testemunhos orais dos rabinos sobre o Gênese.[5]

O que se cobra do homem

Do homem é cobrado a vida inteira ter atitudes, comportamentos e desejos considerados masculinos. Diante de qualquer variação no jeito de falar, andar ou sentir, sua virilidade é posta em xeque. A hegemonia da palavra falada passou a ser uma tendência feminina. Como os homens são socializados para agir, competir e serem destemidos, a capacidade de expressar os sentimentos não é um atributo valorizado na formação da masculinidade.

As mulheres e o prazer

Até algum tempo atrás, com tanta repressão, o sexo na verdade não era bom para ninguém, muito menos para as mulheres. O homem chegava à vida adulta com pouquíssima experiência, no máximo algumas transas com profissionais do sexo, o que reforçava a ideia de que o ato era algo pouco digno. Quando se casava com aquela moça virgem que viria a ser a mãe dos seus filhos, o sexo se tornava, então, um problema complicado para ele. Era feito no escuro, embaixo das cobertas, com muita pressa. Se a maioria dos homens ainda ignora que para haver penetração a mulher deve estar lubrificada, imagine naquela época! O prazer da mulher nem sequer era cogitado. E elas aguentavam tudo com bravura, ou melhor, com mansidão.

O machão e o sexo

Apesar de a maioria dos homens ainda perseguir o ideal masculino reproduzido em nossa cultura — força, sucesso, poder, ousadia —, eles estão começando a se sentir exaustos. Há algum tempo já se discute em todo o mundo os prejuízos da busca dessa masculinidade. Com base em um estudo que durou nove anos, o norte-americano Anthony Astrachan publicou o livro *Como os homens sentem*, no qual explica como essa busca leva à perda da autonomia. Sobre a recusa das mulheres a continuar subordinadas, ele concluiu que apenas dez por cento dos homens aceitam as mulheres como iguais, enquanto os demais expressam seus sentimentos de raiva, medo e inveja por meio de uma hostilidade evidente ou dissimulada. E o que os homens consideraram terrivelmente ameaçador nas mulheres é a combinação de competência e sexualidade.[6]

Temor das mulheres

Temendo serem usadas — e durante muito tempo, de fato, foram —, as mulheres se queixam com frases do tipo "Os homens só querem sexo", o que à primeira vista poderia soar estranho, já que ninguém duvida de que sexo é bom. Há mulheres para quem o prazer sexual consiste em simplesmente deixar os homens loucos de desejo e mais nada. Na verdade, elas sentem pouco ou nenhum prazer com a estimulação sexual. E as causas são bem variadas, desde uma educação repressora, na qual a ideia de que a mulher não pode ter iniciativa alguma no sexo é reforçada, até dificuldades emocionais que impedem a troca afetiva com o outro.

Homens ejaculam muito rápido

Setenta e cinco por cento dos homens ejaculam em menos de dois minutos depois de introduzir o pênis na vagina.[7] E muitos, depois disso, viram para o lado e dormem. Enquanto isso, a maioria das mulheres não experiencia o orgasmo e se desilude com a objetividade sexual do homem. Resulta daí ser o desempenho sexual bastante precário, podendo levar a um bloqueio emocional e a vários tipos de disfunção, como a impotência, a ejaculação precoce, as disfunções do desejo e a ausência de orgasmo.

Intimidade é um privilégio

Muitos homens, ainda submetidos à ideologia patriarcal, ou seja, machista, estabelecem uma intimidade sexual com suas parceiras, mas nunca uma intimidade emocional, pois para eles, ela é vista como um sinal de fraqueza. Já para outros homens, a intimidade emocional é um privilégio, um luxo afetivo a ser conquistado pouco a pouco.

Greve de sexo

A comédia grega, apesar de exagerada, mostrava aspectos da relação conjugal. Em *Lisístrata* (411 a.C.), Aristófanes fala de uma esposa que recusa o sexo ao marido, numa estranha comédia política. Provavelmente o fato de não ter herdeiros apavorava o homem. "Quando Lisístrata e suas irmãs decidem se opor ao jeito guerreiro de ser dos homens, simplesmente negando-se a ir para a cama com eles, há comoção na sociedade grega. Pelo menos neste momento, o poder da cama provou ser mais forte do que o poder da espada. Com seus comentários obscenos, a peça parece tão atual quanto o slogan dos anos 1960: 'Faça amor, não faça guerra'."[8]

Inovação e conservadorismo

Neste período de grandes mudanças, observamos comportamentos variando do extremo conservadorismo à surpreendente inovação. Muitas mulheres se sentem aptas em todas as áreas da vida, incluindo a sexual, para estabelecer relações de igualdade e parceria com os homens. Outras continuam enfrentando dificuldades para participar de uma relação amorosa de troca, em que um não seja superior ao outro. O mesmo ocorre com o homem em relação à mulher.

Senhorita e senhora

A mulher, não passando de simples objeto, servia ao homem apenas como instrumento de promoção social por meio do casamento, como objeto de cobiça e distração ou como um ventre do qual ele tomava posse e cuja função principal era a de produzir filhos legítimos. As mulheres não existiam por si próprias. Eram definidas pelo seu relacionamento com o homem. As designações tradicionais para uma mulher demonstram explicitamente essa verdade na cuidadosa descrição que fazem do seu status — senhorita (que não tem homem) ou senhora (que tem um homem ou já teve, antes de ele partir ou morrer) — e no significado da expressão "casar-se bem".[9]

A origem da "guerra" dos sexos

A ética cristã, por causa do valor atribuído à virtude sexual, contribuiu inevitavelmente para degradar a posição da mulher. Sendo vista como tentadora, todas as oportunidades de levar o homem à perdição tinham que ser reduzidas. A ideia da guerra dos sexos e de que homem e mulher são inimigos foi reforçada por vários textos que aconselhavam os homens a tomar distância daquela que, às vezes, ele podia até chamar de companheira.[10]

Experiência valorizada

Os homens, quando estão com os amigos, falam demais sobre sexo. Contudo, acredito que pouquíssimos deles gostem realmente tanto de sexo quanto as mulheres. Elas, de maneira geral, parecem desfrutar e dar mais valor à experiência do encontro sexual com o parceiro. Vivem o sexo começando muito antes do orgasmo e terminando muito tempo depois. Ao contrário de muitos homens, que são totalmente centrados no pênis, o corpo todo da mulher é sentido como uma grande zona erógena, o que aumenta seu prazer e interesse pelas carícias preliminares.

O prazer em estar fazendo sexo

Os homens são cobrados a vida inteira a se sair bem no sexo e nunca falhar. Eles aprendem a associar masculinidade com desempenho sexual, o que pode gerar ansiedade. Por isso, a maioria fica orgulhosa de si pelo simples fato de ter tido uma ereção e ejaculado. Só isso é suficiente para considerar que tiveram um bom sexo. A mulher pode ter infinitas dificuldades sexuais, mas está livre daquela que mais apavora o parceiro. Pode fazer sexo sempre que desejar e até fingir orgasmo quando quiser. O resultado é que a maioria dos homens não usufrui de todo o prazer que poderia, e deixa a impressão de que não gosta muito de sexo, mas sim do fato de estar fazendo sexo.

Mulheres gostam menos de sexo?

Durante muito tempo se acreditou que necessitar e gostar de sexo fazia parte da natureza masculina. A mulher não ligaria para isso, além de considerar inadmissível desvincular sexo de amor. É óbvio que essas teorias, criadas pelos homens, mascaravam seu objetivo real: limitar a liberdade e o prazer sexual das mulheres, para que elas continuassem passivas e inexperientes. Só assim eles poderiam continuar seguros e confiantes numa área tão vulnerável como a sexualidade.

Sem pressa

O homem que gosta de sexo de verdade prolonga a experiência ao máximo. Aprecia tanto o prazer da troca erótica com a parceira que aprende a controlar a ejaculação e a adiar o orgasmo. Muitas mulheres não relaxam, preocupadas em agradar o homem. A realidade é que homens e mulheres são frutos da mesma cultura repressora da sexualidade. A diferença é que elas, por não enfrentarem o mesmo tipo de ansiedade que os homens — medo de falhar —, vivem essa experiência com mais tranquilidade e menos pressa.

Correspondendo às expectativas masculinas

Na China, havia o costume de enfaixar os pés das mulheres, que, após muitos anos de dores insuportáveis, ficavam completamente deformados. O motivo era simplesmente o fato de que os homens achavam pés pequenos sexualmente excitantes. Em um povo da África, os lábios da vagina da mulher são, desde a infância, esticados ao máximo, ficando pendurados entre as pernas, porque os homens julgam ser mais atraente. Em algumas sociedades do Oriente Médio e na África, as próprias mães obrigam as filhas a se submeterem à extirpação do clitóris e à infibulação, para satisfazer a expectativa do futuro marido.

Outras formas de submissão no Ocidente

No Ocidente, observamos essas práticas com horror, mas na realidade não estamos tão distantes assim. As mulheres se esforçam para se enquadrar em padrões de beleza definidos pelos homens.

Convencidas de que a única forma de provar seu valor é agradando os parceiros, elas fazem de tudo: gastam tempo, dinheiro e saúde — é comum passarem fome para se manterem esbeltas — e chegam a desenvolver transtornos alimentares graves, como anorexia e bulimia.

Ainda a preocupação de corresponder à expectativa do homem

A maioria das mulheres, ainda presa à crença de que é fundamental ter um par amoroso estável, não se importa em sacrificar o próprio desejo sexual na tentativa de, com isso, despertar o desejo do homem para a continuidade do relacionamento. Apesar de toda a emancipação feminina, não é raro ouvir mulheres afirmarem que, quando sentem tesão por um homem com quem saem pela primeira vez, só aceitam fazer sexo com ele se não houver interesse algum em namorá-lo. Caso contrário, sexo só depois de haver um compromisso estabelecido.

Mulheres se tornam donas do próprio prazer

Atualmente as mulheres dão sinais de não estarem dispostas a continuar desempenhando um papel passivo. Não querem simplesmente esperar que os homens se sintam atraídos e tomem a iniciativa. A tendência é a mulher buscar homens que se relacionem com ela em nível de igualdade em tudo, inclusive no sexo. A situação do homem é bem complicada. Além de ser difícil aceitar a igualdade com a mulher, o temor de ser avaliado e comparado a outros homens gera insegurança. E uma preocupação nunca antes sentida está agora presente: não proporcionar orgasmo à mulher.

Deus: Ele ou Ela?

Escolas católicas na Austrália mudaram a forma de se referir a Deus, evitando palavras como "Pai", "Filho" e "Senhor" durante as orações e aulas. "Como acreditamos que Deus não é homem nem mulher, usamos termos de gênero neutro nas orações, de forma que a nossa comunidade entenda mais profundamente quem Deus é para elas, como Deus se revela através das criações, nossas relações com os outros e com a pessoa de Jesus", explicou um funcionário da escola All Hallows. "Nos tempos em que as escrituras foram feitas, *Senhor* e *Pai* eram termos de honra, a maioria dos termos de honra se referia a homens", ponderou.[11]

Uso de camisinhas cai sensivelmente

Ao longo da história, as camisinhas foram usadas para evitar uma gravidez indesejada. A primeira surgiu no antigo Egito, por volta do ano 1350 a.C., e era de linho finíssimo. Mas os fabricantes artesanais experimentaram outros materiais bem mais originais: bexiga de peixe, tripa de carneiro, pele de bezerro... Na Europa, ela foi usada pela primeira vez na Inglaterra, no século XVII, quando o Dr. Condom inventou a "máquina preventiva" de couro. Hoje em dia, é baixo o número de homens que usam camisinha regularmente. Segundo dados do IBGE, menos de 23 por cento dos brasileiros utilizam preservativos em todas as relações sexuais. É preocupante. Apesar de o Ministério da Saúde distribuir 570 milhões de preservativos anualmente, estima-se que entre 1 e 1,2 bilhão seriam necessários para prevenir a aids e outras trinta infecções sexualmente transmissíveis (ISTs).[12]

Por que muitos homens se recusam a usar camisinha?

Com a desculpa de que a camisinha interfere na sensibilidade, muitos homens a recusam, escondendo o verdadeiro temor de que o pênis perca a ereção ao parar alguns segundos para colocá-la. Como é comum nas questões sexuais, existe muita desinformação por trás dessa atitude. Para começo de conversa, a tecnologia por trás da produção de camisinhas evoluiu muito. Há uma variedade de preservativos no mercado que cumprem bem a tarefa de aumentar o prazer, sobretudo as camisinhas ultrafinas e ultramacias, que conferem o ganho de sensibilidade em função: (1) do material utilizado e (2) da maneira como o preservativo abraça o pênis. É verdade que muitas mulheres, com receio de desagradar o homem e perdê-lo, não exigem que eles usem camisinha nem partem para o uso da camisinha feminina.

O SEXO REPRIMIDO

Condenação do sexo

O sexo sempre teve destaque na história da humanidade. Dependendo da época e do lugar, foi glorificado como símbolo de fertilidade e riqueza, ou condenado como pecado. A condenação do sexo surgiu com a implementação do patriarcado, se restringindo, no início, às mulheres, para dar ao homem a certeza da paternidade. No cristianismo, a repressão sexual generalizou-se. O padrão moral tornou-se, em tese, o mesmo para homens e mulheres, embora na prática houvesse maior condescendência para com o homem.

Repressão introjetada

A cantora japonesa Minami Minegishi, 20 anos, da banda AKB48, postou um vídeo no YouTube em que é vista com a cabeça raspada. Ela se impôs esse castigo por ter passado a noite com um jovem. O fato se tornou público quando um jornal publicou uma reportagem com fotos que a mostravam entrando e saindo do prédio do rapaz. Houve também um pedido de desculpas: "Peço perdão às outras integrantes da AKB48, aos meus familiares e à minha produtora pelas preocupações que possam ter tido."[13] As proibições e interdições externas são interiorizadas, convertendo-se em internas, vividas sob a forma de culpa e autopunição, como no caso de Minami.

Ansiedade sempre atrapalha

A maioria das pessoas acaba fazendo sexo com menos frequência do que gostaria e com pior qualidade do poderia. Enquanto isso, grande número de mulheres não tem orgasmo e se desilude com a objetividade dos homens. O desempenho sexual é atravessado por muita ansiedade, podendo levar a um bloqueio emocional e a disfunções sexuais, como impotência e ejaculação precoce.

Castidade do clero

No século XI, a Igreja decretou castidade absoluta para o clero, mas os sacerdotes mantiveram suas concubinas aberta ou clandestinamente, dependendo do grau de poder da batina que usavam.

Aqueles que creem nas normas da religião sofrem, porque tudo é proibido na vida sexual. O meio de controle é a confissão.

Estudo da sexualidade

A sexualidade passou a ser objeto de pesquisa no final do século XIX. O que estava fora do padrão foi classificado como patologia, como aconteceu com a homossexualidade, que era considerada um transtorno até 1973, quando a Associação Americana de Psiquiatria a retirou da categoria de doença, mas somente em 17 de maio de 1990 a OMS tirou a homossexualidade do CID (Classificação Estatística Internacional de Doenças e Problemas Relacionados à Saúde).

Caos sexual

Embora eu concorde com Wilhelm Reich no sentido de que as enfermidades psíquicas são consequência natural do caos sexual da sociedade, é inegável que algumas pessoas conseguem ser mais livres do que outras. Por quê? Acredito que isso ocorra porque elas buscam no sexo prazer sexual e não o colocam a serviço de outros objetivos. Uma mulher, por exemplo, pode se recusar a ir a um motel com um homem com quem está trocando beijos ardentes, porque deseja que daquele encontro surja um namoro. A crença de que é necessário encontrar alguém para se sentir completo leva à falta de espontaneidade e contribui para reforçar a repressão sexual.[14]

Devoção ao senhor

São Paulo, no século I, estabeleceu os fundamentos para o preceito de que o celibato era superior ao casamento. Dizia que era uma condição mais cristã, uma vez que não acarretava obrigações mundanas passíveis de interferir na devoção ao Senhor. Paulo reconheceu que isso requeria uma dose de controle que nem todos podiam alcançar. Assim, o casamento era um paliativo: "É melhor casar do que arder (em desejo)." Mas ele afirmava que a relação sexual, mesmo no casamento, é um obstáculo no caminho da salvação (I Co 7:32-34).

Sexo regular reduz a incidência de doenças

Inúmeros estudos científicos comprovam cada vez mais a importância do sexo para a saúde física e mental. Ter relações sexuais duas vezes por semana ajuda a diminuir a incidência de diabetes e a reduzir a tensão arterial. O *American Journal of Cardiology* garante que o sexo ajuda a proteger o coração. Pesquisas realizadas pela Universidade de Nova York mostram que o sexo pode melhorar o sistema imunológico, suprimir a dor e reduzir a enxaqueca. Segundo outro estudo realizado nos Estados Unidos, pessoas que praticam sexo com frequência vivem mais e correm menos risco de desenvolver câncer. Resultados semelhantes foram encontrados em uma série de pesquisas realizadas na Inglaterra, Suécia, França e Alemanha.

O inocente livro escolar

Mais de 150 pais indignados entregaram um abaixo-assinado ao Ministério Público de Rondônia requerendo a retirada de um livro escolar do 9º ano que tem ilustrações de um pênis, do autoexame de mama e do órgão reprodutor feminino, na cidade de Ji-Paraná. Hoje, a gravidez na adolescência é um problema gravíssimo, embora possa ser evitado. Rondônia é um dos estados onde isso mais acontece. Não é difícil imaginar o que esses pais fariam se a escola ensinasse os alunos a usar contraceptivos. A atitude dos pais dessa escola lembra o que acontecia a partir da Idade Média. Naquele período houve um ataque feroz a tudo que envolvia o corpo e os desejos sexuais. Há muito nos ensinam que imagens do corpo humano nu são obscenas. Não é fácil nos libertarmos disso.

Até as pernas do piano lembravam pernas de mulher

A dificuldade em confrontar-se com o outro se originou no século XIX, quando o temor da indiscrição atingia as classes sociais mais estabelecidas. Os comportamentos eram regidos pela vergonha. As pernas de piano tinham que ser cobertas por capas para não excitar os homens por sua semelhança com as pernas femininas. A moral vitoriana tentava controlar tudo o que considerava pornográfico.

Absurdos da era vitoriana

A rainha Vitória, que comandou o Império Britânico de 1837 a 1901, era uma soberana medíocre, mas estava à frente das armas e do poder colonial da época. Sua influência foi vasta, e sua atuação é quase folclórica em função dos absurdos que impôs a seus súditos. Até o vocabulário teve que mudar; palavras como *suor*, *gravidez* e *sexo* tiveram de ser substituídas por termos mais evasivos. As mulheres passaram a descrever o local da dor para os médicos apontando para um ponto semelhante numa boneca. Qualquer parte do corpo entre o pescoço e os joelhos passou a ser chamada de "fígado".

Proibir a masturbação era uma obsessão

Os desenhos que ilustram as obras de orientação do período mostram as jovens muito assustadas diante das transformações naturais de seu corpo. Em um quadro com tanta repressão, não se deixou de coibir a masturbação, válvula de escape num mundo protegido contra o sexo.

Sexo com o demônio

A Inquisição matou um número enorme e desconhecido de mulheres durante séculos. Entre as acusações se sobrepunha a sexualidade, via sodomia e bigamia. A pergunta que determinava a culpa era: houve deleite? Ou seja, ela teve prazer? Se houve, era considerada culpada. Mas a maioria das vítimas perecia sob a acusação de serem feiticeiras. Também com um viés na sexualidade, porque feiticeira era aquela que fazia sexo com o diabo!

As torturas psicológicas podem diminuir

O conflito entre o desejo e o medo de transgredir é doloroso. Mas reprimir os verdadeiros desejos não significa eliminá-los. Reich afirma que todos deveriam saber que o desejo sexual por outras pessoas constitui parte da pulsão sexual. Isso provavelmente diminuiria as torturas psicológicas e os crimes passionais, e também faria desaparecer inúmeros fatores e causas das perturbações psíquicas que são apenas uma solução inadequada desses problemas.

Expectativa de culpa

Ao contrário de outras culturas, em que o prazer sexual é valorizado e existem formas de iniciação para que se alcance o máximo de satisfação, no Ocidente o sexo é acompanhado da ideia de pecado. O corpo é visto como inimigo do espírito, e há uma expectativa de que todos se sintam culpados e envergonhados dos seus órgãos sexuais e respectivas funções. Além disso, a virtude é o sofrimento e, portanto, o prazer não é visto com bons olhos. Assim, fica impossível haver uma troca real de prazer entre as pessoas e o desenvolvimento de uma sexualidade sadia.

O medo de ceder ao homem

Algumas décadas atrás, o sexo para a mulher era um tormento. Além de toda a culpa que carregava por estar permitindo intimidade a um homem, seu desejo e prazer eram desconsiderados. Não podia relaxar um segundo. Ela sabia que, se não se controlasse, seria logo descartada e ainda por cima rotulada de "fácil". Aprisionados à moral antissexual, nenhum dos dois tinha a menor chance de experimentar o prazer proporcionado pela troca de sensações eróticas. Se em algum momento a mulher cedesse, pronto: o homem se apaziguava com a confirmação da única coisa que buscava desde o início — se sentir competente e se afirmar como macho.

O rei está nu

As elites aristocráticas, até o século XVIII, exaltavam o sexo como uma característica que a nobreza dominava, para além das repressões que a maioria dos cidadãos sofria. O quarto era a peça central do palácio, e era o local onde, por exemplo, os reis franceses recebiam os amigos. Havia conversas, leitura de poemas e era uma honra ajudar o rei a despir-se antes de ele ter relações sexuais diante dos olhos de todos.

Fuga para o deserto I

A Igreja criou a ideia de "danação eterna", por qualquer desejo ou pensamento ligado ao sexo. O grande movimento do ascetismo cristão começa com as mulheres, voltado para a virgindade. A partir daí, no fim do século III, participam os homens, voltados simplesmente para a continência. É o grande movimento de fuga para o deserto, de busca da pureza sexual, necessária para livrá-los da "danação eterna". No final do século IV, somente no Egito, pelo menos 22 mil homens e mulheres haviam se afastado de comunidades civilizadas, a fim de se dedicar a uma vida monástica e ascética, massacrando o próprio corpo.[15]

Fuga para o deserto II

Alguns viviam em cabanas ou em grutas, porém os mais devotos preferiam os poços secos, os covis de feras abandonados e os túmulos. Muitos não se lavavam e exalavam cheiro fétido. O monge Macário só comeu, durante sete anos, ervas cruas no deserto; o monge Besário, por quarenta anos, nunca dormiu deitado. Mas o mais famoso dos monges, São Simeão Estilita, passou trinta anos no topo de um pilar de um metro e oitenta centímetros de altura. Ele também acumulou crédito espiritual permitindo que seu corpo se tornasse uma massa de imundície encaroçada e ulcerosa. Além disso, amarrou uma corda ao redor da cintura, tão apertada que produziu uma podridão, infestada de vermes, que lhe caíam pelo corpo quando ele caminhava.[16]

A moral repressora pode ser superada em qualquer idade

Homens e mulheres que eram jovens e se casaram antes da liberação dos anos 1970 carregam pela vida uma moral sexual rígida e repressora. Foram criados com uma visão do sexo bem diferente da que se tem hoje, porque esta reserva espaço para o prazer. Esses valores ainda estão vivos em cada um, e isso fica explícito na forma como "as moças de família" sempre foram distinguidas das "outras", aquelas que gostam de sexo. Entretanto, mesmo quem está com mais de 70 anos deve tentar se livrar dos antigos preconceitos, passando a aceitar o sexo como algo bom, que faz bem à vida.

A lei natural da sexualidade

A unidade entre natureza e cultura continuará a ser um sonho enquanto o homem continuar a condenar a exigência biológica de satisfação sexual natural (orgástica). Em uma existência humana ainda sujeita a condições sociais caóticas, prevalecerá a destruição da vida pela educação coercitiva e pela guerra. O homem é a única espécie que não satisfaz a lei natural da sexualidade. A morte de milhões de pessoas na guerra seria o resultado da negação social da vida, que por sua vez seria expressão e consequência de perturbações psíquicas e somáticas da atividade vital. "O processo sexual, isto é, o processo expansivo do prazer biológico, é o prazer vital produtivo *per se*."[17]

Sociedades reprimidas sexualmente são violentas

O neuropsicólogo James W. Prescott, do Instituto Nacional de Saúde Infantil e Desenvolvimento Humano, de Maryland, nos Estados Unidos, publicou em 1975 o resultado estatístico da análise de quatrocentas sociedades pré-industriais, e concluiu que aquelas culturas que dão muito afeto físico a seus filhos e não reprimem a atividade sexual de seus adolescentes são pouco inclinadas à violência, à escravidão, à religião organizada. O inverso também é verdade. Prescott afirma que uma personalidade orientada para o prazer raramente exibe condutas violentas ou agressivas e que uma personalidade violenta tem pouca capacidade para tolerar, experimentar ou gozar atividades sensualmente prazerosas.[18]

Quem lucra com a repressão sexual

Lionel Tiger, autor de *A busca do prazer*, considera a repressão sexual um enigma muito estranho: "Todos sentimos prazer com estímulos sexuais e com a própria sexualidade. Por que será, então, que por toda parte, e praticamente o tempo todo, há sempre alguém preocupado em restringir essa sexualidade?" Ele argumenta que os políticos, por exemplo, prosperam quando investem contra a sexualidade, real ou imaginária, de seus concidadãos. Progridem na carreira e conseguem votos quando se oferecem para restringir essa pretensa licenciosidade em nome da moral. Ao mesmo tempo, são censurados e correm o risco de ter sua carreira política interrompida se são flagrados entregues aos prazeres do sexo.[19]

O patriarcado é o responsável

A baixa qualidade do sexo praticado na nossa cultura deriva também da moral sexual instituída pelo patriarcado. A mulher sempre foi vista como propriedade do homem, por isso se diz que o homem possui a mulher e que esta se entrega. Como "possuir" constitui uma honra e "entregar-se", uma humilhação, a mulher desenvolveu uma atitude negativa em relação ao ato sexual, o que é reforçado pela educação autoritária.

A repressão sexual fabrica indivíduos subservientes

A repressão sexual da criança torna-a apreensiva, tímida, obediente. O recalcamento — resultado da interiorização da repressão sexual — enfraquece o *Eu* porque a pessoa, obrigada a constantemente investir energia para impedir a expressão dos seus desejos sexuais, priva-se de parte de suas potencialidades. A repressão sexual tem como objetivo fabricar indivíduos para se adaptar à sociedade autoritária, submetendo-se a ela e temendo a liberdade, apesar de todo o sofrimento e toda a humilhação de que são vítimas.[20]

Sexo de qualidade torna as pessoas mais corajosas

J. A. Gaiarsa, psicoterapeuta que introduziu as ideias de Reich no Brasil, afirma que, quanto mais a pessoa amplia, aprofunda e diversifica sua vida sexual, mais corajosa se torna. Ela vive com mais vontade, alegria, esperança e decisão. Pode vir a representar perigo do ponto de vista da ordem estabelecida. Por ser arriscado, a maioria renuncia à sexualidade e fica quieta no seu canto, e com isso vai se apagando de vida, de corpo e de espírito. Não foi à toa, nem por acaso, que todas as forças repressoras de todas as épocas se voltaram contra a sexualidade humana. É lamentável, mas muitos ignoram a importância do sexo e o fato de que, quando vivido sem medo ou culpa, pode acrescentar muito à sua vida.[21]

A falsa liberdade

Já ouvi muita gente dizer que hoje o sexo é livre, que não há mais repressão alguma. Mas, apesar das aparências, na vida de cada um, liberdade sexual é objetivo difícil de ser atingido. O sexo é alvo da maior perseguição na área dos costumes e fonte de grandes sofrimentos. A maioria se reprime e está sempre pronta a criticar o outro por sua conduta sexual. Homens e mulheres padecem por conta das próprias fantasias, dos desejos, das culpas, dos medos e das frustrações sexuais.

O que é proibido na cama?

Mas, afinal, o que é proibido fazer na cama? Penso que dois comportamentos serão sempre proibidos na cama: constranger o outro e insistir que ele faça algo contra a sua vontade. No sexo, só vale o que é prazeroso para todos os envolvidos. Esse é um critério que não tem erro.

Origem do tabu

Os habitantes da Micronésia, na Oceania, utilizam a palavra *tabu*, originalmente *tapu*: interdição, energia negativa. O sangue menstrual é *tapu*, e a mulher menstruada não deve tocar nos alimentos. Exemplo de como a repressão sexual acompanha a humanidade desde os tempos mais longínquos. Sexo é tabu. Cercada de preconceitos aparentemente inexplicáveis, a sexualidade humana é utilizada para o controle social e a manutenção de privilégios. Os avanços aparentes contra a repressão sexual se diluem em formas mais sutis de repressão, mas igualmente eficientes.

A conservação da espécie

Até a Renascença (entre séculos XIV e XVI), a repressão sexual só cresceu. O domínio da Igreja Católica durante a Idade Média marcou também o ápice da oposição ao prazer erótico. No século XI, o papa Leão IX decretou castidade para o clero, mas o concubinato se desenvolveu entre eles. A população masculina preferia que o padre, ao possuir a própria amante, não seduzisse suas mulheres. A situação se mantém até nossos dias. Os problemas com a pedofilia que a Igreja católica hoje enfrenta podem ter como origem, entre outras razões, a decisão desse papa.

Apetite sexual é coisa do "demônio"

As regras são rígidas para fiéis também. Sexo? Só para conservar a espécie, e apenas com o cônjuge com o qual se uniu legalmente. Qualquer prazer, mesmo dentro do casamento, é considerado um pecado mortal. Tais regras deixaram os maridos em situação delicada com as esposas religiosas. A prostituição cresceu com rapidez. A Igreja respondeu com mais repressão, criando os tribunais da Inquisição. O apetite sexual foi considerado "coisa do demônio" e passou a ser perseguido sem trégua. Mulheres que viviam como profissionais do sexo foram parar na fogueira. Logo a histeria coletiva se instaurou, e as denúncias levaram muitas inocentes à morte. Bastava a insinuação de prazer para que a pessoa fosse apontada como agente do diabo.

A força do condicionamento cultural

Desde que nascemos, muitas coisas nos são ensinadas como verdades absolutas. Todos os meios de comunicação — televisão, cinema, teatro, literatura, rádio — participam ativamente desse processo, sem contar a família, a escola, os vizinhos. O condicionamento é tão forte que crescemos sem perceber o que realmente desejamos e o que aprendemos a desejar. Isso ocorre em todas as áreas, portanto inclui também o que diz respeito ao sexo e ao amor.

A satanização do prazer

Ao associar o desejo sexual ao demônio, e a mulher ao controle desse desejo, a Inquisição buscava dominar a única área da natureza humana sobre a qual a Igreja não detinha poder. O *Malleus maleficarum — O martelo das feiticeiras*, publicado em 1487 — identifica a mulher como bruxa e o desejo como maléfico. Escrito por dois dominicanos, se tornou o guia mais cruel dos inquisidores, com ensinamentos sobre tortura e morte.

Da Natureza para a Cultura

Para a filósofa Marilena Chaui, a repressão sexual é um fenômeno curioso, na medida em que algo meramente biológico e natural sofre modificações quanto ao seu sentido, à sua função e à sua regulação quando é deslocado do plano da Natureza para o da Sociedade, da Cultura e da História. Entretanto, a repressão não é apenas algo que vem de fora, submetendo as pessoas. As proibições e interdições externas são interiorizadas, convertendo-se em proibições e interdições internas, vividas sob a forma de vergonha e culpa. Quando a repressão é bem-sucedida, já não é sentida como tal, e a aceitação ou recusa de determinado tipo de comportamento é vivida como se fosse uma escolha livre da própria pessoa.[22]

Punições para homossexuais no século VII

Em 693, os castigos para a homossexualidade eram o exílio perpétuo e cem chibatadas. No século VII, foi estabelecido o *Penitencial Cumeano*, que reprimia os atos homossexuais com punições específicas:

Beijo simples: oito jejuns especiais.
Beijo licencioso (com ejaculação ou carícias): dez jejuns especiais.
Masturbação mútua: de vinte a quarenta dias de penitência. Na segunda transgressão: cem dias. Quando habitual: os envolvidos eram separados e submetidos a penitências de um ano.
Conexão interfemoral (pênis entre coxas): penitência de dois anos.
Felação (intercurso oral): de quatro a sete anos de penitência.
Sodomia: sete anos de penitência.

Sexo inibido

Ainda existe muita inibição no sexo. Quando se pergunta se algumas pessoas fazem sexo melhor do que outras, muita gente responde que não. Afirmam que uma boa relação sexual depende exclusivamente do amor entre os parceiros. Entretanto, por mais que duas pessoas se amem, a relação sexual pode ser de baixa qualidade, com pouco prazer e nenhuma emoção. As pessoas que gostam de verdade de sexo e sabem fazê-lo bem não têm preconceito nem vergonha, e consideram o sexo natural, parte da vida, sendo livre a busca do prazer.

Os primeiros pensadores cristãos

Notáveis pensadores cristãos dos primeiros séculos, como Tertuliano, Jerônimo e Agostinho, juntamente com São Paulo, deixaram as mais duradouras impressões em todas as ideias cristãs subsequentes sobre o sexo. Eles eram homens que haviam levado uma vida sexual ativa antes de se converterem ao celibato, e que depois reagiram com total repulsa ao sexo. Argumentavam que a mulher (como um todo) e o homem (da cintura para baixo) eram criações do demônio. O sexo era "uma experiência da serpente", e o casamento, "um sistema de vida repugnante e poluído".

Sexo visto como repulsivo

Foi Agostinho quem disseminou o sentimento geral, entre os padres da Igreja, de que o intercurso sexual é fundamentalmente repulsivo. Arnóbio chamou o ato de sujo e degradante; Metódio, de indecoroso; Jerônimo, de imundo; Tertuliano, de vergonhoso. Entre eles havia um consenso não declarado de que Deus devia ter inventado um modo melhor de resolver o problema da procriação.

As pessoas podem se tornar perigosas

A repressão sexual é um enigma estranho e paradoxal. Se todo ser humano sente prazer com estímulos sexuais, por que, então, o tempo todo e em toda parte, sempre existe alguém tentando restringir a liberdade sexual das pessoas? Uma explicação possível está no fato de que, quanto mais se vai ampliando e aprofundando a vida sexual, com mais coragem, vontade e decisão se vai vivendo.

Transgredir e contestar as regras impostas pode, portanto, tornar as pessoas "perigosas".

"O que os outros vão dizer?" era um clássico

Na década de 1950, a conduta, principalmente das mulheres, era muito controlada. "O que os outros vão dizer?", perguntavam mães aflitas diante de pequenas ousadias das filhas. As aparências e as normas sociais tinham peso excessivo. A reputação se apoiava na capacidade de resistir aos avanços sexuais dos rapazes.

Caça às bruxas

A caça às bruxas foi uma perseguição religiosa e social que teve início na Idade Média e se intensificou na Idade Moderna (1453-1789). Alguns historiadores estimam que o número de vítimas foi de aproximadamente 320 mil. Outros acreditam que foi bem maior. Dessas vítimas, 85 por cento eram mulheres, que foram queimadas vivas nas fogueiras ao serem acusadas de ter pacto com o diabo e de fazer sexo com ele. Após serem cruelmente torturadas, as acusadas eram executadas na presença de uma multidão.

A repressão sob novas direções

Os séculos de luta por liberdade e contra os preconceitos não acabaram com a repressão sexual. Ela disfarçou seus tentáculos, de forma mais ou menos eficiente, mas atua no dia a dia nos meios de comunicação, na publicidade e na educação. Sua existência está vinculada à dominação patriarcal e à influência da Igreja, que, desde o início da Idade Média, é sua patrocinadora inconteste.

O sexo e os palavrões

Você já reparou que toda ofensa ou xingamento está ligado ao sexo? As crianças, portanto, aprendem desde cedo a considerar o sexo feio, sujo, perigoso.

A religião deixou de pautar os palavrões

"Vá para o inferno" já foi um xingamento poderoso, pois houve um tempo em que o pior que se poderia desejar para uma pessoa era vê-la no inferno. Hoje, obviamente, a expressão mais contundente nessa área é o "vai tomar no c*". Para o psicólogo cognitivo Steven Pinker, da Universidade Harvard, a perda de eficácia dos palavrões relacionados à religião é consequência da secularização da cultura ocidental, o que indica também o quanto esse processo é dinâmico. Nessa linha de "rever o que não nos serve mais", o passo seguinte talvez seja anular o padrão masculino presente no palavrão — fruto, logicamente, de uma sociedade machista. Afinal, por que dizemos que um filme "é do caralho" e não "é da buceta"?[23]

Alguma novidade?

Uma pesquisa realizada na Universidade de Ontário, no Canadá, e publicada na revista *Psychological Science* revelou que pessoas menos inteligentes são mais conservadoras, preconceituosas e racistas.[24]

ATRAÇÃO SEXUAL

Fenômeno difícil de explicar

Coisa misteriosa e que ninguém sabe explicar direito. Por que nos sentimos atraídos por alguém e de que forma atrair a pessoa desejada? É o que todos tentam descobrir. Geralmente se pensa logo na beleza, e, como primeira impressão, a aparência é fundamental mesmo. Mas sendo o belo também condicionado pela cultura, os tipos ideais variam de época e lugar, desempenhando um papel fundamental na escolha do parceiro sexual.

O que nos atrai sexualmente?

Comer alho pode ajudar os homens na hora da conquista. Isso é o que diz um estudo feito na República Tcheca. Na pesquisa, as mulheres analisaram o suor de mais de quarenta homens. Os que consumiram as maiores quantidades de alho tiveram o cheiro mais atraente, na opinião delas. A pesquisa é curiosa e engraçada, mas o fato é que esse assunto interessa a todos. Por que nos sentimos atraídos por alguém e de que forma atrair a pessoa desejada? Ninguém sabe explicar direito.[25]

Códigos de atração sexual variam muito

Para nosso espanto, o que torna homens e mulheres mais atraentes em outras partes do mundo são aspectos físicos que nem de longe apreciamos. Os maias gostam de pessoas vesgas, e existem povos da África e da Oceania que têm preferência por gengivas e línguas pretas (povo maasai), dentes pretos (povo yapese), umbigos enormes e salientes (povo ila), seios pendentes (povo ganda), ausência de sobrancelhas e cílios (povo mongo), e assim por diante. Em algumas sociedades, mulheres gordas são muito valorizadas. Antes do casamento, as moças chegam a entrar em "regime de engorda", durante o qual devem comer exageradamente para ganhar tanto peso quanto for possível.

Aromas atraentes

Mas a estética é apenas um dos itens responsáveis pela atração sexual. Como mostrou o estudo sobre os homens que comem alho, a sedução pelo cheiro ocupa posição de destaque. Cada um de nós exala um aroma que atrai as outras pessoas. Há muito tempo se sabe disso. O francês Napoleão Bonaparte estava viajando e enviou uma carta à sua esposa, Josefina, com um pedido inusitado: "Chego a Paris amanhã à noite. Não se lave." Nas festas que acontecem em algumas partes da Grécia, os homens colocam seus lenços sob as axilas e oferecem às mulheres que convidam para dançar. As prostitutas de Nápoles eram conhecidas por passar os fluidos vaginais atrás das orelhas para atrair mais clientes.

Ideal de beleza

Há casos em que uma pessoa, mesmo sendo bonita, não é sexualmente atraente. Assim como podemos nos sentir atraídos por alguém que não corresponde em nada ao ideal de beleza propagado em nossa cultura. Acredito que a atração sexual transcende os aspectos físicos. É um jeito de sorrir, de olhar, quem sabe uma observação interessante, um modo de falar... Não dá para dizer o que é, nem de onde vem.

Outros aspectos da atração

Mas como é que se explica que uma pessoa, mesmo sendo bonita e tendo o cheiro que nos agrada, não seja sexualmente atraente? Isso acontece com frequência. Assim como a atração por alguém que não corresponde em nada ao nosso ideal de beleza. Acredito realmente que a atração sexual transcenda os aspectos físicos.

Sexo explícito

Apesar de a maioria das mulheres ainda desejar relacionamentos românticos, pesquisas do sexólogo norte-americano Jack Morin mostraram que, quando se trata de produzir excitação sexual, o sexo explícito é o que deixa as mulheres com mais desejo, como acontece com os homens.[26]

Exigência estética

Na nossa cultura, um preconceito terrível é aquele contra a pessoa gorda. A exigência estética é tão grande que, para tentar atenuar essa ditadura da magreza, a Associação Médica Americana estabeleceu novos padrões de peso, aumentando a medida de peso ideal, a fim de afrouxar um pouco essa cobrança. Homens e mulheres são profundamente moldados pelo mesmo padrão de beleza, embora a mulher se importe menos em namorar um homem gordo. Como o homem tem que provar que é o melhor o tempo todo, não é raro encontrarmos os inseguros, que dependem da avaliação estética que os amigos fazem de suas escolhas amorosas para se sentirem valorizados ou não.

Flacidez e gordurinhas... na hora do sexo

Muitas mulheres sentem vergonha do corpo na hora do sexo. Já ouvi diversos comentários a respeito: "Acho que gordurinha ou flacidez pode atrapalhar o sexo. Nós, mulheres, nos preocupamos muito com isso"; "Eu me preocupo; a flacidez e as gordurinhas podem abalar nossa autoconfiança. Vivemos numa sociedade que supervaloriza o corpo malhado, todo definido"; "Pior de tudo é uma barriga grande que impede um bom encaixe"; "A maioria das mulheres vive uma busca constante do 'corpo ideal', de um padrão estabelecido pela sociedade, e, quando não o atinge, vêm a frustração e a vergonha".

Dança da atração

O povo aranda, que vive na Austrália, pratica uma dança ritual chamada *wuljankura* cujo propósito é despertar o interesse das mulheres casadas por outros homens. No final da dança, a mulher diz ao seu marido qual é o homem que a atrai e ele, o marido, providencia um encontro entre os dois.

O PRAZER

A descoberta de si e do outro

As pessoas que gostam de verdade de sexo e sabem fazê-lo bem não têm preconceito nem vergonha. Elas consideram o sexo natural, e sabem que faz parte da vida. A busca do prazer é livre e não está condicionada a qualquer tipo de afirmação pessoal. Então, o sexo é desfrutado desde o primeiro contato, e se cria o tempo todo junto com o parceiro, até muito depois do orgasmo. O único objetivo é a descoberta de si e do outro, numa troca contínua de sensações, em que cada movimento é acompanhado de nova emoção. Sendo assim, o sexo deixa de ser a busca de um prazer individual para se tornar um poderoso meio de transformar as pessoas.

Sexo e amor não precisam caminhar juntos

Muitas mulheres, apesar das evidências que indicam o contrário, ainda se esforçam para se convencer de que sexo e amor têm que caminhar sempre juntos. Os homens nunca pensaram assim e isso jamais foi cobrado deles. Quando uma mulher diz que não consegue transar com um homem se não houver muito amor entre eles, na maioria das vezes, está apenas repetindo o que lhe ensinaram, impossibilitada de perceber os próprios desejos. É compreensível: a mudança na forma de pensar e viver é lenta e gradual, e não atinge todos ao mesmo tempo.

Festival do prazer chega ao Brasil

O Brasil passou a ter, em fevereiro de 2022, o "Sexsibility Brasil", primeira edição nacional do Festival de Sexualidade Positiva que acontece há 12 anos na Suécia. O sueco Lorenzo Stiernquist, fundador do movimento, relembra: "Comecei esse trabalho porque eu era neurótico com relação à sexualidade, terminei um casamento de 14 anos, perdi o emprego e tinha dois filhos para criar. Fiquei perdido. E resolvi olhar para a minha vida sexual." Após ler sobre o poder do orgasmo no empoderamento feminino, ele decidiu criar eventos que exploravam a temática. O evento trabalha com ensinamentos de terapia sexual e técnicas para "alcançar o êxtase" por meio da arte do prazer próprio. "Não queremos anular a rapidinha da sua vida, mas provar que sexo não é só um ato de alívio físico", informa o terapeuta no festival.[27]

O difícil prazer sexual

Homens e mulheres foram inibidos em sua capacidade para o prazer sexual. As mulheres tiveram a sexualidade reprimida e distorcida, a ponto de até hoje muitas serem incapazes de se expressar sexualmente, muito menos de atingir o orgasmo. Os homens, por sua vez, também tiveram a sexualidade sufocada. A preocupação de não perder a ereção é tanta que fazem um sexo apressado, com o único objetivo de ejacular. A mulher acaba se adaptando ao estilo imposto pelo homem, principalmente por temer desagradá-lo. Resultado? Nenhum dos dois usufrui do prazer que um bom sexo proporciona.

Sexo machista

A sexualidade típica do homem machista é impessoal, estereotipada e limitada. Cumprir o papel de macho é o principal objetivo. Trocar afeto e prazer com a parceira é secundário. Importante mesmo é o pênis ficar ereto, bem rígido, e ejacular bastante. A mulher, para tal homem, só é interessante como meio de lhe proporcionar esse prazer, que, na realidade, não tem nada a ver com prazer sexual.

O dia em que seremos sexualmente satisfeitos

José Ângelo Gaiarsa resume a perspectiva do real prazer sexual quando afirma: "Só seremos sexualmente satisfeitos no dia em que pudermos ter relações sexuais QUANDO tivermos vontade, COM QUEM tivermos vontade, DO MODO que for melhor — para MIM e para ELA — aqui e agora."[28]

Bom de cama

De algumas décadas para cá, a satisfação sexual passou a ser condição para continuidade de uma relação amorosa. A preocupação dos homens com o desempenho, portanto, aumentou. Surgiu uma nova exigência: satisfazer plenamente a mulher para ser considerado "bom de cama". Antes, várias razões o protegiam e contribuíam para aumentar sua segurança nessa área: a impossibilidade de a mulher manifestar prazer sexual; a divisão das mulheres em puras e impuras; a crença de que o desejo e a necessidade de sexo eram maiores no homem.

Sexo pelo celular faz sucesso inclusive em países conservadores

Onipresentes na vida de todo mundo, os smartphones abriram novas possibilidades de relacionamento sexual. O sexo por mensagens de texto, conhecido em inglês pelo termo *sexting* (junção de *sex* e *texting*), caiu na boca do povo (sem trocadilho). Estudo global com 130 mil mulheres em 191 países, realizado pela Universidade de Indiana, nos Estados Unidos, mostrou que mais de sessenta por cento delas fazem sexo pelo celular — mesmo as que vivem em países mais conservadores. Contribui para isso o aumento da velocidade de conexão e também a popularidade de aplicativos como WhatsApp, Instagram e Messenger, que ampliaram as possibilidades do sexo pelo celular ao permitirem o envio de mensagens com vídeos.[29]

O ser mais sexual do mundo

Apesar de eventualmente esbarrarmos com alguém que possui uma mentalidade fossilizada, no mundo ocidental atual, os homens sabem que a mulher pode e deseja ter prazer. Talvez não saibam tanto sobre o assunto quanto Gaiarsa, que afirma: "A mulher é o ser mais sexual do mundo, porque não tem cio. Uma mulher disposta, que tenha amigos, pode ter três, quatro relações por dia durante quarenta, cinquenta anos. Se o homem aprender a não ejacular, ele pode acompanhá-la, mas se ele entra na onda do fanático de chegar ao fim, ele para no meio, pode-se dizer assim. É fundamental manter uma respiração tranquila durante a troca de carícias. Assim é possível frear todas as emoções precipitadas. E aí vão sendo apreciados os pedacinhos do caminho, sem pressa. Muitos homens tentam compensar a falta de qualidade com dados objetivos: tamanho do pênis, quantas ejaculações tiveram etc."[30]

O medo de decepcionar

Atualmente as mulheres exigem cada vez mais seu direito ao prazer sexual. Muitos homens se sentem avaliados, julgados no seu desempenho e na sua competência nessa área. Vão para o ato sexual temendo não corresponder ao que a mulher espera e, assim, decepcioná-la. Qualquer falha pode abalar a certeza de sua virilidade, além de se sentirem cobrados no seu comportamento antes, durante e depois do sexo.

Sem pressa alguma

Gaiarsa acredita que para o sexo ser bom é importante perceber o outro e prolongar o ato sem pressa alguma de chegar ao orgasmo. Cada movimento produz sensações e emoções variadas, que vão se ligando aos movimentos do outro e produzindo novas sensações. O ato sexual pode ser uma comunicação profunda entre as pessoas, e para isso é importante que não se tenha nada planejado, sendo criação contínua em que nada se repete. O máximo prazer sexual só é alcançado quando as vísceras acompanham os movimentos, quando os sentidos fluem junto com os atos, quando os dois parceiros estão finamente sintonizados, muito presentes, atentos um ao outro e ambos isolados de tudo o mais.[31]

SEXO NO CASAMENTO

Crescimento do sexo extraconjugal

Inúmeros estudos demonstram que duas novas tendências surgiram: pessoas heterossexuais começaram a ter relações extraconjugais mais cedo que nas décadas anteriores, e o padrão duplo — homem pode, mulher não pode — foi corroído. Todos esses dados nos levam a suspeitar de que as mulheres têm relações extraconjugais com a mesma intensidade que os homens.

Reprimir o desejo por outros parceiros enfraquece a relação

Muito se diz dos perigos de uma relação extraconjugal, mas pouco é falado sobre os efeitos nocivos da repressão dos desejos no sentido de acelerar o enfraquecimento do desejo sexual pelo cônjuge. A relação sexual torna-se progressivamente um hábito e um dever. Essa situação não pode ser evitada por meio de boas intenções ou de "novas técnicas amorosas".

Irritação com o outro

É nessa altura que se manifesta um estado crítico de irritação contra o outro — irritação que, conforme o temperamento de cada um, se exterioriza ou é reprimida. Em qualquer dos casos, e conforme demonstra a análise de situações desse gênero, gera-se e desenvolve-se sem cessar um ódio inconsciente contra o parceiro, pelo fato de ele impedir nossa satisfação, frustrar os outros desejos sexuais. Em tal caso, não se tem qualquer razão pessoal e consciente para odiar. Entretanto, sentimos nele, e mesmo no amor que por ele tenhamos, um obstáculo, um peso.³²

Não há predisposição à monogamia

Sexo é importantíssimo, muito mais importante do que pensam a maioria das pessoas, as instituições e a sociedade em geral. O sexo determina em grande medida a nossa qualidade de vida e é a origem de vários comportamentos. "Os seres humanos não são predispostos à monogamia. Se a praticamos, é por um único motivo: somos mentalmente pobres."³³

Cinto de castidade e outros

A fidelidade feminina sempre foi uma obsessão para o homem. É preciso proteger a herança e garantir a legitimidade dos filhos. Isso torna a esposa sempre suspeita, uma adversária que requer vigilância absoluta. Temendo golpes baixos e traições, os homens lançaram mão de variadas estratégias: manter as mulheres confinadas em casa sem contato com outros homens, colocar cinto de castidade nelas e até extirpar seu clitóris para limitar as pulsões eróticas. As adúlteras são apedrejadas, fechadas num saco e afogadas, trancadas num convento ou, como acontece hoje no Ocidente, espancadas ou mortas por maridos ciumentos. Ao homem, por não haver prejuízo para sua linhagem, concede-se o direito à infidelidade conjugal.

O modelo de casamento na nossa cultura

É fundamental que todos saibam que, na grande maioria dos casos, a falta de desejo sexual no casamento não está relacionada a um problema pessoal ou àquela relação específica, e sim ao modelo de casamento na nossa cultura, que, além de valorizar a ilusão de que os dois devem se transformar em um só, admite como natural o controle, a possessividade, o ciúme e o desrespeito à individualidade do outro.

Controle do outro

Apesar de os conflitos, os medos, as culpas e os ensinamentos estimularem que se invista toda a energia sexual em uma única pessoa — marido ou esposa —, não é bem isso o que acontece. É impressionante que as pessoas arrisquem tanto — status, reputação, casamento, filhos e até a segurança pessoal — para praticar sexo fora do casamento. Muita gente controla o parceiro ou a parceira acreditando que assim a exclusividade na relação está garantida. Isso é um equívoco. Não adianta nada controlar!

O que os ensinamentos estimulam

Em uma relação amorosa estável, as cobranças de exclusividade são constantes e aceitas desde o início. Entretanto, com toda a liberação sexual, a fidelidade conjugal passou a exigir mais esforço. "Nunca se denunciará bastante a influência perniciosa dos preconceitos morais nessa área. É que todos deveriam saber que o desejo sexual por outras pessoas constitui parte natural da pulsão sexual.

Apesar de todos os ensinamentos estimularem que se invista toda a energia sexual em uma única pessoa, homens e mulheres são profundamente adúlteros."[34] Talvez seja hora de começar a questionar se fidelidade tem mesmo a ver com sexualidade.

O quarto do casal

No século XIX, a repressão da sexualidade podia ser observada no quarto do casal: escuro, com tapetes e cortinas pesados, possivelmente para reduzir o embaraço da realização de uma função considerada tão grosseira. Era um santuário; o leito, um altar onde se celebrava o ato sagrado da reprodução. Acima dele, era frequente haver um crucifixo. O ato sexual devia ser realizado no escuro para atender ao pudor. Acreditando que o sexo poderia levar o homem à exaustão, os médicos aconselhavam uma severa economia de esperma, a ser equilibrada de acordo com a idade. Acreditava-se também que algumas práticas restringiam os impulsos sexuais. Entre elas incluíam-se banhar-se diariamente, jejum após quatro horas da tarde, não ler literatura erótica, abster-se de bebidas alcoólicas, dormir em cama dura com coberta fina e obter ensinamento religioso. A idade de 50 anos seria o limite máximo da atividade sexual para os homens.

Desejos humanos

Apesar de nosso tabu cultural contra a infidelidade, são muito comuns as relações extraconjugais. O pesquisador Alfred Kinsey afirmou a esse respeito: "A preocupação da biografia e da ficção do mundo, em todas as épocas e em todas as culturas humanas, com as atividades não conjugais de mulheres e homens casados é evidência da universalidade dos desejos humanos nessas questões."[35]

Um dos motivos da falta de tesão no casamento

Uma relação estável favorece muito a dependência emocional entre os envolvidos. Quando você tem certeza de que o outro, por depender de você, tem medo de te perder, e por isso não tem vida própria e jamais transaria com outra pessoa, você vai se desinteressando sexualmente. Não há sedução, não há conquista, não há o mínimo de insegurança necessária. Os dois vão se transformando em irmãos.

Homens sem desejo no casamento

O número de homens que perdem o desejo sexual no casamento é bem menor que o de mulheres. Para cada homem que não tem vontade de fazer sexo há, pelo menos, três mulheres nessa situação. Alguns fatores contribuem para isso. O homem, na nossa cultura, é estimulado a iniciar a vida sexual cedo e a se relacionar com qualquer mulher. Outra razão seria a necessidade de expelir o sêmen e, por último, a ereção rápida, na medida em que necessita de menos quantidade de sangue irrigando seus órgãos genitais.

Hoje, no Ocidente

No Ocidente, a exclusividade sexual nas relações estáveis é a norma, enquanto o sexo extraconjugal é condenado por muitos.

Traição, infidelidade e adultério são palavras usadas para se referir a ele. O adultério, como ato de se relacionar com terceiros durante o casamento, é considerado uma grave violação dos deveres conjugais. Atualmente é uma palavra quase em desuso por ter a conotação de infâmia, de ato vil, desonesto.

Homem pode, mulher não?

A antropóloga norte-americana Helen Fisher acredita que homens e mulheres têm prazer na variedade sexual. Naquelas sociedades que não comportam padrões duplos nas questões sexuais, e em que são permitidas várias relações, as mulheres utilizam tão ansiosamente suas oportunidades quanto os homens.[36] O pesquisador Alfred Kinsey concordava que, mesmo naquelas culturas que tentam controlar o coito extraconjugal feminino com mais rigor, está absolutamente explícito que tal atividade ocorre, e em muitos casos ocorre com considerável regularidade.[37]

Quem eram as esposas prostitutas?

A médica norte-americana Alice Stockham afirmou, no final do século XIX, que qualquer marido que obrigasse a esposa a fazer sexo sem a finalidade exclusiva da procriação estava fazendo dela uma prostituta. Muitas mulheres acreditaram, e alguns homens também. A prostituição floresceu. Em Nova York, havia vinte mil prostitutas para uma população de pouco mais de trezentos mil habitantes, segundo estimativas conservadoras da polícia. O borbulhante erotismo incentivava as amadoras, que faziam um estágio durante as férias para aumentar as economias. Além dessas angariadoras de recursos, havia as profissionais. Eram cantoras, atrizes, viúvas e mães solo que se profissionalizavam para sobreviver.

Os haréns

Os haréns alcançaram o esplendor máximo durante a ocupação de Bizâncio pelos turcos otomanos. Um grande harém era símbolo de poder do sultão. Reunia de 300 a 1.200 concubinas, com seus serviçais, alguns deles eunucos, que tinham por objetivo controlá-las. Em sua maioria, as jovens eram compradas em mercados de pessoas escravizadas ou eram presenteadas ao sultão por seus captores. Cada uma delas tinha um lugar específico na casa e aprendia a preparar café, bordar, cantar, tocar um instrumento e fazer a contabilidade. Se não chamava atenção do sultão, permanecia nessas funções até receber uma pensão e ser transferida para o harém do sultão anterior. No entanto, se o sultão a escolhia, ela recebia aposentos privados e atendentes para lhe dar banho, massagear e perfumar seu corpo, pintar suas unhas, penteá-la e vesti-la adequadamente, ornamentando-a com joias.

Adultério perigoso

Para os zande, povo da África Central, há maneiras mágicas de detectar e punir o adultério. O homem passa um veneno especial no próprio corpo antes de fazer sexo com a esposa. O veneno penetra no corpo da mulher, mas não causa danos ao marido, pois ele toma um antídoto antes. Acredita-se que qualquer homem que venha a ter relações sexuais com ela será afetado pelo veneno.

Ele desenvolveria uma doença de pele e seu pênis apodreceria, podendo levá-lo à morte.[38]

Cada vez mais cedo

Durante muito tempo se acreditou que só os homens tinham relações múltiplas. Mas, a partir da entrada das mulheres no mercado de trabalho e, mais tarde, do surgimento dos métodos contraceptivos eficazes, começou a haver uma mudança no comportamento feminino. O padrão duplo foi corroído. Diferentemente de outras épocas, o número de homens e mulheres que têm relações extraconjugais se aproxima cada vez mais, e ambos os sexos começam a ter relações extraconjugais mais cedo que nas décadas anteriores.

O medo de transgredir

O adultério não é simples para todos. O conflito entre o desejo e o medo de transgredir pode ser doloroso. "As estatísticas mostram que durante o sexo feito à tarde é que ocorre maior incidência de infartos, mas isso acontece porque é nesse período do dia em que se dão os encontros fora do casamento. A relação extraconjugal pode ser mais excitante, mas transgredir e estar preocupado se tudo vai dar certo são situações que podem gerar ansiedade", me disse certa vez o médico cardiologista Carlos Scherr.[39]

Sentir culpa por ter tesão não faz sentido

Sentir tesão por alguém que não seja o parceiro fixo, quase todos sentem. Se vai ou não viver uma experiência sexual com essa pessoa, depende da visão que cada um tem do amor e do sexo. Muitos iniciam um namoro ou casamento acreditando que os dois têm que se transformar numa só pessoa. Nem os pensamentos podem ser reservados. Há os que se culpam quando percebem que estão sentindo desejo sexual por outra pessoa. Contam para o parceiro, tentando "expiar o pecado". Entretanto, pode acontecer de o parceiro que ouve a confissão se aproveitar disso para torturar o outro, afirmando não poder nunca mais confiar em quem confessou.

Dilemas de uma relação saudável

Não é tão simples viver uma relação amorosa saudável, que contribua para o próprio crescimento emocional. É necessário aprender primeiro a lidar de outra forma com as questões da vida. Você pode amar muito uma pessoa, estar namorando ou casado com ela e, ao mesmo tempo, não ter dúvida de que é mais do que natural sentir desejo por outras pessoas. A certeza de que qualquer atitude que tomar diz respeito somente a você vai depender da importância que você dá ao respeito à individualidade do outro e à sua própria.

Quando o desejo acaba

Já ouvi muitas mulheres dizendo que amam o marido e que não querem se separar, mas não têm mais desejo sexual algum por ele. Isso complica bastante a relação, na medida em que deixa o homem com a autoestima bem abalada. Dor de cabeça e cansaço são as desculpas mais usadas. As mulheres tentam de tudo para postergar a obrigação que se impõem para manter o casamento. Médicos falam de disfunção sexual, mas não dizem o principal: na maioria dos casos, a falta de desejo sexual da mulher é somente pelo marido.

Desejo não pode ser imposto

Em qualquer relação estável, observa-se o conflito entre a diminuição do desejo sexual e o aumento da ternura e companheirismo entre os parceiros. Não é raro encontrarmos casais que, apesar de viverem juntos, têm na ausência total do desejo sexual a tônica da relação. E, por mais que se esforcem, não adianta: desejo sexual não pode ser imposto. Assim, em uma relação estável, o sexo acaba se tornando um hábito ou um dever.

Prova de infidelidade

Os mongos, grupo étnico da República Democrática do Congo, na África, acreditam que relações adúlteras do pai durante o período de reclusão sexual da gestação afetam o nascimento. Mas, depois de encerrado esse período, basta que o pai adúltero não coloque a criança nos joelhos no mesmo dia em que cometeu tal ato. As mulheres desse povo, assim, ficam sabendo dos casos de infidelidade quando os maridos se recusam a pegar os filhos no colo.

Segurança x prazer

Em um casamento, busca-se muito mais segurança que prazer. A questão é que a conjugalidade é regida por leis e regras que limitam não só o sexo, mas a própria vida. Há inúmeras cobranças, como comportamentos e horários. Um se mete nas questões do outro com palpites, exigências e críticas. O sexo é o que temos de biológico mais ligado ao emocional, e com certeza é afetado.

Estímulos não podem ser ignorados

Na verdade, todas as pessoas são afetadas por impulsos sexuais novos, oriundos de outros que não os parceiros fixos. Esses estímulos existem e não podem ser eliminados. Muitos evitam buscar a realização dos seus desejos pelo temor de perder a estabilidade na relação ou para evitar que o parceiro faça o mesmo. Nesse caso, é comum responsabilizá-lo pela frustração, como se ele fosse a causa do impedimento. Reich considera que o enfraquecimento do desejo sexual pode não ser definitivo. Ele deixa de ser passageiro e se torna permanente se os parceiros não reconhecem como natural o interesse sexual por outras pessoas.[40]

Histórias de consultório

É muito comum a mulher não sentir desejo sexual algum pelo marido e ficar bastante excitada e lubrificada instantaneamente com um contato mínimo com outro homem. Uma mulher casada nessa situação me contou que estava convencida de que era muito doente, porque em momento algum sentia vontade de ter qualquer contato sexual com o marido, o qual amava. No entanto, em um breve encostar de braço num homem que estava sentado ao seu lado no avião, sentiu uma excitação incontrolável.

Sofrimento por não ser desejado

Maridos de mulheres que não desejam fazer sexo com eles sofrem. Por mais que tentem se convencer de que o problema se deve à educação rígida que a parceira teve, aos tabus e preconceitos que ainda a atingem, não conseguem se livrar de um forte sentimento de rejeição. Às vezes, tentam negar o quanto isso abala sua autoestima, apelando para a ideia do século XIX de que mulher não gosta de sexo mesmo. Mas isso não melhora as coisas. Se o caso for de disfunção sexual, a indicação pode ser a de terapia sexual. Agora, se for falta de desejo pelo marido... aí já é tema para outro livro.

"Tem que ser criativo"

É comum ouvirmos sugestões para o bom sexo no casamento com frases do tipo: "Tem que ser criativo." Aí, fica a ideia de que a incompetência pessoal é que está colocando a relação em risco. Parte-se então para soluções fáceis como ir a um motel, abrir um champanhe, ou mesmo usar uma roupa sensual. Mas isso é um equívoco. O tesão é que leva à criatividade, e não o contrário!

O que fazer quando o tesão acaba?

Essa é uma questão séria, principalmente para os que acreditam ser importante manter o casamento. É fundamental todos saberem que na maioria dos casos não se trata de problema pessoal ou daquela relação específica, e sim de um fato inerente a qualquer relação em que não há respeito à individualidade do outro. Essa informação pode evitar acusações mútuas, em que se busca um culpado pelo fim do desejo. O preço é a decepção de ver se dissipar o ideal do par amoroso. No entanto, a partir daí fica mais fácil cada um decidir o que fazer da vida.

Casamento com objetos

Os mongour são um grupo étnico pastoril da Mongólia constituído de criadores de cavalos. Há desigualdade social e sexual, e o homem é o elemento privilegiado. Podem ocorrer pseudocasamentos, nos quais a mulher se "casa" com objetos. Se uma moça solteira engravida, por exemplo, ela se casa formalmente com um tapete de orações. Da mesma forma, se, durante uma situação de "hospitalidade sexual", a filha engravida do hóspede, ela se casa com um cinto que deve ser deixado por ele, mesmo que nunca mais retorne.

O que fazer com a falta de desejo?

As soluções são variadas, mas, até as pessoas decidirem se separar, há muito sofrimento. Alguns fazem sexo sem vontade, só para manter a relação. Outros optam por continuar juntos, vivendo como irmãos, como se o sexo não existisse. E ainda existem aqueles que passam anos se torturando por não aceitar se separar nem viver sem sexo.

Mulheres não sentem mais culpa

Desde a infância foi ensinado à mulher que ela deveria fazer sexo apenas com o marido. Isso a faz se sentir culpada no caso de ter uma relação extraconjugal. Mas o psicólogo italiano Willy Pasini diz que o cenário não é mais o mesmo, e que hoje o remorso da mulher quase desapareceu completamente.[41] Pesquisas confirmam isso, como a do *New York Post* que concluiu que nove entre dez mulheres não nutrem qualquer tipo de sentimento de culpa.

Ressentimento pela ausência do desejo

A diminuição do desejo sexual no homem se manifesta de forma bem diferente do que ocorre com a mulher. Além de ter aprendido a fazer sexo com qualquer mulher, a excitação masculina vem rápido. E não é tão difícil para ele encontrar algum nível de satisfação, mesmo sem muito desejo. Também existem situações em que a pessoa fica ressentida com o outro pela ausência do próprio desejo.

Amar não significa desejar

Mas, afinal, por que termina a atração sexual quando duas pessoas ainda se amam? Em primeiro lugar é importante fazer a distinção entre amor e desejo sexual. Amar não significa, em absoluto, desejar. Da mesma forma que podemos viver uma experiência sexual maravilhosa com uma pessoa que acabamos de conhecer. Por outro lado, a excessiva intimidade e familiaridade com o parceiro, associada ao hábito e à dependência emocional mútua que se estabelece no casamento, pode levar à perda do desejo sexual, independentemente do crescimento do amor e de sentimentos como admiração, companheirismo e carinho.

O casamento não precisa soterrar o desejo

As chances de um casamento ser satisfatório e de o desejo sexual não desaparecer tão rapidamente repousam em alguns fatores essenciais: respeito ao outro — seu jeito de ser, de pensar e de se comportar —, liberdade de ir e vir — ter amigos em separado e programas independentes — e, principalmente, que não haja qualquer tipo de controle da vida do outro. O casamento, dentro do modelo que conhecemos, funcionou bem no passado porque o amor e o prazer sexual não podiam fazer parte dele.

A única coisa que importa em uma relação

De maneira geral, em uma relação estável, severa vigilância é exercida sobre os parceiros. A dependência emocional que se cria torna comum depositar no outro a garantia de não ficar só. O medo da solidão e do desamparo leva à exigência de que o parceiro não tenha olhos para mais ninguém. Mas a única coisa que importa numa relação é ela própria: os dois estarem juntos porque gostam da companhia um do outro e fazerem sexo porque sentem prazer.

Ser monogâmico não é simples

A monogamia não é natural, e sim uma exigência externa. Com toda a vigilância que os casais se impõem, a exclusividade sexual geralmente exige grande esforço. Assim, as restrições que muitos têm o hábito de estabelecer por causa do outro ameaçam bem mais uma relação do que a "infidelidade". Quando a monogamia não é espontânea nem a renúncia gratuita, o parceiro que teve excessiva consideração tende a se sentir credor de uma gratidão especial, a se considerar vítima e a se tornar intolerante, inviabilizando a própria relação. Todas as pessoas estão expostas a estímulos sexuais novos provenientes de outros que não o parceiro fixo. É provável que esses estímulos só não tenham efeito na fase inicial da relação, em que há total encantamento pelo outro.

Fidelidade x sexualidade

A maioria das pessoas associa fidelidade a sexualidade. E isso pode ser um grande equívoco. Penso que a fidelidade está no sentimento que se nutre pelo outro e nas razões que sustentam a relação. Os termos *fiel/infiel*, e mais ainda a palavra *traição*, não são apropriados para caracterizar relações extraconjugais, que sempre foram aceitas, mas só para o homem.

As mulheres do rei

Das seis mulheres do rei Henrique VIII, duas foram decapitadas sob a acusação de infidelidade. Morte por apedrejamento, fogueira, afogamento, sufocamento, arma de fogo, golpes de punhal, açoitamento público, marcação a ferro quente, espancamento, decepamento do nariz e das orelhas e mutilação dos genitais foram e ainda são castigos cruéis praticados em todo o mundo quando um adultério feminino é descoberto.

A não monogamia escondida

Muitos homens e mulheres defendem a fidelidade conjugal, no entanto poucos se contentam com um único parceiro sexual, mesmo enfrentando altos riscos. Em uma conversa com a médica ginecologista Anna Lydia Amaral, ouvi o seguinte relato: "Um marido me procurou desesperado por ser portador de gonorreia. Aos prantos, me pediu que não acabasse com sua felicidade conjugal, mas sua mulher precisava ser medicada. Chamei minha cliente no consultório e a mediquei. Comprovei, depois do tratamento, que ela não estava mais com gonorreia. Aí, ela me contou que seu professor de inglês estava com gonorreia e achava que tinha passado para ela há um mês. Ela era portadora assintomática e passou a doença venérea para o marido."[42]

Casamento continente

Os séculos II e III viram surgir a implementação de uma austera moralidade: o casamento continente. Os cristãos praticam, nos primeiros séculos, renúncia sexual quase completa dentro do casamento. Sua excepcional disciplina exprimia o desejo de se diferenciarem dos pagãos. Havia a crença de que uma pessoa que consegue se opor à tentação do sexo pode também conseguir vencer barreiras em outros aspectos da existência.

Sem sedução

Acredito que o casamento é o cenário no qual menos se faz sexo. A dependência emocional tão comum de se estabelecer na vida a dois, aliada ao fato de cada um não ter privacidade, ou seja, de haver total falta de mistério, causa prejuízos. Isso faz as pessoas se imaginarem garantidas, e a consequência é o desaparecimento da conquista e da sedução. O que mais ouço no consultório são mulheres dizendo que amam seus parceiros, mas não sentem vontade de fazer sexo com eles. E o número de mulheres nessa situação é enorme.

Não monogamia

Estudo de 853 culturas concluiu que apenas dezesseis por cento são monogâmicas. Oitenta e quatro por cento das sociedades humanas permitem ao homem ter mais de uma esposa de cada vez. Moulay Ismail, imperador do Marrocos entre os séculos XVII e XVIII, foi o homem que teve talvez o maior harém de todos. Ele teve 888 filhos com suas várias esposas.[43]

Punições absurdas

Em 1231, o rei da Sicília, sob ordens do imperador Frederico II, adotou uma série de leis com a intenção de diminuir a penalidade das mulheres adúlteras: em vez de ferimentos a espada, era decretado o confisco da propriedade do homem que fizesse sexo com uma mulher casada, enquanto a esposa condenada sofria um corte profundo no nariz, punição considerada suficiente.

Um presidente à beira do impeachment

Em 28 de fevereiro de 1997, Monica Lewinsky entrou no Salão Oval para seu último encontro sexual com o presidente Bill Clinton. Lewinsky continuou a fazer sexo oral no presidente até o fim. Testes de laboratório revelaram que a mancha de sêmen no vestido que ela usava naquele dia continha DNA que combinava com o do presidente, fornecendo indiscutível evidência do caso secreto que os dois vinham mantendo desde 15 de novembro de 1995 até seu encontro final, em 1997.[44]

O porquê da relação extraconjugal

Pesquisando o que estudiosos brasileiros do tema pensam sobre as motivações que levam a uma relação extraconjugal na nossa cultura, fiquei bastante surpresa. As mais diversas justificativas apontam sempre para problemas emocionais, insatisfação ou infelicidade na vida a dois. Não li em quase nenhum lugar o que me parece mais óbvio: embora haja insatisfação na maioria dos casamentos, as relações extraconjugais ocorrem principalmente porque as pessoas gostam de variar. Um casamento pode ser plenamente satisfatório do ponto de vista afetivo e sexual e, mesmo assim, as pessoas podem ter relações extraconjugais.

Como destruir uma relação

O psicoterapeuta e escritor Roberto Freire escreveu, em 1987, que "a maneira mais fácil e rápida de destruir uma relação afetiva é torná-la exclusiva, isolada, fechada. O namoro permanente, inespecífico e poliforme serve justamente para impedir isso. Além de ser muito mais gostoso viver desse jeito."⁴⁵

Casamento aberto

J. A. Gaiarsa afirma que a questão sobre se o casamento deve ser fechado ou aberto só é conversada superficialmente. Em quase todas as sociedades há o consenso de que a fidelidade no casamento é fundamental, mas em todas elas também havia relações extraconjugais em demasia, mesmo quando sobrevinham horrorosos tormentos e suplícios para a pessoa que prevaricasse. "Houve sociedades muito cruéis nessa área. Apesar disso, sempre houve infidelidade. Então o casamento sempre foi aberto. Ponto. Vamos partir desta premissa. Estamos discutindo a hipocrisia coletiva, e não um fato. Uma aventura não é só passatempo, não é só gostoso, não é só uma relação sexual diferente. Se ela for uma ligação afetiva e pessoal de certa força, é profundamente rejuvenescedora, repousante, transformadora."⁴⁶

Sites para as relações extraconjugais

Há um movimento ganhando espaço na internet de todo o Ocidente: são sites para ajudar homens e mulheres casados a encontrar parceiros a fim de manter relações extraconjugais. Esse movimento se iniciou nos Estados Unidos e se espalhou para vários outros países. Alguns donos de sites dizem que a proposta é a de proporcionar uma alternativa para os casais que não querem se separar. E garantem ser uma maneira segura e confidencial de ter um caso, sem enfrentar os riscos de procurar isso num bar, em algum aplicativo, nas redes sociais ou no trabalho. Os interessados se cadastram e criam uma página onde detalham suas características físicas e preferências gerais. É fácil observar que esses sites refletem a mudança de mentalidade que vem ocorrendo desde os anos 1970, com o declínio do amor romântico, totalmente exclusivo, que prega a ideia de que os dois vão se transformar num só e que um só terá olhos para o outro.

Eu me sinto amado(a)? Eu me sinto desejado(a)?

A exclusividade do parceiro ou parceira é uma grande preocupação de homens e mulheres. Ninguém deveria ficar preocupado se há relacionamento sexual fora do casamento. Homens e mulheres só deveriam se preocupar em responder a duas perguntas: Eu me sinto amado(a)? Eu me sinto desejado(a)? Se a resposta for sim para as duas, o que o outro faz quando não está comigo não me diz respeito. Sem dúvida as pessoas viveriam bem mais satisfeitas.

SEXO CASUAL

Sem expectativas

Não lidar com compromisso nem expectativa no sexo pode ser libertador para muitas mulheres. Historicamente, os homens estão acostumados a separar sexo de amor. As mulheres, entretanto, foram sempre tão criticadas caso fizessem sexo com alguém que não amassem que só agora estão começando a fazer isso com mais tranquilidade.

Amizade e sexo: mistura possível?

Apesar das grandes transformações na maneira de pensar e viver, muitos ainda acreditam que quem mistura amizade com sexo perde o amigo e o amante. A crença de que é perigoso transar com um amigo ou uma amiga é muito difundida, e tem como origem a associação que se faz entre amor romântico e sexo. Há quem defenda que para haver sexo é necessário estar vivendo um romance, com tudo o que ele inclui: ciúme, possessividade, pavor de que o outro se interesse por alguém, medo de ser trocado. Essa norma de que amor e sexo têm que estar sempre juntos atinge principalmente a mulher. O homem não foi educado para ter que juntar as duas coisas.

Riscos do sexo com amizade

A amizade só corre risco se um dos envolvidos criar uma expectativa de relação com o outro diferente da amizade que sempre houve. Só porque transaram, a pessoa passa a se achar com o direito de controlar a vida do amigo, ser ciumenta, cobrar coisas. Nenhuma relação resiste a isso, ainda mais a de amizade, que se caracteriza justamente pela ausência de obrigações. O que ocorre é que muita gente pensa que é livre, que não está mais presa aos modelos que exigem um comportamento igual para todos, mas, de repente, se descobre insegura, desejando sempre uma relação amorosa tradicional. Não sabendo bem como explicar seus sentimentos, sai por aí dizendo que amizade e sexo não podem se misturar.

Sexo no primeiro encontro

Não há motivo para o sexo não ser ótimo quando praticado por duas pessoas que sentem atração e desejo uma pela outra. A frustração e o vazio que algumas mulheres alegam sentir após o sexo casual têm muito mais a ver com uma expectativa não satisfeita do que com o sexo em si. A questão é que, como o sexo não é visto como natural, costuma-se misturar as coisas e se busca algo mais do que prazer: a continuidade da relação, um namoro ou casamento.

Mais uma experiência

O sociólogo inglês Anthony Giddens argumenta que a exigência de monogamia sempre foi hipócrita — um homem pode ter relações extraconjugais, uma mulher não. "Encontros casuais, mesmo que impessoais e passageiros, podem ser uma forma positiva de experiência do cotidiano."[47]

O QUE É UM BOM SEXO?

Sem abertura fica difícil

Já ouvi muita gente, principalmente mulheres, dizer que não sabe o que é um bom sexo. "Uma relação sexual satisfatória entre duas pessoas pressupõe que elas tenham procedido a uma harmonização dos seus ritmos sexuais próprios, que tenham aprendido a conhecer as suas necessidades sexuais específicas, raramente conscientes, mas nem por isso menos importantes."[48]

É necessário um pouco de egoísmo?

É comum as pessoas idealizarem o ato sexual dizendo que um deve estar o tempo todo preocupado com o prazer do outro e que devem até ter orgasmo ao mesmo tempo. O psicanalista norte-americano Michael Bader diz que a intimidade vem com uma preocupação crescente com o bem-estar da outra pessoa, que inclui o medo de magoá-la. Para ele, a excitação sexual requer a capacidade de não se preocupar, e a busca do prazer exige certa dose de egoísmo no sentido de se entregar às próprias sensações e, com isso, experimentar plenamente toda a potência da sexualidade oferecida pelas zonas erógenas do nosso corpo. Algumas pessoas não podem se permitir esse egoísmo, por estarem muito concentradas no bem-estar do amado. Outras têm dificuldade de dar ênfase às próprias necessidades; não conseguem ser espontâneas e descontraídas. Isso se deve também à idealização do par amoroso, em que um só deve ter olhos para o outro.[49]

O grande amante

Um grande amante não nasce do nada. É preciso aprendizagem e muita espontaneidade. Como qualquer forma de arte, fazer sexo requer técnica e sensibilidade. Não ter preconceitos nem ideias estereotipadas a respeito do papel do homem e da mulher, mas disposição para proporcionar e receber prazer são requisitos básicos. O gozo pleno só é alcançado quando os dois parceiros estão em sintonia e muito atentos um ao outro.

Decorando posições

Atendi um homem no consultório que decora posições e dá nome a cada uma. Quando está com uma mulher na cama, não relaxa, fica ligado, observando tudo. Será que o sexo assim é bom?

Sexo tântrico

Uma atriz, durante um debate sobre a importância das preliminares, fez a seguinte confidência: "Quando passei férias na Índia, tive uma transa com um indiano que fazia yoga tântrica. Foi incrível. Nunca consegui esquecer esse homem. Ele lavava meus pés... passava óleo no meu corpo todo, massageando... Tudo era lento, com muita calma. Quando ele chegava na cabeça, eu já estava completamente louca. Aprendi que tinha que fazer o mesmo com ele. Ele se detinha em lugares do meu corpo aos quais ninguém dá importância. Embaixo do braço, atrás do pescoço... atrás do tornozelo, então, é incrível. Num bom sexo a sensibilidade tem que estar à flor da pele. A pessoa te acompanha... te sente. Isso é tão poderoso nela mesma que consegue passar para o outro de uma forma fantástica. Quando acontece, surge uma energia que vem dos deuses. Dessa forma, você alcança a transcendência."[50]

Insatisfação sexual

Cinquenta e um por cento dos brasileiros, ou seja, mais da metade, estão insatisfeitos com sua vida sexual, segundo pesquisa apresentada pela psiquiatra Carmita Abdo, coordenadora do Programa de Estudos em Sexualidade do Instituto de Psiquiatria do Hospital das Clínicas da Universidade de São Paulo (ProSex). Foram analisadas entrevistas com 1.004 pessoas — entre homens e mulheres — no país, com idades entre 18 e 65 anos.[51]

Insatisfação sexual II

O estudo também mostra que 62 por cento dos homens relatam dificuldades em manter a ereção, e apenas 22 por cento das mulheres conseguem chegar ao orgasmo sempre que têm relações sexuais. Entre os entrevistados, 63 por cento dos homens e 72 por cento das mulheres dizem que seu humor melhora quando têm relações sexuais. E para 59 por cento dos homens e 67 por cento das mulheres, o sexo é uma arma poderosa contra o estresse. Isso só reforça estudos realizados em outros países que comprovaram que o sexo frequente contribui para evitar uma série de doenças e aumentar a qualidade de vida.[52]

Incompetência amorosa?

O sexo ainda é uma das maiores fontes de sofrimento. Sentindo-se vulneráveis à crítica, por qualquer motivo a autoestima das pessoas é abalada. A insegurança e a preocupação em se sentir aceita, valorizada e desejada fazem com que a pessoa se atente aos próprios movimentos, impossibilitando que se entregue livremente ao contato físico. Cria-se então um círculo vicioso.

Os homens se queixam

"É muito difícil encontrar uma mulher que saiba fazer sexo." Ouvi esse comentário na conversa entre dois amigos em um restaurante. Estamos acostumados a ouvir queixas das mulheres quanto ao desempenho sexual do homem. Principalmente no que diz respeito à pressa com que partem para a penetração e ao célebre "virar para o lado e dormir" após o orgasmo. Mas será que a maioria dos homens tem críticas em relação às suas parceiras? Lancei a pergunta no meu site: "Os homens se queixam das mulheres no sexo? Por quê?" Constatei que eles se queixam, e muito, pois 85 por cento dos participantes responderam SIM! As maiores queixas se referem à questão de a mulher não saber praticar bem sexo oral ou nunca fazê-lo com prazer. Entre os casados, o grande problema, do ponto de vista masculino, é a falta de desejo sexual da esposa.

As mulheres se queixam

Não são poucas as mulheres insatisfeitas com seus parceiros no sexo. E isso ocorre em vários aspectos. Por conta de tantos preconceitos e tabus, parece não haver muita comunicação entre o casal. Em uma pesquisa informal, concluí que as principais queixas são:

- Quase não existem preliminares.
- Estimulação pouco suave do clitóris, podendo ser desagradável ou mesmo dolorosa.
- Depois da penetração, o movimento do vaivém do pênis dentro da vagina é rápido, na mesma direção e trajetória. O homem ejacula logo e a mulher não tem orgasmo porque dessa forma a parede do canal vaginal não é estimulada.

- O interesse dele pela mulher desaparece logo depois do orgasmo.
- O homem quer que a mulher faça muito mais sexo oral nele do que ele se dispõe a fazer nela.
- Ele insiste em fazer sexo anal, mesmo quando a parceira já disse que detesta.
- Ele se mostra contrariado quando a mulher sugere alguma coisa ou toma a iniciativa.
- Ele se veste rapidamente depois do orgasmo e vai embora.

Desencontro sexual

No século XIX, os médicos chegaram a considerar as mulheres portadoras de anestesia sexual. Sendo assim, o homem não tinha nada com o que se preocupar. No entanto, o prazer dele sempre foi enaltecido, embora de forma equivocada. Quem nunca ouviu elogios ao desempenho sexual de um homem, comparando-o ao macho de algumas espécies animais, principalmente um garanhão, um touro ou um galo? Não dá para entender como sexo assim pode ser bom. A capacidade sexual dos animais implica total falta de diversidade, de intimidade e de liberdade, por serem presos a uma posição única e a um relógio biológico.

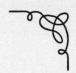

PARTE II
MITOS DA SEXUALIDADE

As antigas civilizações tinham atitudes diferentes diante da nudez e do sexo. Desconheciam a obscenidade, e as imagens dos órgãos sexuais masculinos e femininos eram encaradas com naturalidade. Muitos santuários espalhados pelo mundo mostram representações de vulvas e falos. A união sexual entre o homem e a mulher, designada como intercurso, coito ou cópula, consiste essencialmente na união das genitálias masculina e feminina: pênis e vagina. Sobre ela se sustenta a maioria dos mitos sexuais. Sendo os órgãos sexuais de mulheres e homens tão diferentes, tornam-se, de alguma forma, misteriosos para o sexo oposto.

VAGINA: PERIGO À VISTA

Que medo que ela me dá!

O *phallus* (falo), que na Antiguidade representava a fecundidade da natureza, era associado a instrumento de perfuração, arma do estupro, símbolo de poder do macho, serpente que tentou Eva, mas também à força da vida. Embora na mulher possa existir algum temor do pênis do homem, nada se compara ao temor que os homens sentem da vagina. É um perigo ameaçador porque não é visível e porque suas propriedades são estranhas. A vagina, insaciável, que devora o desejo masculino, libera o sangue menstrual, acolhe o membro do homem e expulsa o feto ensanguentado.

O tabu da caverna: a vagina

A palavra *tabu* foi incorporada ao nosso vocabulário pelo capitão James Cook, que, em sua expedição ao Pacífico Sul, em 1760- -1970, registrou seu uso entre os insulares da Polinésia. Eles usavam o termo para designar, entre outras interdições menores, o sangue menstrual. Os baruya, da Nova Guiné, assumem postura de nojo e repulsa diante desse mesmo sangue. Eles acreditam que a força do homem se esvai diante do contato com a secreção feminina. Durante a menstruação, as mulheres baruya ficam isoladas de seu grupo social em uma tenda, proibidas de tocar em alimentos ou em outras pessoas.

Vagina dentada

Há muitas histórias em que a vagina é considerada um perigo ameaçador, uma caverna com dentes que pode cortar o pênis do homem e fazer coisas inesperadas. Os maori, povo originário da Nova Zelândia, associam a vagina à morte. Os nomes que usam para designá-la são "casa da morte e da desgraça" e "buraco destruidor". A vagina, porta de entrada no mundo, adquire a inversão como saída dele, destruição. Na Índia é bem conhecida a lenda da "vagina dentada", a vagina cheia de dentes. O caos de onde tudo saiu e para onde tudo deve voltar. "O que destrói o homem é a vulva", dizia um ancião maori, na Nova Zelândia. O que era mais bem explicado por australianos da região central: "A vagina é muito quente, é um fogo, e cada vez que o pênis ali penetra, morre."

Mulheres bem trancadas

No Ocidente, no século XII, vários textos aconselhavam os homens a tomar distância da mulher devido ao seu desejo sexual incontrolável. Na França, o bispo Étienne de Fougères, falando sobre as mulheres, exortava os homens a mantê-las bem trancadas. Alegava que, se elas estivessem entregues a si mesmas, sua sexualidade se exacerbaria de tal forma que procurariam se satisfazer com os empregados, ou então entre si. Hoje, apesar de essas crenças sobre a vagina e a sexualidade feminina serem vistas como absurdas para muita gente, no inconsciente, elas parecem ainda exercer enorme influência.[53]

Menstruação

Gregos e romanos condenavam o ato sexual com mulheres menstruadas. Mais: eles acreditavam que o contato delas cegaria o fio de uma faca, ou azedaria o vinho, ou, ainda, se um cão lambesse aquele sangue, contrairia hidrofobia. Não é difícil perceber por que esses mitos se sustentavam. A função biológica da menstruação era desconhecida até pouco tempo. As mulheres sofreram o que nunca saberemos, em função de sua natureza e da repercussão familiar e social de seu sangramento. Elas mesmas alimentaram profundos preconceitos contra o próprio corpo, e há registro de que muitas se julgaram amaldiçoadas, feiticeiras, tomadas pelo demônio, abandonando família e grupo social para recolher-se ao exílio e à morte.

Largura vaginal

Um grande número de mulheres tem a preocupação de ter a vagina larga, muitas vezes pelo nascimento de um filho, e de assim não dar prazer ao homem. Na verdade, a largura da vagina é virtual, vai sendo criada à medida que o pênis vai sendo introduzido. O que ocorre é que algumas mulheres têm a musculatura vaginal mais frouxa, ou seja, a pressão vaginal é baixa. Se for esse o caso, ela deve fazer exercícios específicos para fortalecer essa musculatura.

As novas tendências de tratamento para a genitália feminina

Laser, ultrassom, peeling, preenchimento e botox, agora voltados para a harmonização íntima da genitália feminina, estão na agenda da dermatologia do século XXI. Antes que se diga que é mais uma forma de submeter as mulheres a um padrão de beleza irreal, os médicos informam que os benefícios não são apenas estéticos. No Rio de Janeiro está sendo criado um ambulatório dedicado ao tema, e os novos tratamentos resolvem problemas como incontinência urinária, lubrificação da vagina, atrofias e dores na penetração, o que contribui para devolver a qualidade à relação sexual e elevar a autoestima da paciente. Tudo isso parece muito bom, desde que não acabe reforçando exageros na busca de corresponder ao ideal estético da cultura. É aí que mora o perigo.[54]

Vagina censurada

Em 2012 a vagina foi motivo de polêmica. Mostrar o quadro "A origem do mundo", do francês Gustave Courbet, que expõe o órgão sexual feminino, fez com que a palestra do professor Jorge Coli fosse censurada pela Academia Brasileira de Letras. Um ano antes, um professor francês teve sua conta do Facebook bloqueada após postar uma foto do mesmo quadro. Não há dúvida de que a vagina — tanto sua imagem como seu nome — provoca desconforto.

Costumes e crenças sexuais

Alguns costumes e crenças sexuais são raros em outros lugares. Os chewa, da África Central e Meridional, acreditam que uma menina morre se não copular antes de começar a menstruar. Os pais chewa, especificamente, encorajam a cópula na infância, durante as brincadeiras infantis. Se uma menina não tivesse sido deflorada até a puberdade, seu hímen era obrigatoriamente rompido de maneira preestabelecida.

A verdade sobre o clitóris

A sexualidade das mulheres é tão poderosa, excitante e gratificante quanto a dos homens. A ponta do clitóris tem até oito mil terminações nervosas, mais do que qualquer estrutura no corpo masculino ou feminino. Essa pequena potência é apenas a ponta do extenso sistema genital que inclui tecido erétil esponjoso que se enche de sangue durante a excitação sexual e se torna mais sensível ao toque, pressão e vibração.

Torneio vulvar

Os povos do arquipélago de Truk (hoje conhecido como Chuuk), na Oceania, valorizam as mulheres com lábios vaginais e clitóris proeminentes. Muitas mães costumam pedir às filhas que puxem os lábios menores durante o banho. Antigamente, algumas mulheres perfuravam os lábios vaginais e inseriam neles objetos tilintantes, que soavam quando elas andavam, o que constituía uma questão de honra. Se as mulheres brigavam entre si, uma delas devia ficar completamente despida, mesmo na frente de homens, e desafiar sua rival a competir numa espécie de torneio vulvar.

Vaginas que saem por aí

O folclore sexual está repleto de histórias de dentes vaginais cortantes devido ao medo que os homens têm do escuro, do desconhecido, do espaço misterioso invisível que há no interior da vagina. Em algumas lendas folclóricas, principalmente nas dos povos navajo e apache, vaginas dentadas mortais são descritas como órgãos separados, que saem por aí de maneira independente e dando mordidas ao caminhar.

Vulva era sinônimo de vergonha!

A vulva, da qual, conforme lhes disseram, as mulheres deviam se envergonhar — o termo médico para vulva é *pudendum*, uma palavra latina que significa "da qual nos devemos envergonhar" —, ficou escondida durante tanto tempo que a maioria das pessoas nem sabe como se parece. A impressão geral, que muitos homens têm, é de um lugar escuro e úmido, com um cheiro que não é familiar, uma espécie de espaço desconhecido onde o pênis corajosamente se aventura.

CULTO AO FALO

O mito do falo

Enquanto se acreditava que a fertilidade era característica exclusivamente feminina, havia o mito de que a vida pré-natal das crianças começava nas águas, nas pedras, nas árvores ou nas grutas, antes de serem introduzidas por um sopro no ventre de sua mãe humana. Mas quando o homem começou a domesticar os animais, percebeu, surpreso, que para a procriação é necessário o sêmen do macho. O homem, enfim, descobriu seu papel imprescindível num terreno onde sua potência havia sido negada. Nessa época, há mais ou menos cinco mil anos, a fertilidade era tudo, e a fertilidade humana e a dos campos estavam estreitamente ligadas. E o homem se viu transformado em fertilizador da terra. Ele passou, então, a considerar a mulher uma simples caverna protetora até o nascimento da criança.

Pênis: fé religiosa

O pênis tornou-se um objeto natural de adoração e fé religiosa. Na qualidade de *phallus,* era reverenciado da mesma forma que o órgão feminino o fora durante milênios. O fenômeno do culto fálico se espalhou por todo o mundo antigo e é representado em vários monumentos em diferentes lugares. Em alguns templos dedicados a divindades fálicas, o deus esculpido em madeira era visitado com tanta frequência por mulheres estéreis e esperançosas, que o pênis se desgastava pelo manuseio, pelos beijos, pelas fricções e sucções a que era submetido. Para solucionar o problema, os sacerdotes fabricavam um falo, muito comprido, que emergia de um orifício entre as coxas do deus. Quando a ponta se desgastava, eles, por trás da estátua, davam marteladas, empurrando um pouco o pênis para a frente.

Príapo

O mito grego de Príapo, o filho de Zeus e Afrodite, ilustra o que poderia ser parte do desejo de quase todos os homens na nossa cultura. Possuidor de um pênis enorme, permanentemente ereto, esse deus exercia uma atração magnética sobre as mulheres, que logo se apaixonavam por ele. Os homens da ilha de Lâmpsaco tinham inveja do enorme sucesso do deus com as mulheres e conseguiram expulsá-lo da ilha. Não esperavam, entretanto, ter de enfrentar a paixão das mulheres por Príapo. Elas rezaram em uníssono aos deuses e, como resultado, todos os homens da ilha foram atacados por uma doença nos órgãos genitais. Consultando o oráculo de Dodona, eles foram avisados de que o único meio de conseguirem recuperar a saúde e o êxtase sexual seria convidar Príapo a voltar para o meio deles.

O pênis como arma

Não é raro encontrarmos homens que usam seu pênis como uma ferramenta que ignora a angústia, o medo, o cansaço ou qualquer outro sentimento, transformando-o em algo separado deles. Às vezes até como arma. Um lituano, na Escócia, ao receber ordem de prisão de uma policial, jogou-a no sofá, tirou a cueca e tentou lhe bater na cabeça com seu próprio pênis.

A conversa com o pênis

Nas sociedades patriarcais, o homem aprende a considerar seu pênis uma ferramenta. E sobre a mulher passiva ele realiza o ato de empurrar essa ferramenta: mete, enfia, trepa. A consequência é uma obsessão pela virilidade que faz com que o pênis deixe de ser um órgão de prazer e se transforme em algo separado da pessoa. Muitos homens conversam com seu pênis, imploram que fique ereto, que não os decepcione.

Asas, rabos e pernas

Nas ruínas de Pompeia, foram encontradas esculturas de pênis de bronze e terracota, com asas, rabos e pernas. Tais objetos tinham a fama de possuírem poderes mágicos, e eram usados como amuleto, no pescoço ou em braceletes. Em latim, esses adornos eram conhecidos como *fascinum*, origem da palavra fascínio. Generais vitoriosos da Roma antiga desfilavam com um falo imenso sobre seu carro, para a sorte não lhes faltar em outros momentos.

A coisa mais importante do mundo

Se pedíssemos a um homem para que dissesse a coisa mais importante do mundo, a resposta com certeza seria: o pênis. Um homem pode perfeitamente esquecer um ferimento no rosto, mas nunca esquecerá a forma do seu pênis. Presta mais atenção nele do que em qualquer outra coisa. Dedica mais afagos e zelo a ele do que a qualquer outra parte do corpo. Protege-o acima de tudo. Além disso, é gratificante para todo homem poder se orgulhar do próprio pênis — seu tamanho, forma, qualidade e desempenho. Tudo o que corrói esse orgulho corrói o próprio homem. Para ele, o pênis é de suprema importância. Nada que o afeta deixa de afetar o homem na mesma proporção, e vice-versa. Gostando ou não dessa ideia, o homem "é" o seu pênis.[55]

Protetora do casamento e da luxúria

Vênus, deusa do amor e da beleza na mitologia romana, tinha muitas faces. Tanto era a protetora do casamento quanto da luxúria. As profissionais do sexo pediam sua benção, e ela era conhecida por "virar" os corações. A festa para sua celebração era conhecida como *Volgivaga*, ou aquela que perambula pelas ruas, como as prostitutas. Outro ritual explicitamente orgíaco era a festa do deus Líber. Uma carroça circulava por Roma durante o mês a ele dedicado. Sobre ela descansava um enorme falo de madeira, adornado com uma coroa colocada por uma respeitável matrona. Canções obscenas acompanhavam a passagem do enorme pênis pelos vilarejos. Esse era um ritual da fertilidade, dado que o sêmen o representava.

Como guardar (exibir) um falo

Os envoltórios para cobertura de pênis, em sociedades nas quais os homens andam nus, são chamados *falocriptos*. Eles consistem em faixas de tecido, geralmente de chita, que são enroladas em torno dos testículos e do próprio pênis. O resultado é um volume que mais chama a atenção do que esconde o membro viril. Nas Novas Hébridas (atual Vanuatu, na Oceania), os homens andam nus, portando *falocriptos* adornados com penas de pássaros ou rabos de animais em torno do pênis. Esse hábito foi notado no Amazonas, entre os marquesianos, e também era de uso dos gregos antigos, que amarravam o pênis para que não balançasse durante os movimentos. Conchas, cabaças, chifres e canudos de bambu são alguns dos materiais usados como *falocriptos*.

Quando o homem escuta um estalo no pênis

Formado por um corpo cavernoso com várias estruturas que parecem esponjas e são responsáveis pela concentração de sangue da ereção, o pênis não tem osso. Portanto, não é correto falar em "fratura peniana". O que pode acontecer é o pênis sair da vagina por algum motivo (a mulher pode ter se mexido) e ir de encontro ao períneo ou outra parte da mulher, provocando o trauma. Quando isso acontece, o homem escuta um estalo, que caracteriza o *rompimento da túnica albugínea* (a cartilagem peniana responsável diretamente pela ereção). Ocorre a saída de sangue dos corpos cavernosos e se forma um hematoma no pênis. O atendimento médico se faz necessário para avaliar a extensão do trauma e o consequente tratamento. A cirurgia é recomendada somente em casos extremos.[56]

Fantasmas do século XIX

Os mitos quanto ao tamanho do pênis são muitos. Que eles são proporcionais, por exemplo, ao nariz, mãos e pés. Ou que a altura do homem determina seu volume. No entanto, nada disso é comprovado. Na maioria das vezes essas afirmativas são falsas. Em relação à masturbação, muitos mitos também foram criados: que faz crescer pelos nas mãos, causa insanidade, acne, tuberculose, asma e suicídio, um legado de fantasias do século XIX.

Os mitos de desproporção na China

O mestre Tung-hsüan, no século VII, indicava receitas para curar a desproporção entre pênis e vagina. Seria preciso, em primeiro lugar, encontrar um fungo conhecido como *Boshniakia glabra*, misturá-lo a algas marinhas, pulverizar, peneirar e misturar ao extrato de fígado de um cão branco, abatido durante a primeira lua. A mistura deveria ser aplicada no pênis três vezes ao dia. Depois, ele deveria ser lavado na água limpa de um poço. O mestre assegurava que o pênis aumentaria em três polegadas (7,6 cm) se a receita fosse aplicada corretamente. Para encolher a vagina e torná-la apertada havia outra receita, mas o mestre advertia que não se deveria usar em excesso porque a "fenda de Cinábrio" podia se fechar inteiramente.

Atentos ao pênis

Em uma cultura patriarcal, o homem se orgulha da forma, tamanho, qualidade e desempenho do seu pênis. Imaginar ter o pênis pequeno é um drama sexual masculino, embora na maior parte dos casos não haja motivo para tanto sofrimento. Há cinco mil anos, desde o surgimento do patriarcado, o tamanho do pênis é associado à força, potência e virilidade e, desde pequenos, os meninos são condicionados por esse mito. Um famoso relevo em Pompeia mostra um pênis enrijecido e dois testículos com a frase *Hic habitat felicitas* (Aqui mora a felicidade).

A insegurança do homem

A maioria dos homens tem pênis de tamanho médio que, quando ereto, alcança, em média, de 12-13 cm a 17-18 cm. Por ser associado a força e poder, é compreensível, então, que, na nossa cultura, o tamanho do pênis adquira grande importância e seja motivo de tanto sofrimento. A questão é que, quando um homem se sente inseguro por ter o pênis pequeno, seu desempenho sexual é prejudicado. E muitas vezes ele é rejeitado pela parceira, não por causa do pênis, e sim por ficar tenso e não se entregar na relação. É hora de avaliar o que pode ser feito, inclusive saber se o pênis é realmente tão pequeno assim. A área de maior prazer para a mulher se localiza a apenas cinco centímetros da entrada do canal vaginal. Assim, um pênis de qualquer tamanho pode proporcionar muito prazer a ela.

O constrangimento

O comprimento, a grossura e a rigidez do pênis, assim como o desempenho sexual, são causas de constante preocupação e, não raro, sofrimento para o homem moderno. O culto ao falo continua presente, embora de forma inconsciente ou disfarçada. Algumas mulheres relatam o constrangimento sentido no início da relação sexual: elas percebiam o parceiro tão atento ao pênis ereto que se viam quase de fora dessa relação entre ele e o próprio órgão sexual.

Festival Anual do Pênis

Toda primavera, várias pessoas se aglomeram na província de Kawasaki, no Japão, para celebrar o pênis e a fertilidade. É o *Kanamara Matsuri*, ou o "Festival do Falo de Aço". As pessoas participam de um desfile com gigantes santuários portáteis em formato fálico (*mikoshis*) pelas ruas. Participantes do festival chupam pirulitos em formato de pênis, compram móveis fálicos e posam com esculturas no formato de — como você já imaginou — pênis. Segundo a BBC, o festival tem raízes no século XVII, quando prostitutas supostamente rezavam pela proteção contra infecções sexualmente transmissíveis no santuário de Kawasaki. Hoje o festival defende o sexo seguro.

Pênis trabalhador

Com a baixa demografia em Roma, o imperador Augusto (63 a.C. – 14 d.C.) baixou uma norma segundo a qual o cidadão romano podia se considerar dono de seu corpo, mas seu pênis pertencia ao império e, portanto, devia trabalhar para que nascessem mais romanos.

Pênis grande ou pênis grosso?

Quando se pergunta a um homem o que ele escolheria, caso pudesse, entre um pênis comprido e um grosso, ele usualmente opta pelo comprimento, e as mulheres pela grossura. Um pênis grande é sempre admirado e fonte de orgulho para o homem. Tanto que existe um clube em Los Angeles, "The Hung Jury", em que os frequentadores se consideram privilegiados. Para ser sócio é obrigatório ter pênis de mais de vinte centímetros quando ereto. Para serem admitidos, eles tiveram que provar isso a uma mulher encarregada da medição, que os visitou em casa, munida de fita métrica.

Ritos de fertilidade

Entre os romanos encontramos variados ritos de fertilidade. Nas festas comemorativas da chegada da primavera, grandes representações de pênis eram carregadas ao redor dos campos a serem arados. Fertilizar os campos com o sêmen do homem também foi um costume muito difundido. E havia, entre eles, rituais mais explícitos. Mulheres normalmente recatadas e educadas, desesperadas em suas tentativas de engravidar, copulavam sem parar com estranhos nas ruas, sem qualquer restrição por parte dos maridos. Outras entravam em frenesi, enfeitadas de flores, cavalgando estátuas de pênis enormes, esfregando-se neles até que suas vulvas ficassem machucadas. Virgens copulavam com esculturas que representavam deuses, a fim de serem férteis e úteis para seus maridos.

Esperma como alimento

Para os baruya, da Nova Guiné, um filho é o produto do esperma do homem. Uma vez dentro da mulher, porém, o esperma encontra-se misturado aos seus líquidos. Se o esperma do homem vencer a água da mulher, a criança será um menino; caso contrário, será uma menina. Após a fecundação, o homem alimenta o feto por meio de coitos repetidos, e assim, o faz crescer no ventre da mãe.

Menstruação e parto

O esperma é o alimento que dá força à vida, e as mulheres enfraquecidas pela menstruação ou pelo parto bebem esperma. Um segredo dos homens baruya que nenhuma mulher deve conhecer é que o esperma dá a eles o poder de fazer renascer os jovens fora do ventre de suas mães, fora do mundo feminino, no mundo dos homens e apenas por eles. Assim que os jovens iniciados penetram na casa dos homens, são alimentados com esperma dos mais velhos. Essa ingestão é repetida durante vários anos, com a finalidade de fazê-los crescer mais fortes do que as mulheres, superiores a elas, aptos a dominá-las e dirigi-las.

NINFOMANIA

O mito do desejo insaciável

A ninfomaníaca, ou seja, a mulher que nunca se satisfaz no sexo, foi um mito alimentado, ao longo da história, pela repressão sexual. No século XIX, uma onda de fervor moral varreu o Ocidente. As mulheres foram conclamadas a proporcionar um modelo de pureza para ambos os sexos. Ao mesmo tempo, o novo ideal feminino — a mulher casta, o anjo da casa — as colocava em um pedestal. Sua missão era domar as paixões dos homens e manter a castidade do lar, mas isso sem participar do mundo.

Um mito que nasce de outro mito

O mito da ninfomania nasceu de outro mito, também solidificado longamente: o de que mulheres não tinham prazer sexual. Tais "verdades" faziam supor que, se as mulheres não tinham desejo, qualquer uma que tivesse algum era doente: uma ninfomaníaca. O pesquisador da sexualidade Alfred Kinsey dizia que ninfomaníaca é alguém que gosta de sexo, mais do que você. O que é "excessivo" é determinado por regras da época.

Sharon Stone e as fantasias no cinema

Hollywood compreendeu que era possível levar o mito da ninfomania para os cinemas de grande circuito e para os lares, em fitas de vídeo. É possível vender o sexo insaciável como produto erótico, foi a conclusão dos produtores ao lançarem *Basic Instinct*

(*Instinto selvagem*), em 1992. Sharon Stone preencheu perfeitamente as exigências que a fantasia dos espectadores pedia para uma ninfomaníaca de consumo fácil. A personagem, escritora, fria e calculista, devorava homens e mulheres que lhe provocassem o apetite. A cena em que descruza as pernas para expor sua intimidade fez história. Na indústria cinematográfica, há múltiplos lançamentos com diferentes versões da ninfomania: *Rambling Rose* (*As noites de Rose*), de 1991, liga a obsessão sexual ao amor; *Amateur*, de Hal Hartley (1994), ironiza o conceito de *ninfo*; *Chasing Amy* (*Procura-se Amy*), de 1997, desfaz a imagem machista do desejo insaciável. O mito da ninfomaníaca agoniza.

Fúria uterina

Consideradas insaciáveis e perigosas, os homens temiam deixar as mulheres soltas, achavam que elas fariam sexo com quem passasse em sua frente. Para o médico grego Galeno, no século II, por exemplo, a fúria uterina ocorria particularmente entre jovens viúvas, cuja perda da satisfação sexual podia levá-las à loucura. Os padres da Igreja, na Idade Média, diziam que a origem da má natureza feminina seria uma sensualidade desenfreada, impossível de ser satisfeita por um só homem.

Fantasia dos homens

O que se comprovou é que, antes de tudo, a mulher insaciável é uma fantasia dos homens. Muitas mulheres sofreram em função desse mito. No século XIX, médicos retiravam os ovários de algumas mulheres para controlar sua sexualidade, e em alguns casos removiam o clitóris. Outras foram colocadas em instituições para doentes mentais com o diagnóstico de ninfomania. Psiquiatras e psicólogos do século XX recomendavam tratamento clínico, psicanálise, choque elétrico, sedativos, tranquilizantes e até internações.

Algumas conclusões

A norte-americana Carol Groneman, em seu livro *Ninfomania*, lista algumas conclusões a tirar na desconstrução desse mito:[57]

1. Sexo não é algo que ocorre apenas dentro do corpo. Não é um simples fato natural ou biológico. Ele tem diferentes significados em momentos diferentes. Além disso, no que compete à sexualidade, não é um "guia tamanho único" para definir o que é normal ou natural.
2. As mulheres precisam entender as várias formas como a ninfomania e outros conceitos têm sido usados para rotular e controlar a sexualidade feminina. São conceitos perigosos, que precisam ser desafiados e alterados.
3. Nossa sexualidade é importante demais para ser deixada para os "especialistas".

As conveniências do mito I

A ideia de ninfomania serviu a muitos interesses ao longo do tempo. Desde a utilização mais grosseira no argumento de advogados, que revertiam acusações de estupro contra a vítima, até o uso distorcido no cinema e na literatura. Nos casos jurídicos, a argumentação que apelava para o conceito de ninfomania ao defender estupradores caía como uma luva.

As conveniências do mito II

O advogado utilizou a figura da *prosecutrix*, algo como o feminino de *prosecutor*, que significa promotor, no sentido daquele que age. O termo (masculino) era usado especificamente em casos de estupro. Sua inclusão como argumento legal vinha da autoridade jurídica de John Henry Wigmore, diretor da faculdade de Direito de Northwestern, nos Estados Unidos, que inventara a definição de "mentalidade anormal de mulheres queixosas: ninfomania". Seu apoio para tal conceito vinha de longas citações de estudiosos juristas e médicos, alimentado pelos históricos preconceitos quanto à sexualidade feminina. Muitos processos contra estupradores caíram no vazio, pressionados pela imagem antiga da mulher histérica e mentirosa.

Teorias em busca de uma explicação

Muitas teorias médicas diferentes tentavam explicar as causas da ninfomania: nervos esgotados, inflamação no cérebro, lesões na coluna, cabeça deformada, além de genitália irritada e clitóris ampliado. Acreditavam também que a ninfomania se relacionava com o desejo sexual não controlado pela vontade, a disposição para sucumbir à tentação. Os preconceitos históricos quanto à sexualidade feminina, aliados à ignorância, sempre causaram vítimas. Na medida em que havia a crença de que mulheres não têm desejo, qualquer uma que tivesse algum era doente: uma ninfomaníaca. Para muitos, até hoje, qualquer mulher que gosta de sexo, e não se reprime, é considerada insaciável.

A culpa é do chocolate

O primeiro estudo mais amplo sobre a doença — *Ninfomania, ou uma dissertação sobre o furor uterino* —, escrito por um obscuro médico francês, T. Bienville, em 1775, enfatizava que comer alimentos muito condimentados, consumir chocolate demais, acalentar pensamentos impuros, ler romances ou se masturbar estimulavam excessivamente as delicadas fibras nervosas das mulheres, levando à ninfomania.

PARTE III
CORPO EM AÇÃO

Frank Sinatra encantou fãs em todo o mundo ao regravar, em 1956, a canção "I've Got You Under My Skin" (*eu tenho/sinto você sob minha pele*), de Cole Porter. A bela imagem poética viria a ser confirmada pela ciência décadas depois com as pesquisas que comprovaram a importância da pele, o maior entre os órgãos, no desenvolvimento do corpo humano. Nada mais do que seiscentos mil pontos sensíveis fazem da pele nosso sistema sensorial mais importante. Por meio dela respiramos, beijamos, abraçamos, trocamos carinhos, fazemos sexo... ou seja, você tem o mundo sob a sua pele!

O CORPO ESCONDIDO

A nudez na história

O nu tem uma longa história, e acompanha, na verdade, a evolução cultural dos seres humanos, em altos e baixos que se nivelam em nossa também histórica repressão sexual. Na Antiguidade grega e romana, o nu foi exaltado. Era um direito dos deuses do Olimpo. A deusa Afrodite e o deus Apolo, entre muitos outros, foram retratados em pinturas e esculturas inteiramente nus. Entre o fim da Antiguidade e o Renascimento, durante o império cultural do cristianismo, em toda a Idade Média, a nudez foi reprimida.

O corpo em questão

Na Antiguidade a nudez era percebida de forma bem diferente da nossa. O conceito de obscenidade era desconhecido. Para gregos e romanos, o nu masculino era considerado exemplo da perfeição humana. Essa visão foi diferente nos últimos dois mil anos. A nudez passou a ser obscena. Dentro do quarto, os casais se despiam, mas ficavam no escuro. Os jovens casais dos anos entre as duas guerras tiveram pais educados no século XIX, e se submeterem a regras muito rígidas. Contudo, a partir dos anos 1930, as mulheres passaram a ir à praia, usar maiôs, shorts, vestir saias-calças para andar de bicicleta. Pouco a pouco, os corpos foram se desvendando.

Renascimento e atualidade

Mas bastou surgir o Renascimento, no século XVI, para que o nu retomasse sua importância cultural e artística. "O nascimento de Vênus", de Botticelli, de 1485, é um exemplo entre centenas de obras que foram criadas utilizando como modelos mulheres que eram amantes de homens poderosos. Contudo, em pleno século XXI, o homem pelado ainda é um escândalo. São raros os nus masculinos na mídia ou em qualquer audiovisual, enquanto as mulheres despidas são elementos para melhorar os negócios e aguçar a libido. Um sintoma evidente de uma cultura desigual no que toca a gênero e sexualidade.

A experiência tátil

Tocar, abraçar, acariciar. A pele, o maior órgão do corpo, até há pouco foi negligenciada. Ashley Montagu se dedicou, por várias décadas, ao estudo de como a experiência tátil, ou sua ausência, afeta o desenvolvimento do comportamento humano. A linguagem dos sentidos, com base na qual podemos ser todos socializados, é capaz de ampliar nossa valorização do outro e do mundo em que vivemos, e de aprofundar nossa compreensão em relação a eles. Tocar é a principal dessas linguagens. Afinal, como Montague diz, nosso corpo é o maior playground do Universo, com mais de seiscentos mil pontos sensíveis na pele.[58]

O valor da carícia

É principalmente por meio da estimulação da pele que o homem e a mulher chegam ao orgasmo, que será tanto melhor quanto mais amplo for o contexto pessoal e tátil. A estimulação tátil é uma necessidade primária e universal. Ela deve ser satisfeita para que se desenvolva um ser humano saudável, capaz de amar, trabalhar, brincar e pensar de modo crítico e livre de preconceitos.[59]

Por cima, não!

Há mais de dois mil anos o sexo é visto como sujo e perigoso. Com muita condescendência, foi permitido no casamento, e, mesmo nesse caso apenas para a procriação. Durante o ato sexual, uma única posição era permitida: o homem sobre a mulher, ela deitada de costas, a famosa "papai-e-mamãe". No século XV havia a crença de que, quando as mulheres ficavam por cima do homem, elas enlouqueciam, e, se ficassem na posição de quatro, os filhos nasceriam com deformidades. É óbvio que hoje ninguém mais acredita nisso, mas o sexo como algo perigoso e sujo ficou no inconsciente de muitos.

Nudez sem censura

O prazer sexual sempre foi controlado, afinal ter controle sobre o prazer das pessoas é ter controle sobre elas. A nudez foi censurada pela possibilidade de estimular o desejo sexual. Mas na praia de nudismo em Cap d'Agde, no sul da França, o sexo é liberado, e as pessoas frequentam bancos, lojas, galerias e restaurantes totalmente nuas. Apesar de chocar muita gente, a nudez nessa praia, com toda a liberação sexual, nos mostra que, dependendo da época, um mesmo comportamento pode ser execrado como aberração ou aceito como natural e desejável.

Sexo em pequenas doses

No século XIX, a medicina deu um passo decisivo no controle da sexualidade, realizando a tomada do poder de prescrever e de guiar, em nome de um saber erigido em nova religião, com suas igrejinhas, seus hereges e seus incrédulos. Ela adquiriu um monopólio crescente sobre os fenômenos corporais, ao passo que as Igrejas estabelecidas eram cada vez menos seguidas quanto a essa matéria. Os indivíduos eram compelidos a não se deixar levar por suas necessidades, seus instintos, seus desejos ou suas paixões. Os médicos declaravam que o ato sexual era perigoso, até mesmo mortal, e o prescreviam em pequenas doses. Aconselhavam também a evitar todos os excessos, sobretudo a masturbação, que simplesmente levava o "doente" à morte.[60]

A perda da autonomia masculina

Apesar das aparências indicando o contrário, a sexualidade masculina continua sendo para muitos, na vida adulta, uma experiência ansiosa e limitada. Poucos homens conseguem conhecer a intimidade emocional com a mulher, somente a sexual. Além disso, os estereótipos tradicionais de masculinidade inibem a capacidade de prazer sexual do homem. Na lenda de Don Juan e nas Memórias de Casanova isso fica nítido. A motivação primeira não é a troca de afeto e prazer com as mulheres, e, sim, o poder e o controle sobre elas, sendo as conquistas admiradas e invejadas por outros homens.

Pele: múltiplas possibilidades

O ser humano não usufrui plenamente de todo o potencial da pele, esse poderoso sistema de afetos e desejos. Mesmo dois grandes amigos se limitam a expressar afeto dando tapinhas nas costas um do outro. Mulheres têm abertura para uma experiência tátil menos superficial, mas é frequente ver duas amigas trocando beijinhos impessoais quando se encontram. Olhando a questão por uma perspectiva histórica, é possível compreender os motivos disso. Dois mil anos de repressão religiosa ao sexo deixaram suas marcas.

Santos piolhos

Por mais incrível que pareça, na Idade Média, o hábito do banho também foi atacado, considerando que qualquer coisa que tornasse o corpo mais atraente era incentivo ao pecado. Os piolhos eram chamados de "pérolas de Deus", e estar sempre coberto por eles era marca indispensável de santidade. A falta de higiene era vista como pré-requisito para a salvação da alma. Uma freira, por exemplo, passou 53 anos sem lavar qualquer parte do seu corpo, com exceção dos dedos.

A comunicação do corpo

A experiência do contato dos corpos é ainda mais profunda e necessária do que a alimentação. O tocar e o acariciar representam modos primários e essenciais de conhecer e de amar. "Com a carícia eu 'formo' o corpo, sigo e descubro os seus limites, restituindo-o à sua carne; regenero-o e me deixo regenerar. Naturalmente, há a tentativa de descobrir o ser amado revelando, através do contato, o seu segredo. O aspecto mais significativo de uma relação está justamente nessa inesgotável possibilidade de ser, que dificilmente deixa transparecer a sua dimensão mais profunda."[61]

"Davi", de Michelangelo

O culto ao corpo da Antiguidade (4000 a.C. – 476 d.C.) cede lugar, na Idade Média (séculos V a XV), a uma derrocada do corpo na vida social. Para gregos e romanos, o nu masculino era considerado o exemplo da perfeição humana. Essa visão mudou após o cristianismo. Um bom exemplo é o nu das obras de arte, que passou a causar constrangimento. Antes de serem exibidas para o público, as estátuas tinham seus órgãos genitais tapados, ou o pênis quebrado com um martelinho especial. O "Davi", de Michelangelo, antes de ser exibido em Florença, em 1504, recebeu uma folha de figueira, só retirada em 1912. Qualquer cuidado com o corpo era visto como incentivo ao pecado.

A mulher não conhecia seu corpo

No século XIX, uma moça não podia se olhar nua no espelho, nem mesmo ver seu corpo por meio dos reflexos na água da banheira. Havia produtos especiais para turvar a água do banho, de forma a impedir tal vergonha. As mulheres conheciam mal o próprio corpo. Adoecer e ir ao médico era outro problema. Nem ele podia ver o corpo da paciente na consulta; a região da dor era apontada em uma bonequinha.

Aos poucos, o pudor vai diminuindo

A partir de 1860, na Belle Époque, há um recuo do pudor. O comportamento de homens e mulheres muda à medida que começam a se livrar da pesada repressão. A partir do século XX, o corpo foi objeto de cuidados e atenção como nunca havia sido anteriormente. As pessoas exibem o corpo, que está presente no espaço visual, nas representações científicas e na mídia.

Exposição dos mamilos

A partir de 2011, ganhou fôlego no Brasil a Marcha das Vadias, na qual os seios nus deixavam sua marca como arma de protesto. A inspiração do movimento veio do Canadá, em protesto a um policial que havia recomendado às mulheres que evitassem se vestir como vadias para não se tornarem vítimas de estupro. Atos semelhantes aconteceram também durante a Eurocopa, com as ucranianas da Femen; contra a ditadura da magreza, em Milão; e criticando o ex-diretor do FMI Dominique Strauss-Kahn, na França. A bandeira que se levanta com a exposição dos mamilos é contra o mercantilismo do corpo da mulher e outras formas de exploração mais violentas.

Desconstrução e reconstrução da masculinidade

Nem todos os homens aceitam o roteiro do macho, e cada vez mais, em todo o mundo, eles tomam consciência da desvantagem desse papel e empreendem a desconstrução e a reconstrução da masculinidade. Talvez assim as relações afetivas e sexuais se tornem mais plenas, e o sexo insensível, considerado viril, passe a ser coisa do passado. Ninguém mais verá graça na anedota que diz que nenhum dos parceiros sente prazer na primeira experiência sexual, mas que o menino atinge o orgasmo no dia seguinte, quando conta a seus amigos.

O APRENDIZADO DO SEXO

Necessidade do aprendizado

Muitos se perguntam por que o sexo precisa de ensinamentos se é algo da natureza. Na realidade, não é necessário aprendizagem quando se trata do sexo para procriação, mas para o prazer é preciso aprender, sim. Desde a Antiguidade, chineses, indianos e árabes desenvolveram manuais sobre sexo em que o prazer é visto como uma arte a ser dominada por ambos os parceiros no interesse da satisfação mútua.

Prazer sexual

Em muitas culturas, o prazer sexual é valorizado e existem formas de iniciação para que se alcance o máximo de satisfação. No Oriente, o tantrismo e o taoismo são tradições espirituais que incentivam a prática sexual, acreditando que, quanto mais e melhor é vivenciado o prazer, mais o ser humano tornará feliz a sua existência. Não há conotação de pecado no sexo. Ao contrário, por meio do desenvolvimento do prazer sexual, alcança-se outro patamar de consciência.

Referência no Ocidente

Um dos mais completos guias de prática sexual do Ocidente, *Os prazeres do sexo,* do americano Alex Comfort, foi publicado pela primeira vez na década de 1970. Para o autor, é "o primeiro livro fundamentado na biologia e na etologia do comportamento". Ele também acentua que, "para o gênero humano, sexo é apenas um décimo reprodução; nove décimos são entretenimento".[62]

Manuais de sexo

A importância do ato sexual na vida humana gerou, em muitas civilizações, conjuntos de técnicas reunidas em manuais e experiências transmitidas, muitas vezes sob sigilo, de gerações antigas às contemporâneas. Os manuais de sexo existem há mais de vinte séculos. Há grande amplitude no sexo: podemos experimentá-lo desde a simplicidade reprodutora de um casal de puritanos até um sexo extremamente prazeroso, capaz de nos transformar. Os manuais clássicos das civilizações antigas são retratos ricos e poéticos dos hábitos sexuais desses povos, apresentando valiosas informações sobre as mais variadas técnicas sexuais.

Kama Sutra I

A origem do maior clássico do erotismo indiano está em manuscritos datados do século IV a.C. e compilados pelo sábio hindu Vatsiaiana, oitocentos anos depois, no século IV. Ele foi traduzido para o inglês em 1883, pelo linguista inglês Richard Burton. Desde então se multiplicam as versões para diversos idiomas modernos.

As hoje famosas posições ensinadas ali nos parecem triviais num mundo cada dia mais carregado de mensagens eróticas. Devemos considerar que muitas delas só nos chegaram pela via do *Kama Sutra*. Além das posições dos corpos no momento do coito, o *Kama Sutra* trata da fase da conquista e do relacionamento, de receitas e conselhos para a melhoria da virilidade e do desempenho.

Kama Sutra II

O primeiro ensinamento do guia indiano é a intimidade entre corpos, a invasão de um pelo outro. O beijo, carícia inicial básica do sexo, é descrito como a "luta das línguas", isto é, ele estabelece a intensidade dos passos seguintes do ato sexual. É aconselhável *furar* o outro. Essa invasão incentivada pelo *Kama Sutra* é condenada como luxúria pelas religiões baseadas na Bíblia. Muitos conselhos do *Kama Sutra* são confundidos com sadomasoquismo. Arranhar, morder e marcar são expressões utilizadas no manual. É preciso entender que tais ações obedecem ao princípio do carinho e em momento algum devem causar mal-estar.

O livro das almofadas I

Menos conhecido no Ocidente do que o *Kama Sutra* é *O livro das almofadas*, ou *Su Nu Jing*. Escrito em 2500 a.C., ele foi encomendado pelo imperador chinês Huang-Ti. Sob a forma de diálogo, o primeiro manual da sexualidade de que se tem notícia tinha por objetivo auxiliar na satisfação dos casais. Aceitando a maioria das atividades sexuais como normal, o taoismo considera o sexo um ritual sagrado, mas incentiva a alegria durante a batalha na cama. Segundo a filosofia taoista, há uma luta, um confronto entre forças, vantajoso para os parceiros. A excitação de ambos é fundamental; para os chineses, não se deve praticar o sexo se não estivermos em pleno auge do ânimo. Eles consideram a falta de excitação a principal causa da impotência.

Terminologia

A terminologia do Tao tem brilho próprio. O vocabulário invoca imagens da natureza muito poéticas para falar de sexo:

Orgasmo: estouro de nuvens, tufão.
Pênis: pico, talo ou haste, raiz de jade, pilar do dragão celestial, cabeça de tartaruga, pássaro vermelho, cogumelo intumescido.
Vagina: portal de jade, pavilhão, portão rubro, flor de peônia aberta, lótus dourada, vaso receptor, portal de coral, terraço de joias, vala dourada, pérola no degrau.

O livro das almofadas II

O livro das almofadas enfatiza as preliminares. Abraços, beijos e carinhos suaves são o início de qualquer relação sexual. A mulher apalpa o talo (pênis) para que a energia Yin flua. No entanto, mesmo que pareça aos amantes que o momento da penetração chegou, é preciso resistir, e excitar-se mais, ensina o Tao. Utilizando a terminologia, o coito é descrito da seguinte maneira: o talo de jade paira sobre o portão rubro, carinhosamente, enquanto acaricia o terraço de joias (clitóris). Quando a lubrificação chegar ao ponto, o homem deve enterrar fundo, com movimentos circulares e alternando estocadas profundas. Depois mover-se rápido como um rato perseguido até a sua toca.

O jardim perfumado I

Os árabes também se dedicavam ao estudo das técnicas sexuais, tendo produzido inúmeras obras no gênero, dentre elas o clássica *O jardim perfumado*. Apesar de ter sofrido forte influência dos escritos chineses e indianos, essa obra percorre assuntos dos mais diversos, tais como a relação fora do casamento ou as causas e curas da impotência.

O jardim perfumado II

São ensinadas inúmeras maneiras de excitar uma mulher, de retardar a penetração e de controlar a ejaculação para que a mulher possa atingir o orgasmo junto com seu parceiro. Eram levadas em consideração inclusive as proporções do casal, havendo conselhos para homens magros e mulheres gordas, homens gordos e mulheres magras, sexo durante a gravidez e mulheres muito altas com homens baixos. Para os homens de pênis muito grande, por exemplo, era indicada a clássica "posição missionária", na qual ambos se deitam de frente, com o homem por cima.

E no Ocidente?

A posição sexual mais comum no Ocidente é aquela em que o casal fica face a face, com o homem por cima da mulher, e a penetração se dá pela vagina. É a famosa posição papai-mamãe. Quando a Oceania foi colonizada, a posição natural entre os habitantes era o homem por trás, com a mulher de joelhos, apoiada nas mãos. Os missionários que lá chegaram impuseram a posição papai-e--mamãe, por considerá-la universal e correta. Assim, o povo nativo a denominou posição do missionário. Em nossa cultura cheia de tabus e proibições, as pessoas mais livres, que buscam realmente o prazer, desenvolvem variações que fogem do comportamento convencional. Mesmo porque, quando o sexo não tem nada de criativo, se torna repetitivo, rotineiro e mecânico.

As melhores posições

As melhores posições vão sendo criadas a cada momento entre as pessoas envolvidas. Para que o sexo não seja impessoal, estereotipado, é importante que seja um ato de criação contínua, que se experimentem sempre novas sensações. É preciso que haja total liberdade entre os parceiros, para que um possa comunicar ao outro suas áreas mais sensíveis e encontrar a posição que lhes proporciona mais prazer. Acredito que o sexo só é bom de verdade quando os movimentos acompanham as sensações, e cada posição desencadeia uma nova emoção.

A arte do pompoarismo

A pompoarista tem o controle da musculatura vaginal, sugando, expelindo, torcendo e apertando o pênis. Tudo isso com força e velocidade adequadas, nos lugares corretos, com a finalidade de aumentar o prazer sexual. O pompoarismo é uma prática comum na Tailândia, e vários filmes e documentários mostram mulheres fumando pela vagina, disparando bolas de pingue-pongue ou setas por uma zarabatana colocada na vagina, como no filme australiano *Priscilla, a rainha do deserto*. No filme japonês *O império dos sentidos*, a mulher introduz um ovo cozido, que depois é expelido e comido, e isso é conseguido com contração voluntária dos músculos circunvaginais. Alguns homens que fizeram sexo com pompoaristas revelaram ter tido sensações de prazer nunca antes imaginadas.

No dicionário

O dicionário Michaelis explica o que é pompoar: "contração voluntária dos músculos circunvaginais, a fim de induzir sensações eróticas no pênis, durante o ato sexual. Tal prática prolonga e intensifica o prazer sexual." [63] Quanto a isso, parece não haver dúvida. Pelos relatos de quem viveu essa experiência, uma pompoarista tem vários orgasmos intensos e leva o parceiro, por meio da massagem que sua vagina faz no pênis, a experienciar sensações de prazer intensas.

Fígado: sede do amor

No final do século XVII surgiram diversos livros que tratavam de sexo. Dr. Nicolas Venette, médico e sexólogo francês, recomendava a primavera como a melhor ocasião para a prática em *Le tableau de la vie conjugale*, publicado em 1696. O inverno tendia a congelar os órgãos genitais e também arrefecia o ardor da maioria das mulheres. O verão e o outono eram aceitáveis, embora não muito favorecidos. De acordo com um especialista inglês nessas questões, Thomas Cogan, autor de *O porto da saúde*, o verão, com seu calor excessivo, devia ser evitado por completo. O desejo sexual era tido como função da constituição e nutrição. O Dr. Venette observava que o fígado, contendo fogo e enxofre, era a sede do amor. Os homens com impulsos sexuais fortes eram considerados possuidores de rins tão ardentes que inflamavam os órgãos vizinhos e ressecavam o crânio, causando a calvície prematura. O homem de nariz grande, ao que observava o médico, terá grande órgão genital, e a mulher com seio flácido é geralmente lasciva.

O sexo na era da informação

A história da informação é recente. A prensa de Gutemberg é do século XV. No século XIX, a indústria editorial ainda era incipiente, mas o século XX assistiu à industrialização e à comunicação de massas. Dezenas de livros saem das editoras todos os meses, e alguns deles são manuais de comportamento sexual. O traço comum à maioria das obras de aconselhamento sexual é a relação quantitativa que se estabelece a partir do título. Exemplos: "177 maneiras de enlouquecer uma mulher na cama"; "203 maneiras de enlouquecer um homem na cama"; "208 maneiras de deixar um homem louco de desejo"; "Sete segredos para descobrir o prazer"; "Como fazer amor melhor do que nunca"; "Como fazer amor a noite toda... e levar uma mulher à loucura", para citar apenas alguns títulos de manuais.

SEXO PLURAL

A pluralidade do sexo pode ser infinita. A ampliação constante da cultura sexual e a evolução tecnológica acrescentam novas variedades à busca do prazer erótico. Muitos dos comportamentos são apreciados pela maioria das pessoas; outros são criminosos, estando muitas vezes associados a agressão e morte. Mesmo que sejam práticas que visem exclusivamente ao prazer dos envolvidos, é fundamental não haver constrangimento e que cada um seja livre para decidir o que deseja experimentar.

O SEXO QUANTO À ORIENTAÇÃO SEXUAL

HETEROSSEXUALIDADE

Origem da palavra

O termo é resultado da junção das palavras "hétero" e "sexo". Hétero vem do grego e significa "diferente", interesse pelo oposto: homem/mulher; mulher/homem. A palavra, contudo, está mais vinculada à procriação do que ao desejo. O que existe de fato é uma heteronormatividade, ou seja, há uma norma bastante explícita segundo a qual devemos ter relações com o sexo oposto.

Sexo não tem história

Não devemos confundir o sexo para reprodução com a heterossexualidade. "O sexo não tem história", segundo o teórico *queer* David M. Halperin, professor da Universidade de Michigan, pois "é baseado no funcionamento do corpo". A sexualidade, por outro lado, tem uma história, precisamente porque é uma construção cultural.⁶⁴

A criação da heterossexualidade

Antes de existir o termo que a definiu, a heterossexualidade já estava na Bíblia, em Adão e Eva, e em muitas outras narrativas com outros nomes. Mas foi no século XIX, no ano de 1860, que o jornalista húngaro Karl-Maria Kertbeny a apresentou ao mundo, em um livro que nomeava também a homossexualidade e outras denominações da sexualidade.

Heterossexualidade compulsória

Adrienne Rich, grande poeta e feminista norte-americana, cunhou, na década de 1980, o termo *heterossexualidade compulsória*, para tratar da naturalização de uma sexualidade heterossexual, pressuposta como normal e universal. Para a pensadora, a sociedade patriarcal introjeta em todos nós a ideia de que devemos ser héteros porque "é o certo". A mulher, em particular, é ensinada a acreditar que só será "completa" se conquistar um homem, e que sua função é dar herdeiros a esse homem. Para sustentar essa lógica, todo desejo homossexual deve ser duramente reprimido.⁶⁵

Novas conquistas

Quatro décadas depois de Adrienne Rich propor o conceito da heterossexualidade compulsória, a atriz Maria Casadevall verbaliza essa ideia em um dos maiores jornais do país: "Eu me relaciono há um ano e meio com uma mulher muito maravilhosa. Ela é baiana e percussionista. Já tinha vivido algumas experiências com mulheres, mas não relacionamentos longos. Percebi que a heterossexualidade para mim era compulsória, eu a via inconscientemente como uma regra. E, quando entendi e dei ouvido para o meu corpo, e através do encorajamento de ver outras mulheres, eu me senti à vontade pra viver o que queria."[66] Assim avançam as formas de pensar e viver: primeiro os grupos feministas tomam conhecimento da ideia e produzem as reflexões iniciais. Com o tempo, uma nova mentalidade está madura para conquistar a sociedade. Afinal, uma árvore demora anos para produzir seus frutos.

A heterossexualidade compulsória está fazendo você sofrer?

Existe um site simples e prático, chamado Hetcomp, que expõe os sinais que indicam o quanto as mulheres podem estar sofrendo por conta da pressão da heterossexualidade compulsória. Basta responder a algumas perguntas, como esta: "Eu sinto que devo sentir atração por homens? Isso soa como uma obrigação para mim?"[67]

Hétero flex

Grupos de homens que transam entre si, mas fogem do rótulo de "gays", existem em várias cidades brasileiras. Surgiram no Rio de Janeiro, evitando a divulgação. Obedecem a três princípios: masculinidade, discrição e "putaria". Se pretendem "machos", mas se divertem praticando sexo com outros homens. É uma experiência de sexualidade que busca fugir dos estigmas da homossexualidade, mantendo uma suposta postura de heterossexual.[68]

A ordem heterossexual

O modelo "oficial" de sexo entre heterossexuais passou a ser, após a criação do termo, um macho com o pênis ereto cobrindo o corpo de uma fêmea que geme de prazer. Esse macho não deve ser confundido em momento algum com a fêmea, seja em suas características físicas, como modelo de corpo e tom de voz, até os temas de interesse no dia a dia. Esse modelo extremo tem perdido a força com o passar dos anos, mas ainda é predominante. Hollywood foi a grande divulgadora desse formato em milhares de filmes. É óbvio que a maioria dos homens de todo o mundo passou a se esforçar para ser parecida com esses personagens cinematográficos. Muitos galãs do cinema norte-americano que eram gays foram forçados a manter sua intimidade em total sigilo.

HOMOSSEXUALIDADE

Origem da palavra

A palavra é resultado da fusão de dois termos: igual (*homo*), do grego antigo, e sexo (*sexus*), do latim, e significa a atração que alguém sinta por outra pessoa do mesmo sexo. O termo surgiu no século XIX, quando a ciência passou a focar nas questões da sexualidade. O psiquiatra austríaco-alemão Richard von Krafft-Ebing a usou em seu catálogo de "doenças sexuais" chamado *Psycopathia Sexualis*. Entre os animais há cerca de quinhentas espécies com registro semelhante. As mais sérias e respeitadas organizações de saúde do planeta informam que "a homossexualidade não constitui doença, nem distúrbio e nem perversão".

Homossexualidade, entre desejo e ódio...

As relações sexuais entre homens não apenas eram aceitas como festejadas pela elite grega, há 2.500 anos. Filósofos como Platão e muitos outros foram adeptos da prática, sempre com jovens que se iniciavam nas relações amorosas entre homens. Em sua obra clássica, *O banquete,* Platão trata do tema, entre outros assuntos. A severa repressão sexual à homossexualidade surge com o cristianismo, há dois mil anos. E ao redor do mundo é, ainda hoje, surpreendentemente considerada crime em setenta países.

O corpo, objeto de prazer

Na história do Ocidente, até determinado momento, a homofobia, aversão ao homossexual, e a repressão organizada em sociedades ou grupos fazem uma divisão radical que parte do princípio do horror ao que não leva à procriação. Há uma ideia geral de que o sexo entre homossexuais homens seja basicamente penetração anal, o que não é verdade. A masturbação e o sexo oral entre os participantes ocupam lugar de destaque.

Chicão, filho de Cássia Eller, fez história

O dia 31 de outubro de 2002 representou um marco para a comunidade LGBTQIA+ brasileira. Nessa data, o juiz Luiz Felipe Francisco assegurou a guarda definitiva de Chicão, filho de Cássia Eller, a Maria Eugenia Martins, viúva da artista. Ela enfrentou uma dura batalha judicial contra o pai da cantora, que reivindicou a guarda de Chicão após a morte de Cássia. Até então, os tribunais, na ausência dos pais, sempre davam a preferência da guarda aos avós. O ineditismo da decisão abriu espaço para uma série de vitórias das famílias homoafetivas. Sem que lei alguma fosse aprovada pelo Congresso, o Judiciário consolidou a premissa, dada pelo caso de Chicão, de que o laço afetivo entre duas mulheres é tão importante quanto o vínculo biológico entre pai e filha ou filho.[69]

Paixão inesperada

O novo *Relatório Kinsey* descreve o caso de um homem de 65 anos que ficou viúvo depois de 45 anos de um casamento feliz. Um ano após a morte da esposa, ele se apaixonou por um homem. Segundo seu relato, jamais havia sentido atração por outro homem ou fantasiado sobre atos homossexuais. Ele não esconde sua orientação sexual do momento e só se preocupa com o que vai dizer para os filhos. Para outros, contar para os filhos que é homossexual pode não representar grandes dificuldades.

Não nascemos hétero ou homossexuais?

A questão de uma origem da homossexualidade é discutida por especialistas de todo o mundo, sem um consenso. As pesquisas comprovam que não se trata de uma doença ou de resultado de distúrbios familiares. A psicóloga Raquel Baldo informa: "Quando nascemos não somos homossexuais ou heterossexuais, somos um ser em formação e tudo o que vamos vivenciar e sentir desde o nascimento vai influenciar nisso. Nós só temos um gênero neste momento porque a sociedade coloca esta determinação. Já com o crescimento, a criança passa a amar tanto a mamãe quanto o papai, o que é uma questão bissexualizada, mas que em nada está relacionada ao sexo e sim à percepção de amor".[70]

O preço da insanidade

Guilherme de Auvergne, teólogo do século XIII, afirmou que a homossexualidade leva à lepra e à insanidade, e que seus praticantes são culpados de homicídio — por desperdiçar seu sêmen improdutivamente — e de sodomia — por depositá-lo em recipiente impróprio.

Por que o Brasil é o país mais homofóbico do planeta?

Pelo quarto ano consecutivo, o Brasil é o país que mais mata pessoas LGBTQIA+. Ao menos trezentas pessoas perderam a vida para a violência LGBTfóbica, um aumento de oito por cento em relação a 2020. O Nordeste foi a região onde houve mais mortes violentas, com 35 por cento dos casos, seguido do Sudeste (33 por cento). Os números constam do relatório *Mortes Violentas de LGBTQIA+ no Brasil — 2021*, divulgado pelo Grupo Gay da Bahia (GGB). Na tentativa de explicar tamanha barbaridade, os especialistas indicam dois fatores: 1) o não reconhecimento de crime LGBTfóbico, já que muitas vezes as investigações policiais registram o crime apenas como homicídio e não como homicídio por homofobia; 2) a impunidade, que contribui para a repetição desses mesmos crimes.[71]

O pastor que se assumiu gay aos 91 anos

Imagine o sofrimento de uma pessoa que só pôde assumir sua sexualidade aos 91 anos de idade! Foi o que aconteceu com o reverendo britânico Stanley Underhill, que não contou a ninguém que era gay até escrever sua autobiografia. No livro, o pastor relata que chegou a se envolver com um homem, Alex, no final dos anos 1940. Mas, evocando a Bíblia, o parceiro o rejeitou por entender que a relação entre eles era "perversa". Como se não bastasse, Alex insistiu numa "terapia de conversão" e chegou ao ponto de invocar Jesus para ordenar que o "demônio" saísse do ex-amante, "libertando-o" da homossexualidade. Deprimido, Stanley buscou abrigo na religião e se ordenou sacerdote. Serviu em diversas paróquias sem nunca revelar que era gay.[72]

Ódio aos gays

Apesar de toda a aparente liberação dos costumes, os gays ainda são hostilizados por parte da sociedade. Por que ainda persiste tanto preconceito contra a homossexualidade? É provável que a razão mais significativa da hostilidade dos homens heterossexuais seja o temor secreto dos próprios desejos homossexuais. Há também héteros que reagem como se temessem ser contaminados em contato com gays. Isso despertaria enorme angústia, pois desencadeia neles uma tomada de consciência das próprias características consideradas não "masculinas", como a passividade e a sensibilidade, que consideram um sinal de fraqueza. A reação é agressiva, muitas vezes até atacando fisicamente o indivíduo homossexual. Um homem seguro de sua orientação heterossexual integra os vários aspectos de sua personalidade, longe desse tipo de reação.

Homossexualidade feminina

Há uma associação natural entre o termo "homossexualidade" e as relações sexuais entre homens, talvez porque o termo grego *homo*, que significa igual, seja associado à palavra *homem*. Mas há sexo intenso entre mulheres desde a Antiguidade. No século VII a.C., Safo vivia na ilha de Lesbos — o termo "lésbica" se refere a essa ilha. Safo dirigia uma escola em que mulheres aprendiam música, poesia e dança. Ela se apaixonou por algumas dessas mulheres e manifestou o seu amor em poemas sensuais. Essa é a mais antiga referência à homossexualidade feminina.

Ontem, hoje e até o fim...

O termo *late-blooming lesbians* (lésbicas tardias) tornou-se conhecido a partir dos anos 1980 e se refere ao crescente número de experiências de relacionamento amoroso e sexual entre mulheres, em diversas condições de vida e idade. Elas muitas vezes viveram longos períodos em relações hétero, casamentos com filhos e separação, antes de começarem uma relação homossexual. Cresce esse tipo de experiência com a diminuição dos preconceitos anti-LGBTQIA+. "O termo *late-blooming lesbians* chega a ser poético por representar uma mulher que floresce como lésbica após a juventude", informa Joana Ziller, coordenadora do Grupo de Estudos em Lesbianidades da Universidade Federal de Minas Gerais.[73]

Decresce a resistência à homossexualidade

A aceitação da homossexualidade pelos brasileiros foi examinada pelo instituto de pesquisas DataFolha no início do mês de junho de 2022. O índice de 79 por cento a favor surpreendeu, apresentando um crescimento de cinco pontos acima da pesquisa sobre o mesmo tema realizada também pelo DataFolha em 2017. A intolerância caiu de 19 por cento para 16 por cento entre os que opinaram. No recorte por escolaridade, a resistência é maior entre os que têm ensino fundamental (22 por cento) e perde força entre quem possui nível médio (14 por cento) e superior (nove por cento). Os segmentos religiosos, sempre mais resistentes, apresentaram perda de força. O índice de contrários entre espíritas foi de nove por cento e de 12 por cento entre católicos, chegando a 27 por cento entre evangélicos.[74]

Aulas sobre o tema LGBTQIA+ se tornam obrigatórias no Reino Unido

Desde junho de 2020, a questão LGBTQIA+ se tornou matéria obrigatória em todas as escolas da Escócia. Três meses depois, foi a vez da Inglaterra. Na grade das escolas secundárias inglesas, as aulas abrangem orientação sexual, identidade de gênero e relacionamentos, enquanto nas primárias as crianças são informadas sobre famílias LGBTQIA+. Já na Escócia, o currículo aprovado inclui também aulas sobre a história do movimento e conteúdos que condenam a homofobia, lesbofobia, transfobia e bifobia. Para os escoceses, em particular, as novas diretrizes curriculares representaram uma grande virada, pois em 1988 o Parlamento do país havia aprovado uma lei proibindo autoridades locais de "promover a homossexualidade".[75]

BISSEXUALIDADE

Acusações aos bissexuais

O conceito de bissexualidade provoca conflitos entre heterossexuais e homossexuais. Isso ocorre porque muitos homossexuais consideram que é uma posição cômoda, enquanto héteros tendem a enxergá-la como "perigosa". O auge desse conflito foi o surgimento do vírus HIV e da aids, no início da década de 1980, quando pessoas dentro de relações heterossexuais tinham experiências que poderiam gerar a disseminação da doença. Os gays também acusam os bissexuais de não se assumirem para conviver melhor com pessoas que reprimem a sexualidade homo.

Escala para medir a homo, a hétero e a bissexualidade

O debate esquentou pela primeira vez após os estudos em que o pesquisador norte-americano Alfred Kinsey desenvolveu, em 1948, a famosa escala Kinsey para medir a homo, a hétero e a bissexualidade. A tabela por ele criada apresenta os percentuais de envolvimento sexual que todos nós temos em alguma escala. Kinsey acreditava que a homossexualidade e a heterossexualidade exclusivas representam extremos do amplo espectro da sexualidade humana. Para ele, devido à fluidez dos desejos sexuais, pelo menos metade das pessoas sente, em graus variados, desejo pelos dois sexos.

Super-Homem bissexual

O personagem que surgiu nas histórias em quadrinhos (HQs) há décadas com a dupla personalidade de Clark Kent e Super-Homem, capaz de voar e lutar com todos os vilões, chega ao século XXI com seu filho, Jon, assumindo a bissexualidade. O que está por trás dessa notícia é o novo modo de perceber a sexualidade que atinge os jovens. A proposta da DC Comics, empresa proprietária da obra, seria impensável há vinte anos. A reação chocaria os leitores de HQs de super-heróis e o público que lota os cinemas para assistir aos filmes do Super-Homem. Mas ficou evidente que a continuidade do herói, que gera milhões de dólares nas diversas mídias, está vinculada ao fato de ele se assumir bissexual. O anúncio, feito no National Coming Out Day [Dia Nacional da Saída do Armário, em tradução livre], um dia anual de conscientização LGBTQIA+, foi comemorado nos Estados Unidos.[76]

IBGE divulga primeiro levantamento sobre homossexuais e bissexuais

Pelo menos 2,9 milhões de brasileiros (1,9 por cento da população) se declaram homossexuais ou bissexuais, enquanto outros 3,6 milhões não quiseram responder ou não sabiam (3,4 por cento). Os números fazem parte da Pesquisa sobre Orientação Sexual divulgada pelo IBGE em maio de 2022. Foi a primeira vez que o instituto coletou esses dados. Ainda que o ineditismo da pesquisa deva ser saudado, o IBGE avalia que pode haver subnotificação e, com isso, os números não refletem a realidade. Por esse motivo, talvez fosse interessante utilizar uma nova metodologia de consulta. O pesquisador norte-americano Alfred Kinsey, nos anos 1940, constatou que 37 por cento dos entrevistados tiveram relações com alguém do mesmo sexo em algum momento da vida. Como se vê, ele não se limitou a perguntar se a pessoa se identificava como homossexual ou heterossexual.[77]

PANSEXUALIDADE

A pansexualidade, que utiliza o termo de origem grega "pan" significando tudo ou todos, define a atração sexual, amorosa ou afetiva por qualquer gênero. A definição surgiu nos anos 1920 nos Estados Unidos, definindo pessoas que "amavam além de rótulos e fronteiras". Diante da bissexualidade, os pansexuais se colocam como indivíduos que buscam uma orientação sexual de direito próprio, rejeitando uma binariedade de gênero .

ASSEXUALIDADE

The Big Bang Theory

Sheldon Cooper, personagem da famosa série *The Big Bang Theory*, não tinha o menor interesse em sexo, demonstrando inclusive sua repulsa a qualquer tipo de contato físico. Muita gente se identificou com ele, o que contribuiu para aumentar a visibilidade do movimento assexual, mas um fato passou despercebido: o pequeno círculo de amigos em torno da personagem encarava a assexualidade de Sheldon como se fosse um defeito. E não é! Assexualidade é uma orientação sexual, assim como a homo, hétero ou bissexualidade. As pessoas assexuais não são portadoras de patologias ou problemas psicológicos; simplesmente não sentem atração sexual por outras pessoas ou a experimentam muito pouco, ou apenas em algumas situações. O "A" da sigla LGBTQIA+ se refere à assexualidade.

Espectro da assexualidade

Segundo o The Trevor Project, *assexual* é um termo genérico que existe em um espectro. Ele descreve uma variedade de formas da assexualidade. Listei algumas, mas existem outras![78]

Assexual estrito: não sente atração sexual em nenhuma circunstância.

Demissexual: a atração sexual pode surgir ao estabelecer uma ligação emocional/afetiva com outra pessoa.

Grayssexual: experiencia atração sexual raramente, em circunstâncias específicas, que não dependem de haver vínculo emocional.

Frayssexual: sente atração sexual somente quando não há vínculo afetivo. Uma vez formado o vínculo, a atração desaparece.

Assexual fluido: pessoa que passa por várias posições dentro do espectro da assexualidade.

O SEXO QUANTO ÀS VARIÁVEIS DE GÊNERO

Diferença entre os sexos

Atitudes e comportamentos normalizados como femininos ou masculinos são ensinados às crianças desde muito cedo, e são assimilados a ponto de serem considerados parte da natureza. Sem dúvida homens e mulheres são diferentes, mas a diferença entre os sexos é anatômica e fisiológica; o resto é produto de cada cultura ou grupo social. Tanto o homem como a mulher podem ser fortes e fracos, corajosos e medrosos, agressivos e dóceis, dependendo do momento e das características que predominam em cada um, independentemente do sexo. Insistir em manter os conceitos de feminino e masculino é prejudicial a todos os indivíduos, pois limita as pessoas, aprisionando-as a estereótipos. Dentro do tópico, uma pessoa intersexo é aquela que nasce com características físicas, genéticas ou hormonais que não se encaixam nas noções biológicas típicas de masculino e feminino, podendo se identificar com apenas um sexo ou com nenhum.

Identidade de gênero

Gênero é a forma de identificação de cada pessoa com o gênero masculino, feminino, ou com os dois, ou com nenhum, enfim, as possibilidades são muitas. Essas formas podem convergir ou divergir da maneira como a sociedade te enxerga desde que você nasceu. Quando elas convergem, utilizamos a palavra "cisgênero". Quando elas divergem, "transgênero" — "transexual" e "travesti". Não binário é o gênero fluido: não é exclusivamente homem ou mulher, pode ter uma fluidez dos gêneros ou assumir outras identidades. O estudo de gênero surge para nos mostrar que as diferenças entre homens e mulheres não são naturais, mas sim construídas culturalmente ao longo da história. Só que elas foram tão bem sedimentadas que chegamos ao ponto de naturalizar a inferioridade das mulheres em relação aos homens.[79]

Além da divisão binária

Há um comportamento social esperado de cada sexo, mas existem variações que questionam essa divisão binária. Há pessoas que não se sentem identificadas com seu corpo — ou seja, sua identidade de gênero é diferente daquela designada no nascimento —, e muitas tentam fazer a transição para o gênero oposto por meio de uma cirurgia de redesignação sexual ou genital.

Isso (o sexo) e aquilo (o gênero)

Na segunda metade do século XX, um novo ciclo de transformações teve início com o surgimento da Revolução Sexual e do feminismo. O principal elemento dessa mudança foi a revisão do conceito de gênero. "O sexo não necessariamente corresponde ao gênero. Está tudo aí. A distinção deve permitir a rejeição das normas impostas por uma sociedade em nome de uma 'essência' e de uma 'natureza', inclusive as normas que estabelecem uma diferença explícita entre homens e mulheres."[80]

Sexo, gênero e sexualidade

- **Sexo** é biológico, portanto compreende o homem, a mulher e as pessoas intersexo (antes chamados de hermafroditas, mas hoje o termo está em desuso por conta do estigma atrelado a ele).
- **Gênero** é uma construção social, que assume cada vez mais formas. É como você se reconhece e escolhe se apresentar para o mundo.
- **Sexualidade** ou orientação sexual está ligada ao nosso desejo. Diferentemente do que muitos pensam, ela não está ligada ao nosso gênero. E é justamente isso que confunde as pessoas.

Senhores e senhoras e outros

Em 1975, David Bowie é convidado para anunciar a vencedora do Grammy (o "Oscar" da música) na categoria de melhor performance feminina de soul music. Quando chega ao microfone para apresentar as artistas que estavam concorrendo, ele saúda a plateia dizendo: "*Ladies and gentlemen and others*" (Senhoras e senhores e outros). Muita gente ri, achando que é uma brincadeira do cantor, mas Bowie imediatamente fica sisudo diante das câmeras para que todo mundo compreenda que ele fala sério. Foi a primeira vez que um artista afirmou, numa cerimônia de tamanho vulto, que a identidade de gênero não é limitada ao masculino e ao feminino.

Epidemia de informação

Alguns anos depois, o avanço da aids parecia indicar que a fala de Bowie seria soterrada em decorrência da cruel perseguição à comunidade gay. Houve, contudo, uma reação inesperada: uma "epidemia de informação", conforme definiu o escritor João Silvério Trevisan, que permitiu a construção de poderosas redes de proteção, fundamentais para transformar o sofrimento dos excluídos sexualmente em resistência e ativismo.[81] Hoje, com o fantasma da aids até certo ponto contido, a sociedade está em condições de alçar novos voos em favor de uma sexualidade livre de clichês e preconceitos. Novas reflexões e vivências nos permitem relacionamentos mais verdadeiros, nos quais as pessoas têm menos medo de comunicar seus desejos.

Poucas crianças transgênero mudam de ideia após 5 anos

Nada como a informação de qualidade para derrubar preconceitos. Um estudo realizado nos Estados Unidos e no Canadá com 317 crianças que passaram pela transição de gênero entre 5 e 6 anos mostrou que a maioria se identificava com o novo gênero. Assim, cai por terra a alegação de que seria prematura a transição social na infância porque as crianças trans poderiam mudar de ideia, algo que, na prática, funcionava como uma forma de reprimir a inadequação que elas estão sentindo. Os pesquisadores do Trans Youth Project, responsável pelo estudo, planejam acompanhar essas pessoas por vinte anos após o início das transições sociais.[82]

Somos todos andróginos?

O órgão genital ou a aparência física não indicam o que significa ser e estar em sociedade. Não há determinação natural de papéis sociais, e não há determinação biológica para afirmar "isso é coisa de mulher; isso é coisa de homem". "Na verdade, somos todos andróginos porque os humanos são bissexuados, em vários planos e em graus diferentes. Masculino e feminino se entrelaçam em cada um de nós, mesmo se a maioria das culturas se deleitou em nos descrever e nos querer como sendo inteiramente de um sexo."[83]

Casos de mudança de sexo se tornam comuns

Em 2 de fevereiro de 1983, Annie S. conseguiu mudar sua identidade para Alain, em Agen, na França. Foi o ápice de uma luta iniciada em 1965, quando o Dr. Bonhomme orientou tratamento hormonal para "equilibrar" a criança que impressionava pela voz grossa e pelos traços masculinos. Alain extraiu os seios e se casou com uma mulher. Desde então os casos de mudança de sexo se tornaram mais comuns.

Tendência andrógina

Para a psicóloga norte-americana June Singer, autora do livro *Androginia*, há muitos indícios de uma tendência andrógina no Ocidente, seja nos hábitos e costumes sociais, na moral ou na percepção de milhões de pessoas que buscam maneiras de expandir a consciência de si e do mundo em que vivem. Androginia é uma forma arcaica e universal de exprimir a totalidade. Está presente em *O banquete*, obra escrita por Platão por volta de 380 a.C. Mais do que uma situação de plenitude e de poder sexual, a androginia simboliza a perfeição de um estado primordial, ainda não condicionado pela cultura. É uma forma geral de exprimir a autonomia, a força, a totalidade. É o reconhecimento de uma tendência natural, espontânea, para a unidade psicológica e sua consequente manifestação nos demais planos da vida.[84]

Era só mais uma história de amor I

A jornalista Milly Lacombe fez um relato comovente sobre o suicídio de Paulo Vaz, um policial civil que fez o processo de transição de sexo dentro da instituição, ocasião em que pôde inclusive educar muitos de seus colegas sobre o que é transexualidade. Casado com o roteirista Pedro HMC, Paulo viveu com ele uma história de amor surpreendente, pois Pedro, um homem cis gay, apaixonou-se por um homem cujo órgão genital ainda era uma vagina. "Os grandes encontros não acontecem para nos confirmar, mas para nos reinventar. Eles não confirmam nossos desejos, eles explodem as fronteiras do que achávamos que sabíamos sobre nós mesmos."[85]

Era só mais uma história de amor II

Paulo Vaz foi vítima de transfobia e misoginia. Os dois preconceitos não são excludentes, pois pode ocorrer a sobreposição desses marcadores de opressão social, como se pode observar por meio da ferramenta metodológica chamada interseccionalidade. Interseccionalidade é um termo proposto pela intelectual afro-americana Kimberlé Williams Crenshaw, que estudou as formas como os preconceitos se justapõem, criando novas camadas de opressão. No caso de Paulo Vaz, a transfobia era o preconceito mais visível, mas a misoginia também agia sorrateiramente. O resultado dessa combinação é terrível. Estudo realizado pelo Núcleo de Direitos Humanos e Cidadania LGBT do Departamento de Antropologia e Arqueologia da Universidade Federal de Minas Gerais mostrou que 28,6 por cento dos homens trans já pensaram em suicídio, e outros 25 por cento já tentaram, efetivamente, tirar a própria vida.

Linn da Quebrada no *Big Brother Brasil* I

A mudança de mentalidade é crucial para reverter esse cenário de horror. Vem daí a importância da presença da cantora e atriz Linn da Quebrada no *BBB 22*. No início do programa, em janeiro de 2022, uma fala potente marcou sua apresentação para o público: "Eu sou o fracasso de tudo que queriam que eu fosse. Não sou homem, nem sou mulher, sou travesti", disse Linn.

Linn da Quebrada no *Big Brother Brasil* II

Em 10 de abril de 2022, na noite em que deixou a casa mais vigiada do Brasil, Linn viu Tadeu Schmidt, o apresentador do programa, fazer um dos discursos mais significativos da história do *BBB*: "Por sua causa, não tem mais desculpa para errar o artigo. É *a* travesti. E não alguma palavra pejorativa. Quem é capaz de medir o quanto esses erros mexeram com as pessoas aqui fora, o quanto definiram trajetórias aí dentro? Não foi só o Júnior que você matou (alusão à música "Eu matei o Júnior", em que a cantora celebra a conquista de uma nova certidão de nascimento), Linn, você matou também um bocado de preconceitos. E, para conseguir isso, Linn não teve que bradar. Ela apenas aceitou se expor, inteira, por inteiro, inteiramente."

FRONTEIRAS ENTRE MASCULINO E FEMININO EM XEQUE

Teoria *queer* revoluciona os estudos sobre a sexualidade

O termo *queer* hoje representa um amplo espectro de identidades sexuais que não cabem na lógica binária. As reflexões modernas mais profundas sobre a sexualidade vêm das investigações feitas por nomes como a filósofa norte-americana Judith Butler e o filósofo espanhol Paul B. Preciado, ambos influenciados pelo filósofo francês Michel Foucault (1926-1984). Resumidamente, a teoria *queer* afirma que a identidade de gênero é resultado de uma construção social. Não existe um "masculino" ou um "feminino" biologicamente determinantes da sexualidade humana.

Queer tinha um sentido pejorativo

No clássico *Alice no País das Maravilhas*, de 1865, Lewis Carroll usa o termo para designar coisas e formas "esquisitas". Já no século XIX, após a infame condenação de Oscar Wilde por sodomia, *queer* passou a representar tudo o que ameaçasse a lógica de uma sociedade heteronormativa — note que hétero, em inglês, é *straight*, sendo sinônimo de "correto" ou "direito".[86]

O impacto da aids na formação do Movimento *Queer*

A barra pesou no final dos anos 1980 com a violenta perseguição à comunidade gay, então acusada de disseminar o vírus HIV, causador da aids. Foi aí que ocorreu algo incrível: o coletivo Queer Nation distribuiu um Manifesto na Marcha do Orgulho Gay de Nova York, em 1990, propondo uma valorização do termo *queer* para torná-lo símbolo de um novo movimento. "Como posso lhe dizer? Como posso convencê-lo(a), irmão, irmã, de que a sua vida está em perigo? Que todo dia que você acorda, vivo(a), relativamente feliz e saudável, está praticando uma prova de resistência. Você, uma pessoa *queer* viva e em bom estado de saúde, é um(a) revolucionário(a)", dizia o texto. Aos poucos a palavra foi perdendo o sentido pejorativo e passou a designar as pessoas que romperam com os estereótipos da heteronormatividade. Ou seja, virou sinônimo de liberdade![87]

Premissa básica da Teoria *Queer*

A partir da década de 1990, a escritora e professora italiana Teresa de Lauretis utiliza o termo "teoria *queer*" para um seminário onde seria discutida a situação dos estudos gays e lésbicos. Mesmo não sendo um grupo coeso, os teóricos queer tinham uma premissa básica: a recusa à classificação dos indivíduos em categorias universais como "homossexual", "heterossexual", "homem" ou "mulher". Butler, por exemplo, faz uma crítica vigorosa à oposição binária heterossexual/homossexual, que permitiu, nos dias atuais, uma "aceitação" da homossexualidade como se fosse apenas o contraponto da "norma" heterossexual. Os teóricos e teóricas *queer* defendem uma nova abordagem que permita entender a heterossexualidade e a homossexualidade como interdependentes e mutuamente necessárias.[88]

Sexualidade fluida e gênero fluido

A teoria *queer* rompe com a lógica hierárquica que privilegia a heteronormatividade. Todas as manifestações da sexualidade são igualmente importantes, nenhuma é "correta" ou "direita". Ao mesmo tempo, os pensadores *queer* abriram as portas para uma reflexão mais consistente sobre *sexualidade fluida* e *gênero fluido*. O primeiro conceito expõe as muitas expressões pelas quais a sexualidade de uma pessoa pode transitar. Já o segundo descreve um indivíduo que não se identifica com uma identidade de gênero, pois flui entre vários.

"Caetano se definiu"

Quando Caetano Veloso lançou seu livro *Verdade tropical*, em 1997, o crítico Luís Carlos Maciel resumiu a obra com um comentário bombástico: "Caetano finalmente se definiu: ele não é heterossexual, não é homossexual nem bissexual." O cantor baiano se lembrou da brincadeira feita por Maciel durante sua participação na Mesa "Transições", promovida pela Festa Literária Internacional de Paraty (FLIP) em 5 de dezembro de 2020. Realizada virtualmente por conta da pandemia, a mesa reuniu também o filósofo Paul B. Preciado, que falava de Paris. Foi o encontro mais esperado do evento, por reunir duas almas que comunicam a mesma proposta de uma sexualidade fluida, livre de rótulos e caixinhas. Preciado, de maneira similar a Caetano, afirma: "Não sou homem, não sou mulher, não sou heterossexual, não sou homossexual, nem bissexual. Sou dissidente do sistema sexo-gênero."[89]

O significado dessa dissidência

Essa dissidência sinaliza um caminho de enorme liberdade sexual e experimentação. Afinal, o aspecto mais terrível dos condicionamentos culturais do passado diz respeito à camisa de força que foi imposta à sexualidade pelo "entendimento" de que devemos seguir as forças da natureza, ou seja, o binarismo homem-mulher. O conceito da contrassexualidade, apresentado por Preciado, propõe o fim da natureza como ordem que legitima o encontro dos corpos. "No âmbito do contrato contrassexual", escreve o filósofo, "os corpos se reconhecem a si mesmos não como homens ou mulheres, e sim como corpos falantes, e reconhecem os outros corpos como falantes."⁹⁰

O que diz a neurociência

É curioso observar o quanto as ideias de Preciado encontram eco nas modernas pesquisas da neurociência. Sabe aquela história de que existe um cérebro masculino e um cérebro feminino, seguindo a dualidade dos órgãos genitais, e que tal configuração determinaria o comportamento sexual das pessoas de modo binário? Pois bem, tudo isso hoje é uma grande bobagem. Conforme relata o neurocientista Roberto Lent no blog *A Hora da Ciência*, do jornal *O Globo*, pesquisas recentes indicam que a diferenciação sexual que ocorre no período fetal entre o par de cromossomos XX (feminino) e o XY (masculino) não ocorre da mesma forma no cérebro. Citando o trabalho da cientista israelense Daphna Joel, Lent explica que há outros fatores que modulam a diferenciação sexual no cérebro, inclusive o ambiente psicossocial!⁹¹

PRÁTICAS SEXUAIS MAIS COMUNS

BEIJO

A nobreza do beijo

A origem latina do beijo está na palavra *basiare*. O poeta romano Catulo trouxe a palavra para o dialeto de Verona e lhe deu nobreza. Um beijo pode ser um ato solene ou uma carícia sexual profunda. A duração dos beijos, nos primórdios do cinema, foi censurada, mais ainda quando a carícia envolvia a língua. O primeiro beijo de um casal costuma selar uma espécie de pacto sobre os possíveis avanços. O chamado *beijo francês* é aquele que envolve a língua, e é uma carícia preliminar do coito. Os adolescentes e jovens se beijam sem maiores consequências durante o "ficar".

O beijo em questão

Inspirado em uma peça da Broadway, *Le Baiser* (*O beijo*) é um dos primeiros hits da história do cinema. Mostra um beijo de língua. Autoridades médicas chamaram a atenção para os perigos da prática. Um leitor escreveu para o jornal *Evening World* protestando: "Essa forma de devorar os lábios é insuportável. Mas em formato gigante é insustentável." Em 1910, o cinema invadiu a América e a Europa.

O beijo na boca se generaliza

No período entre as guerras, as carícias, mais longas e mais hábeis, se generalizaram, assim como o beijo na boca. Este até então era julgado escandaloso, mesmo na intimidade. Na França, uma sentença de 1881 do Supremo Tribunal julgou-o crime de atentado ao pudor. De repente, o longo beijo na boca tornou-se símbolo da paixão, e se generalizou. No campo, ele substituiu os antigos códigos — os esbarrões e as beliscadas que os rapazes davam nas moças.

Beijar no automóvel

Ter um automóvel era a garantia de ter uma vida sexual. A maior parte dos encontros sexuais acontecia nele. Os jovens se reuniam nos cinemas drive-in, ou em qualquer outro lugar discreto, para um sexo rápido no banco de trás. Em seu estudo sobre sexo e automóvel nos anos 1920, Peter Ling escreveu: "Cada fase de carícias correspondia a uma fase emocional na vida do casal. Um beijo era quando os dois se amavam. O *French kissing*, beijo francês de língua, já era mais romântico. Acariciar os seios sobre o tecido significava que as coisas se tornavam sérias — se continuavam sob o sutiã é porque a paixão se intensificava. Finalmente, explorações abaixo da cintura eram reservadas aos casais que se consideravam verdadeiramente apaixonados."[92]

A Bela Adormecida

Ponto alto das obras-primas do cinema, o beijo desempenha igualmente um lugar excepcional em nossa vida afetiva. "O beijo ocupa o lugar, no registro do não dito, quando as palavras já não conseguem traduzir a emoção. O beijo é ainda o príncipe a restituir à vida a Bela Adormecida, a escultura de Rodin e Camille Claudel..."[93] No primeiro filme da saga *Matrix* (1999), é o beijo de uma mulher (Trinity) que acorda o *Belo Adormecido* (Neo) e não apenas lhe devolve a vida como, sobretudo, desperta nele a potência de um semideus.

História de uma prática I

Para os adolescentes dos anos 1960, só tinha graça ir ao cinema acompanhado se fosse para sentar na última fila. Era ali que se podia beijar à vontade. O beijo era o limite da decência e o máximo permitido, portanto deveria ser muito bem dado. Beijar bem ou mal se transformara numa grande questão, e servia de critério para valorizar ou desprestigiar um namorado. O primeiro beijo, então, nem se fala. Revestia-se de importância especial e era aguardado com ansiedade.

História de uma prática II

Em muitos grupos circulava um caderno de recordações em que os jovens respondiam a várias perguntas, sendo que uma nunca faltava: "Já beijou alguém?". Nem todos respondiam a verdade, é lógico, mas as meninas que já haviam sido beijadas, demonstrando superioridade, se dispunham a ensinar às outras como fazer. E o beijo na cena final dos filmes de Hollywood prosseguia na missão de alimentar o ideal romântico de toda uma geração.

Plenitude do beijo

Os beijos substituem as palavras e são eloquentes à sua maneira. Dão, acima de tudo, um sentimento de plenitude. "O beijo tem tantas virtudes que, por vezes, se torna mágico. Duas pessoas se amam sem grandes entusiasmos; um dia beijam-se e é um verdadeiro flash que dispara; todos os sentidos reunidos correspondem e dizem que se amam, o paladar, o tato, o olfato e mais do que a fusão das almas e a união dos corpos, atua como um sortilégio. Ao primeiro beijo, todo o ser disse sim."[94]

Lugar de destaque

Novos padrões de comportamento surgiram, mas o beijo ocupa lugar de honra em qualquer história romântica. Às vezes desperta paixões, como aconteceu com Scarlett e Rhett no filme... *E o vento levou*, quando a heroína descobre no poder mágico de um beijo a dimensão até então desconhecida da felicidade física, que muda toda a história. Pode também deixar marcas indeléveis na memória, como diz Brigitte Bardot a Jean-Louis Trintignant em *E Deus criou a mulher*: "Se me beijares, nunca mais me esquecerás."

Desencanto

Em alguns casos o beijo promove o desencanto amoroso. E ninguém sabe bem explicar por quê. Talvez seja mesmo uma questão de química pessoal, e a resposta, meramente biológica. Segundo os cientistas, existem substâncias produzidas por glândulas sebáceas dentro da boca e nas bordas dos lábios que, passadas de uma pessoa para outra, provocariam intenso desejo sexual ou sensação de desagrado. Por tocar tão fundo na alma, apesar de desejado, o beijo também encerra a ideia de perigo, de fronteira transposta. É sabido que muitas profissionais do sexo se recusam a beijar seus clientes porque isso representaria uma intimidade indesejada. Você se lembra da prostituta interpretada por Julia Roberts em *Uma linda mulher*?

Antigo temor

Há mais de dois mil anos, na Grécia, já se temiam as consequências do beijo. Xenofonte, em *Memoráveis*, faz seu mestre Sócrates dizer que o beijo de um belo rapaz é mais perigoso que a picada de uma tarântula, porque o contato dos lábios com um jovem reduz instantaneamente à escravidão o mais velho que se arriscou a ele.

E quando um casal não mais se beija?

Tudo indica que beijar é a primeira ação íntima que cessa quando o desejo sexual diminui. Aquela rotineira e fraternal troca de beijos no rosto pode bem exprimir que o desejo sexual intenso de um pelo outro já é coisa do passado. Assim, o beijo pode funcionar como termômetro, medindo o grau de profundidade e desejo de uma relação. As mulheres são as que mais o reivindicam nas relações amorosas, por experimentarem o corpo todo como zona erógena, diferentemente dos homens, que com frequência são limitados aos órgãos genitais.

O beijo para as mulheres

A historiadora teuto-americana Shere Hite encontrou várias respostas sobre o desejo de serem beijadas entre as mulheres que entrevistou para sua pesquisa sobre sexualidade feminina: "Mais beijos, menos pressa, mais ternura"; "Gostaria que nos beijássemos mais frequentemente na boca"; "Quando eu lhe explico que os beijos e as carícias me excitam, ele trata logo de se esquecer"; "O que desejo ardentemente são toneladas de beijos"; "Para mim, beijar é muito importante. Às vezes chego quase a gozar".[95]

Beijo censurado

O beijo também já foi alvo de censura no cinema. Em 1922, os censores dos Estados Unidos estipularam que um beijo não poderia durar mais do que três segundos na tela. Nesses três segundos deveriam estar compreendidas todas as fases do beijo, desde o sorriso e a aproximação até a separação final. Foi lançada uma guerra contra os "filmes degradantes", que tinha por lema: "Uma entrada para um filme indecente é um bilhete para o inferno."

MASTURBAÇÃO

Precisamos falar sobre masturbação

Não há dúvida de que atualmente há um espaço e uma liberdade muito maiores para falarmos sobre sexo. Mas será que tratamos de forma sincera e aberta tudo o que se relaciona ao comportamento sexual? Será que existem ainda alguns temas menos privilegiados? A masturbação, embora seja amplamente praticada, é um bom exemplo de que ainda temos muito que falar e discutir. Frequentemente associada aos adolescentes, gera insegurança e até mesmo culpa em grande parte de seus praticantes. Sem falar nos pais que se negam a dialogar com os filhos e até reprimem esse comportamento.

O livro que difundiu mentiras sobre a masturbação

Essa "história de sexo" começa em 1758, com a publicação de uma obra muito séria de Samuel Auguste Tissot, *Ensaio sobre as doenças decorrentes da masturbação*. Esse livro-símbolo, reeditado várias vezes, é o sinal da maior repressão sexual que a Europa conheceu. Não é de estranhar, portanto, que durante muito tempo se tenha acreditado que a masturbação causava ataques epilépticos, loucura, reumatismo, impotência, acne, asma, idiotice, cegueira e até o crescimento de pelos nas palmas das mãos. Muitos adolescentes hoje não têm certeza de que não sofrerão qualquer tipo de prejuízo pela atividade masturbatória, já que a ideia de pecado ainda está presente, provocando culpa e medo.

O terrorismo que não cessa

Inúmeros textos do século XIX também aterrorizavam as pessoas quanto aos ditos malefícios da masturbação. Em 1825, o Dr. Rozier escreveu: "As pessoas que se entregam a perniciosos atos secretos não têm febre no início, entretanto, embora mantenham o apetite, seu corpo emagrece e se consome; elas sentem que formigas lhes descem da cabeça ao longo da espinha. Andar, mesmo que simples passeios, sobretudo em caminhos difíceis, as deixa sem fôlego, as enfraquece, lhes provoca suores, peso na cabeça e barulhos nos ouvidos; ocorrem doenças do cérebro e dos nervos, estupidez e imbecilidade. O estômago se desarranja, as pessoas se tornam pálidas, entorpecidas, preguiçosas. As que são jovens adquirem o aspecto e as enfermidades da velhice, seus olhos ficam cavos, o corpo se curva, suas pernas não conseguem carregá-las; elas têm um desconforto geral; são incapazes para tudo; várias ficam paralisadas."[96]

Uma experiência libertadora

Por conta dos preconceitos, ainda encontramos muitas pessoas culpadas e amedrontadas com os próprios desejos e com o modo de realizá-los. Isso impede que a masturbação se torne a experiência libertadora e satisfatória que pode ser. Hoje é sabido que na infância é importante, já que equivale à autoexploração do corpo. Na adolescência é uma prática fundamental para a satisfação sexual na vida adulta, por permitir um autoconhecimento do corpo, do prazer e das emoções. E, no tratamento das disfunções orgásticas, a masturbação é o elemento principal para capacitar a mulher a ter o primeiro orgasmo.

No mundo antigo era assim...

Na Antiguidade, a masturbação era considerada uma forma aceita de obter prazer, embora os greco-romanos a desestimulassem até a idade de 21 anos. No antigo Egito, a religião descrevia a criação do mundo por meio de masturbação do deus Atum, e muitas mulheres eram enterradas mumificadas com os objetos fálicos com que se masturbavam.

Era doença, hoje é cura

O psiquiatra húngaro Thomas Szasz (1920-2012) emitiu o seguinte parecer: "Masturbação: a atividade sexual primordial da humanidade. No século XIX, era uma doença; no século XX, uma cura."[97]

O feto também se masturba

Um relato de um grupo de obstetras italianos publicado no *American Journal of Obstetrics and Gynecology* descreve atividade masturbatória de um feto do sexo feminino durante um exame por ultrassom. Eles observaram um feto, na 32ª semana de gestação, tocando a vulva com os dedos de sua mão direita. O movimento acariciante concentrou-se principalmente na região do clitóris. Os movimentos pararam após trinta a quarenta segundos, recomeçando logo depois. Esses leves toques eram repetidos e associados a movimentos curtos e rígidos da pélvis e pernas. Após outra pausa, além desse comportamento, o feto contraiu os músculos do tronco e dos membros, seguindo-se contrações musculares rápidas. Por fim, ela relaxou e descansou. Vários médicos e a mãe observaram esse comportamento durante vinte minutos.

Importância do autoerotismo

Para o médico inglês Havelock Ellis (1897), o autoerotismo é um importante desenvolvimento teórico no campo da psicologia sexual, já que ele trouxe o ponto de vista de que todos os indivíduos são intrínseca e naturalmente sexuais.[98] O feminismo encorajou as mulheres a encontrar a libertação na autonomia do autoerotismo, o que desafia a utilização do corpo feminino como veículo do prazer masculino. Era ponto de partida para descobrirem o próprio corpo e rejeitarem a vergonha e o estigma, muitas vezes culturalmente atrelados ao corpo feminino.

Masturbação a dois

Os pênis artificiais e os vibradores movidos a pilha são excelentes apoios ao prazer individual ou com o(a) parceiro(a). Entretanto, a masturbação nem sempre é solitária. É comum entre os casais a prática da masturbação mútua.

Curso de masturbação

Em uma província da Espanha, a Secretaria de Educação criou o curso "O prazer está em suas mãos" para ensinar masturbação nas escolas a jovens de 14 a 17 anos e derrubar mitos negativos sobre o tema. Os conteúdos vão de anatomia e fisiologia sexual até técnicas de masturbação e uso de objetos eróticos. É óbvio que os conservadores protestaram e ameaçam entrar na Justiça. Mas a Secretária de Educação alega que o novo curso não deveria escandalizar ninguém, principalmente porque todos nós fomos adolescentes e todos nós experienciamos nossa sexualidade.

Masturbação e peles

Um relato do médico alemão Magnus Hirschfeld trata do caso de um engenheiro canadense, no século XX, cujo maior prazer era envolver-se em peles em frente ao espelho e, admirando-se, masturbar-se. Sua obsessão evoluiu a ponto de ele invadir uma loja pela vitrine, durante a noite, e promover uma orgia com as peles expostas. Quando saiu da prisão, passou a usar uma fralda de pele em casa.

Mais prazer para as mulheres

O prazer sexual da mulher foi tão desprezado em todas as épocas que a masturbação feminina era ignorada. Publicações impressas com fotos de nus sempre foram pensadas para homens se excitarem. As mulheres servem apenas como objeto dessa prática, mas isso, como tudo o mais, também está mudando. A Associação Sueca de Educação sobre Sexualidade (RFSU) realizou uma competição que pediu às pessoas que nomeassem palavras que as mulheres poderiam usar para a sua masturbação. Após avaliar mais de 1.200 respostas, a palavra escolhida foi *klittra*, uma aglutinação de "clitóris" e "glitter", pois "destaca a importância do clitóris para o prazer."[99]

Homens se masturbam mais do que as mulheres

Há um número maior de homens que se masturbam do que de mulheres. É compreensível. Historicamente, a prática dos homens sofreu repressão, mas não foi sequer pensado em como as mulheres agiam. A abordagem do assunto vem mudando ao longo do tempo e tende a deixar de ser tabu, especialmente com a emancipação da mulher em todas as áreas. Os brinquedos eróticos estão aí para comprovar que as mulheres não ignoram o prazer quando estão sozinhas.

Absurdos sobre a masturbação I

No século XIX, com o objetivo de impedir a atividade masturbatória, várias invenções foram disseminadas. A mais conhecida era a atadura antimasturbação do Dr. Lafond. Os órgãos genitais eram escondidos embaixo de envelopes que permitiam a excreção da urina. Por baixo disso, um cofre da forma e do tamanho do pênis o vestia de ouro ou prata, garantindo que estava ao abrigo de qualquer tentação. Um médico inglês criou um cinto de castidade solidamente fechado com ferrolho, para o dia, e um anel peniano de metal com quatro pregos, voltados para dentro, para a noite. O homem seria despertado à menor ereção.

Absurdos sobre a masturbação II

Havia também um detector de ereção ligado a um fio que ficava ao lado do quarto dos pais do jovem. Ao sinal da mais leve ereção, uma espécie de sino tocava, alertando os pais. Quanto às meninas, a extirpação do clitóris foi preconizada na Europa, demonstrando a atitude extrema de repressão sexual do período vitoriano. As maiores sumidades médicas a praticavam sem hesitação. Alguns especialistas se vangloriavam de ter "curado" várias meninas, queimando seu clitóris com ferro quente.

Pênis artificiais na antiga Grécia

Há 2.500 anos, as esposas gregas recebiam pouca atenção dos maridos, que preferiam as hetairas ou heteras — prostitutas de luxo — e os rapazes. Elas se satisfaziam sozinhas usando o que os gregos chamavam de *olisbos*, e gerações posteriores denominavam *dildo*, ou seja, pênis artificiais. Mileto, uma importante cidade comercial na costa da Ásia Menor, era o centro fabricante e exportador de dildos, que eram feitos tanto de madeira como de couro acolchoado, tendo que ser untado com óleo de oliva, antes do uso.

Piadinha

"Pai para o filho, ao descobri-lo se masturbando:

— Pare com isso! Não sabe que a masturbação pode fazer você ficar cego?

Resposta do filho:

— Puxa, papai... Será que não posso continuar só até ficar míope?"

Coisa do demônio

Na Idade Média, a ejaculação do homem só devia ocorrer com a finalidade de procriação, e na Inquisição o acusado de masturbação era considerado herege, podendo ser condenado à fogueira. Para os padres daquela época, a masturbação era produto do demônio.

Novos olhares

A partir do início do século XX, provavelmente sob influência das teorias de Sigmund Freud (1856-1939) sobre a sexualidade infantil, o interesse na questão da educação sexual foi crescendo, o que possibilitou maior abertura no que concerne à masturbação. Muitos ainda se sentem culpados por se masturbarem, como se essa prática fosse indício de perversão, de falta de maturidade ou de incapacidade de obter prazer com o parceiro. Mas o que se deve deixar explícito é que essa é uma prática importantíssima para o pleno desenvolvimento sexual. Na infância, já ocorre obtenção de prazer por meio do toque, o que é importante, pois equivale à autoexploração do corpo. Muitos pais sentem-se incomodados e em uma atitude inadequada, procuram desviar a atenção dos filhos.

Para ele e para ela

Na puberdade, o desejo sexual é muito intenso, sendo reconhecidamente uma fase na qual essa prática é amplamente realizada. No entanto, isso não se dá da mesma forma para meninos e meninas. A repressão à masturbação feminina é recorrente, e muitas mulheres, mesmo adultas, ainda se sentem desconfortáveis ao se masturbar. Aquelas que, entretanto, conseguiram romper com esse tabu se apresentam mais felizes e maduras sexualmente, com um grande conhecimento do próprio corpo.

Médicos puritanos

As terríveis descrições que os médicos faziam das pessoas que se masturbavam são inacreditáveis. Um dos exemplos é a do Dr. C. Bouglé (1870-1940): "Quem não viu, ao menos uma vez na vida, estas ruínas humanas que a volúpia devastou e em que não se poderia mais perceber nenhum vestígio das nobres faculdades que outrora aí habitavam? Quem não viu vagar, como espectros saídos de sua tumba, estes cadáveres cujo olhar mortiço, a boca vazia de sorrisos, os traços fanados que não podem mais florescer sob um raio de alegria e felicidade, cujos membros pesados mal se prestam aos mais simples movimentos e cujo corpo inteiro parece abatido sob o peso das iniquidades que atacam sua vida?"[100]

A moral que tortura I

O Dr. Pavet de Courteille, ligado ao Colégio Saint-Louis, em Paris, escreveu no século XIX: "Seria bom, acho eu, vestir camisas à noite que descessem abaixo dos pés, em algumas crianças suspeitas de se entregarem a hábitos funestos. Seria necessário que essas camisas fossem munidas interiormente de um cordão embutido a ser atado de noite após ter satisfeito as necessidades de excreção".[101] Os alunos reconhecidamente culpados de masturbação eram presos e devolvidos à família. O "doente" era submetido a um tratamento especial: tinha obrigação de se deitar de lado, nunca de costas; aplicações refrigerantes eram feitas no local por meio de uma bolsa contendo gelo picado, neve ou água muito fria, salgada com sal de cozinha.

A moral que tortura II

Para os mais rebeldes, o professor Lallemand só indica um método: cauterização da porção prostática do canal da uretra com nitrato de prata. Até 1914, eram vendidas na França bandagens contra o onanismo, fabricadas sob medida e de acordo com a idade dos indivíduos. Eram receitadas também rigorosas dietas nas quais se deviam evitar peixes em salmoura, álcool, café, carne (especialmente de acordo com as fases da Lua) e as roupas apertadas eram contraindicadas.[102] "Essa prática abominável matou mais indivíduos do que as maiores guerras, somadas às epidemias mais devastadoras."[103]

E as meninas? I

As meninas sofriam com o peso do mesmo rigor. "O padre Debrey sabe que as filhas de Eva possuem um órgão fatal, fonte de todas as tentações: seu clitóris. Um pênis em miniatura, ele só serve para a volúpia. Ora, este não é de modo algum necessário à procriação. Consequentemente, se o clitóris se revela uma fonte de excitação permanente, deve-se considerá-lo doente e sua ablação torna-se lícita."[104] A clitoridectomia foi preconizada na Europa, no século XIX, demonstrando uma atitude extrema de repressão sexual desse período vitoriano, a qual nunca se viu igual em qualquer outra época do cristianismo. As maiores sumidades médicas a praticaram sem hesitação.

E as meninas? II

Em Londres, o Dr. Jules Guérin (1860-1910), da academia de medicina, afirmava ter curado várias meninas afetadas pelo onanismo, queimando seu clitóris com ferro quente. O Dr. Pouillet, em 1894, aconselhava cauterizar com um lápis de nitrato de prata toda a superfície da vulva, assim qualquer atrito provocava uma dor muito forte e a mulher ficava impossibilitada de manusear a si mesma. Ele preconizava também a camisa de força e lançou um apelo para a invenção de um cinto constritivo, "um aparelho leve e bem acondicionado que fecharia hermeticamente o orifício vulvar, afastando um pouco as coxas e deixando uma pequena abertura para a passagem da urina e da menstruação, prestaria, acredito, um destacado serviço às masturbadoras".[105]

Esclarecimento importante

É fundamental saber que jamais se conseguiu demonstrar a menor ligação entre doença e masturbação; ao contrário, antes se encontram mais efeitos positivos. Os raríssimos homens que nunca experimentaram a masturbação são, em geral, profundamente inibidos e submissos. Em contrapartida, a maioria das mulheres que vive uma sexualidade desenvolvida conhece e pratica a masturbação, ao passo que a maior parte das que têm dificuldades sexuais jamais teve acesso a ela.[106]

SEXO ORAL

Definições

Compreende-se por sexo oral a excitação sexual produzida pela estimulação dos genitais do parceiro ou parceira com a boca, língua, dentes etc. Denomina-se cunilíngua a estimulação dos genitais femininos. Essa palavra é derivada do latim *cunnus* (vulva) e *lingere* (lamber). À estimulação dos genitais masculinos denomina-se felação, do latim *fellare*, que significa sugar.

Clitóris imperial

A imperatriz chinesa Wu Zetian, que reinou durante a dinastia Tang (700 d.C. a 900 d.C.), criou um decreto real segundo o qual todas as autoridades do governo e visitantes eram obrigados a prestar homenagem a Sua Alteza Imperial, praticando nela cunilíngua. Ela foi pintada em quadros, que a mostram em pé, com seu ornamentado robe aberto, enquanto um alto funcionário, humildemente ajoelhado à sua frente, coloca os lábios e a língua em seu clitóris imperial.

Origem da prática

A felação era, originalmente, prática homossexual e de uso das trabalhadoras sexuais. Egípcias que se prostituíam costumavam pintar a boca como se fosse uma vulva para assim excitar os clientes. O sexo oral aparece na maioria das pesquisas como a atividade mais utilizada antes de qualquer cópula.

Preconceitos contra o sexo oral

O sexo oral é alvo de dois tipos de preconceito: imoralidade e falta de higiene. Na cultura judaico-cristã, qualquer prática que não leve à procriação sempre foi condenada, e os genitais são, para muita gente, considerados uma parte suja do corpo, devido à proximidade com os órgãos de excreção. É sabido que a maior porcentagem do sexo que se pratica não é para a procriação, e com a higiene comum os órgãos sexuais podem ficar tão limpos e cheirosos como qualquer outra parte do corpo. Além disso, em condições normais, o pênis e a vulva contêm muito menos germes do que a boca.

O peixinho que dá prazer

A boca e os genitais são os órgãos mais sensíveis do corpo, bastante receptivos às sensações de prazer. Sem contar com o adicional que a criatividade erótica pode proporcionar. Os homens de uma ilha da Micronésia, por exemplo, colocam um pequeno peixe dentro da vagina da mulher, que é gradativamente lambida por eles nas preliminares.

Não é falta de amor

Muitos homens procuram a satisfação desse prazer com profissionais do sexo. As mulheres, além de todo o constrangimento por conta da repressão sexual, temem engasgar com o pênis na boca e, para decepção de seus parceiros, evitam engolir o esperma, coisa que, indevidamente, é vista como falta de amor. Na verdade, a mulher engolir ou não o esperma não altera o prazer do homem, e a felação não tem obrigatoriamente que culminar em ejaculação. Pode ser simplesmente uma técnica de excitação preliminar, mas, se o homem vai ejacular ou só se excitar, é fundamental que seja prazeroso para os dois.

Outras dificuldades na prática do sexo oral

Os homens reclamam das mulheres que sugam o pênis com força ou roçam os dentes nele, causando desprazer. As mulheres dizem que os parceiros, não conhecendo bem a anatomia feminina, concentram a estimulação nos lugares errados e não proporcionam prazer — ou pior: causam dor.

Vivendo e aprendendo...

Como o sexo é um aprendizado, se houver vontade, é possível melhorar o desempenho. Contudo, o mais complicado de se resolver, e que gera sérios desentendimentos, deixando a mulher ressentida, é a atitude do homem em relação ao sexo oral. Um grande número de mulheres afirma que a maioria dos homens deseja que a parceira sugue seu pênis, mas evita, sempre que pode, fazer o mesmo na vagina dela.

As interdições

Em Roma, há dois mil anos, havia três interdições sexuais para o homem: dormir com a própria irmã, dormir com uma sacerdotisa e ser passivo no sexo anal. Essas três práticas foram atribuídas a tiranos como Nero e Calígula, mas os romanos acreditavam que fundamental era ser o ativo; era preciso sempre dominar. O sexo oral não era bem-visto, e era considerado uma desonra para o homem que o dedicava à mulher.

Um bom papo sempre ajuda...

A cunilíngua também requer comunicação entre os parceiros. "Com frequência, os homens que não se deram ao trabalho de buscar entender a anatomia de suas companheiras, ou que não receberam orientação adequada de sua parceira, podem usar a estimulação oral de maneira ineficaz. Podem, aqui, surgir dois problemas distintos. Por um lado, o homem pode fixar toda a atenção na vagina ou nos grandes lábios, onde a concentração de terminações nervosas é esparsa, daí resultando um mínimo de sensações de prazer. Ou pode estimular o clitóris de uma maneira muito rude, causando mais dor do que prazer".[107]

SEXO ANAL

Talvez o maior tabu

A chamada sodomia talvez seja a mais execrada de todas as formas de sexo. Os gatos lambem, os cachorros cheiram, mas a maior parte dos humanos trata o ânus como se fosse uma das partes mais malignas do corpo. Seu uso na relação sexual é um tabu em muitas culturas, inclusive na nossa.

Caso de polícia I

Em 1965, no estado de Indiana, nos Estados Unidos, um homem foi preso por fazer sexo anal com a esposa. Ela, depois de uma briga, assinou uma declaração acusando o marido de ter cometido "o detestável e abominável crime contra a natureza". Embora a mulher tenha mudado de ideia e tentado retirar a acusação, não tinha mais direito legal de fazê-lo. O marido foi condenado a 14 anos de prisão. Teve direito a um novo julgamento, mas passou três anos preso antes que ele acontecesse.

Caso de polícia II

Em 1990, 17 estados nos Estados Unidos ainda mantinham na ilegalidade o sexo anal consensual. Em 1988, na Georgia, um homem foi condenado a cinco anos de prisão por ter confessado que fez sexo anal com a esposa, com o consentimento dela. Na França, antes da revolução, essa prática levava à morte na guilhotina, enquanto na Inglaterra, no século XVII, era considerada crime, e a condenação podia ser prisão perpétua ou pena de morte.

Já na Roma antiga...

Curiosamente, na Roma antiga, na noite de núpcias, o noivo se abstinha de tirar a virgindade da noiva em respeito a sua timidez e, por isso, praticava o sexo anal com ela. Em muitas épocas da história da humanidade, o sexo anal foi considerado pecado. Entretanto, independentemente das proibições legais ou morais, as pessoas sempre o praticaram.

Outros motivos

Três motivos levam as pessoas a praticar o sexo anal: a busca do prazer, o uso como contraceptivo e o desejo de evitar que uma moça perca o símbolo da virgindade, ou seja, evitar o rompimento do hímen. É sabido que as prostitutas da Antiguidade utilizavam o sexo anal como método contraceptivo, quando ainda não havia preservativos. Antes do movimento de liberação sexual, não eram poucas as moças que praticavam sexo anal com seus namorados para se casarem "virgens" ou se manterem assim, caso o namoro terminasse.

Estados Unidos aprovam primeira camisinha para sexo anal

O uso da camisinha é um imperativo para a prevenção da aids e demais ISTs. O preservativo tradicional, porém, pode se romper ou deslizar durante o sexo anal. O novo modelo, da marca One, reduz significativamente esse risco. Por conta dessa vantagem, esse preservativo conseguiu a aprovação da rigorosa FDA (Food and Drugs Administration, na sigla em inglês), agência norte-americana que desempenha papel similar ao da Anvisa. A camisinha, chamada The One Male Condom, apresenta três versões (padrão, fina e ajustada) e vários tamanhos. Recomenda-se o uso de um lubrificante compatível com o preservativo para maximizar a eficiência do produto.[108]

Sensações de profundo prazer

Shere Hite, em sua pesquisa sobre sexualidade masculina, concluiu que receber estimulação anal ou a penetração de um dedo é uma atividade importante para muitos homens. A maioria dos homens heterossexuais ou homossexuais que experimentou ser penetrada disse que gostou da experiência porque isso deu a eles sensações de profundo prazer e realização. Além de a mucosa anal possuir terminações nervosas, responsáveis pelo prazer tanto da mulher quanto do homem, a próstata do homem está localizada aproximadamente cinco centímetros para dentro da abertura anal. Se pressionada e manipulada adequadamente, o estímulo dessa glândula pode proporcionar orgasmo ao homem.[109]

Percentuais

No mencionado estudo de Hite, 31% dos homens heterossexuais haviam experimentado a penetração no ânus por um dedo (quer durante a masturbação ou por uma parceira) e outros 12 por cento haviam experimentado a penetração por um pênis ou por um objeto do tamanho de um pênis, muitas vezes quando adolescentes. Oitenta e seis por cento dos homens que se consideravam homossexuais haviam tido experiência de penetração anal.[110]

Terror iraquiano

A radicalização homofóbica se manifesta em quase todos os continentes nos formatos mais surpreendentes, mas em 2009 a associação Humans Right Watch denunciou uma situação de horror que acontecia no Iraque. As milícias iraquianas chegaram a tal delírio anti-homossexual que as levou a praticar uma barbárie: os indivíduos gays eram submetidos à aplicação em seu ânus de uma cola, fabricada no Irã, que tinha um grau de adesão cuja resistência exigia ação cirúrgica para sua remoção. Presas, as vítimas recebiam uma bebida que causava diarreia e, com isso, o selo no ânus as levava à morte mais horrenda. Vídeos exibindo essa forma de tortura eram distribuídos para celulares iraquianos.[111]

A tradição indiana I

A cultura tântrica indiana ocupa um espaço único na questão de enquadramento da sexualidade. Isso porque é a única que admite e incentiva o sexo anal. Os hindus consideram o ânus uma das zonas mais sensíveis do ser humano. O Ocidente recebe essa informação com muitos escrúpulos, especialmente quanto à higiene. Essa questão é atenuada pela tradição indiana, que associa sexo e limpeza de forma intensa. Eles se banham sempre que praticam o coito. Ainda segundo a tradição tântrica, o ânus é uma zona erógena com forte concentração de energia psíquica.[112]

A tradição indiana II

O tantra considera que entre a parede do reto e a ponta da última vértebra se encontra uma glândula chamada Kundalini. Em um tratado de sexo tântrico encontramos esta explicação, interessante, mas muito heterocentrada: "É importante recordar que esse tipo de relação, como qualquer outra, deve incluir uma grande higiene, consentimento mútuo e sutileza, pois, se se é violento ou rude, pode machucar, tanto a Shakti, a mulher, como o órgão sexual do homem, ou lingam."[113]

Sodoma, sodomia, sodomita...

A associação entre sexo anal e perversão profunda está condensada na expressão "sodomia", referência à cidade de Sodoma e que aparece em vários trechos bíblicos, como Gênesis 18:22, Ezequiel 16:53 e Apocalipse 11:8. Segundo a Bíblia, o Senhor Deus enviou dois anjos para se certificar de que lá eram cometidos pecados imperdoáveis. Ló abriu a porta para eles, mas os sodomitas invadiram a casa. Em pouco tempo, a cidade foi destruída a mando do Senhor Deus. A palavra "sodomia" aparece pela primeira vez no século XI no *Liber Gommorrhianis*, do monge Benedito

Petrus Damianus, para designar todas as atividades sexuais que não serviam para reprodução.[114]

Sodomia e psicanálise

A sociedade contemporânea, muito distante do mito de Sodoma e Gomorra, permanece crítica à aceitação do sexo anal como um prazer para o casal. Apenas a psicanálise de Freud, no final do século XIX, percebe que o ânus tem uma função erótica além da excreção, assim como a vagina a possui, além da reprodução da espécie. Em seu livro *Três ensaios sobre a teoria da sexualidade*, de 1905, Sigmund Freud reconhece a importância do sexo anal. Um breve trecho: "A importância erógena originária dessa zona deve ser muito considerável. Por meio da psicanálise, chegamos a conhecer, não sem assombro, que transformações experimentam as excitações sexuais emanadas da zona anal e com que frequência conserva essa última, por toda a vida, certo grau de excitabilidade genital."[115]

Mulheres também sentem prazer anal I

Geralmente são os homens, na relação com a mulher, que mais desejam e solicitam o sexo anal; o aperto do ânus proporciona um prazer bastante intenso. Muitas mulheres, ao contrário, evitam ou até se recusam, alegando dor ou desconforto. Os músculos do ânus são muito mais apertados que os da vagina, e, se a introdução do pênis for feita de forma brusca, pode provocar dor e machucar. Mas isso não impede que muitas mulheres sintam grande prazer, principalmente se o clitóris é estimulado simultaneamente com um vibrador.

Mulheres também sentem prazer anal II

Embora muitas mulheres declarem detestar o sexo anal, outras afirmam sentir intenso prazer e até orgasmo. A introdução do pênis no ânus tem que ser muito devagar, porque os músculos são pouco elásticos. É necessário o uso de lubrificante e também se deve escolher uma posição confortável. A mulher não deve sentir qualquer dor ou desconforto. Se isso acontecer, é melhor parar e recomeçar em outra ocasião. O uso da camisinha é fundamental. Do ponto de vista do bem-estar emocional e da própria relação, o sexo anal só tem sentido se a mulher desejar realmente, e jamais ser feito só para agradar o parceiro ou a parceira. Muitos homens insistem, e a mulher, com medo de frustrá-lo e de ser rejeitada por isso, se obriga. Nenhuma relação suporta tanto sacrifício.

SADOMASOQUISMO DE CONSENSO

A Vênus das peles

De nada adiantou o austríaco Leopold von Sacher-Masoch ficar indignado. Não teve jeito: de famoso escritor e amante inventivo, foi mesmo rebaixado ao nível de patologia sexual. No livro *A Vênus das peles*, seu maior sucesso, ele descreve sua fantasia de ser dominado e chicoteado por uma mulher vestida apenas com um casaco de pele. No final do século XIX, esses atos foram classificados como perversão da vida sexual e denominados masoquismo. As práticas sexuais usadas por aqueles que sentem prazer em dominar, ou em infligir ao outro dor física ou emocional, receberam o nome de sadismo devido aos romances do Marquês de Sade, escritos um século antes.

Sadô leve

Quando ouvimos falar em sadomasoquismo, logo pensamos em dores e machucados. Mas há o sadismo e o masoquismo que não buscam sofrimento, seja ele próprio ou do outro. Na realidade, a grande procura de chicotes, algemas, correntes, assim como de suítes de motel equipadas com jaulas, grades de ferros e vários outros apetrechos, visa aumentar o prazer sexual sem machucar. Aqueles que utilizam essa faixa amena, digamos assim, devem ser distinguidos dos casos patológicos. O estereótipo do sádico como criminoso brutal se aplica a uma minoria.

No limite do prazer I

A base do sadomasoquismo de consenso é o antagonismo entre domínio e submissão, poder e desamparo. Há um consenso e uma negociação entre as partes, de forma que um dos parceiros pode interromper o jogo a qualquer momento. É uma prática sexual tão comum que fica a pergunta: haverá algum casal de amantes que não tenha brincado de um dominar e o outro ficar subjugado, ou que não tenha atormentado um ao outro de brincadeira, fingindo dar um beijo e recuando?

No limite do prazer II

Em 1954, o pesquisador norte-americano Alfred Kinsey já havia registrado que mais da metade dos homens e mulheres reagiam eroticamente a mordidas, não muito diferente de vários animais. De qualquer forma, é fundamental que no sexo não se faça nada sem vontade, só para satisfazer o outro. Isso pode ter um preço tão alto que até inviabilize a relação.

O prazer de *Batman*

Apesar de o masoquismo ser mais associado às mulheres, devido ao treinamento de submissão e passividade que sempre receberam, vários estudos mostram a inversão dos papéis sociais no sexo. Os prazeres masoquistas fazem parte das fantasias de homens e mulheres em proporções praticamente iguais, principalmente no que diz respeito a serem amarrados e subjugados durante as atividades sexuais. E ambos os sexos preferem que o outro seja o sádico. Nem o Batman escapa. No filme em que Michelle Pfeiffer interpreta a Mulher-Gato, vestida com uma roupa de borracha colada à pele para lembrar uma dominadora, ele é amarrado por ela a uma cama. Os produtores cortaram a cena, mas as aulas que ela tem com um "mestre do chicote" continuaram.

A dor no fundo esconde uma pontinha de prazer?

Na verdade, não há um consenso geral a respeito das causas do sadomasoquismo. Que dor e prazer são sensações intensas e às vezes a fronteira entre os dois não é marcada com nitidez, todo mundo sabe. Alguns, como a historiadora norte-americana Riane Eisler, acreditam que, como a erotização da violência e da dominação foi central na construção social do sexo, a maioria de nós se excita, em graus variados, com essas fantasias. Para outros, essa prática sexual reedita sensações de prazer e poder relacionadas com conflitos do início da vida. Há ainda os que defendem a ideia de que, se dessa forma o prazer aumenta e não faz mal a ninguém, não é necessário dar explicações, devendo-se aceitar com naturalidade.[116]

Clubes sadomasoquistas

As grandes cidades de todo o mundo abrigam clubes sadomasoquistas, onde a encenação é o mais importante. Trajes pretos de couro, chicotes e assessórios de aparência perigosa fazem parte da cena. Entretanto, mesmo o sadomasoquismo consensual pode ser perigoso para pessoas que tenham problemas emocionais.

SEXO COLETIVO

SEXO GRUPAL

Orgias são mais comuns do que se imagina

A prática do sexo em grupo, conhecida como orgia ou bacanal, é uma das variáveis mais curiosas da sexualidade humana. Frequentemente ignorada, ocultada e reprimida, ela é mais comum do que se imagina. As orgias servem para desopilar o espírito da mesmice do cotidiano, e são atributo de ricos e poderosos, mas também são praticadas, embora com menos pompa e frequência, pelas pessoas em geral. Os bordéis são até hoje locais de orgia em todo o mundo, mas tais eventos também podem ser encontrados em motéis e casas particulares. A prática do swing entre casais renovou esse costume milenar.

Sempre os gregos

Eles foram berço da civilização ocidental, e, se não inventaram a orgia, foram seus praticantes mais organizados. Para entendê-los é necessário perceber sua ligação com as divindades. Ao contrário do que pregam as religiões monoteístas, ultraconservadoras e repressoras, os gregos acreditavam que seus deuses tinham características humanas. O sexo, para as divindades, era uma coisa tão boa quanto para o homem comum. E havia sexualidade em todas as atividades gregas. Álcool e danças, que na verdade eram mímicas sensuais, faziam parte de todas as comemorações, segundo historiadores como Heráclides e Teopompo, entre outros.

Bacanal = festim em honra de Baco, o deus do vinho

Inspirado em Baco para os romanos e Dioniso para os gregos, o governo grego subsidiava as chamadas festas *dionisíacas*, que consistiam em um grande banquete aberto a todos. Os participantes se vestiam como ninfas, sátiros, bacantes etc. e atravessavam a noite realizando jogos eróticos animados pelo vinho, que corria livremente. Tais festas rapidamente se transformavam em orgias públicas. O objetivo oficial desses encontros era liberar a tensão sexual do cotidiano, e eles seriam impensáveis pela moralidade de nossos dias.

Messalina

O imperador romano Cláudio (10 a.C. – 54 d.C.), se não superou seus pares na dimensão das orgias, se fez notável por sua esposa

Valéria Messalina, cujo nome hoje é sinônimo de devassidão. Ela escolhia os homens para sua cama, quantos inspirassem seu apetite erótico. Se rechaçada por algum, esse homem era perseguido implacavelmente. Foi poligâmica assumida, casando-se com Caio Sílio ainda durante sua relação com o imperador. Suas orgias duravam dias, quando se entregava a vários homens na mesma noite. Se não havia festas, frequentava um bordel onde se prostituía.

Com ou sem envolvimento emocional?

Alguns defendem a total falta de compromisso entre as partes e somente o desejo sexual conduzindo as ações. Outros, ao contrário, só veem validade nessa experiência se houver envolvimento. O percentual dos que experimentam a bissexualidade e a pansexualidade é expressivo. Estes argumentam que o sexo a três é o relacionamento perfeito. Há um forte contingente daqueles que gostariam da experiência, mas acham que os parceiros jamais aceitariam. E há também os que só o praticam fora de casa, lamentando precisar recorrer a uma relação extraconjugal.

Homem enterrado com duas mulheres

No período Paleolítico Superior (300.000 a.C.-10.000 a.C.), foram descobertas algumas tumbas duplas: um homem enterrado com duas mulheres. Elas foram mortas ao mesmo tempo, para acompanhá-lo na morte. Essa prática seria encontrada mais tarde na Antiguidade. Em Dolni Vestonice, na Morávia, em um sítio de caçadores de mamutes, descobriu-se uma mulher jovem cercada por dois homens jovens, um deles com a mão sobre a bacia (ou sobre o sexo) da mulher, recoberta de ocre nesse local específico. Seriam eles os precursores de práticas sexuais que agora parecem ganhar força? Posteriormente, no período neolítico, com a sociedade mais organizada, desapareceu boa parte da liberdade da Pré-História.

Pesquisa informal

Em pesquisa informal do site *Cama na Rede*, aproximadamente 1.500 usuários responderam à pergunta: "Você gostaria de fazer sexo a três?" Quase oitenta por cento disseram que sim. A palavra que mais aparece nas respostas é "excitante". O argumento favorável mais comum é o de que a visão do parceiro(a) com outro é muito... excitante. Na via contrária, há quem diga que é antinatural, desrespeitoso ou animalesco.

Na Grécia antiga, todas as mulheres podiam participar

Aristófanes descreve as Tesmofórias, um festival que ocorria em toda a Grécia: "Todas as mulheres que desejassem poderiam participar delas, desde que se abstivessem de relações sexuais nos nove dias precedentes. A esperteza dos sacerdotes exigia isso como ato de piedade; a verdadeira razão é que, estimuladas pela longa abstinência, participavam das orgias com menos comedimento. Para fortalecer a castidade durante o período de abstinência, era hábito comerem bastante alho a fim de manter os homens distantes com o cheiro desagradável da boca."[117]

SWING

No Ocidente

A troca de casais chegou à classe média do Ocidente em fins da década de 1970, nos Estados Unidos, embalada pela Revolução Sexual recente, mas sua prática é antiga em outras civilizações. Os esquimós costumavam deixar suas mulheres "emprestadas" ao vizinho quando saíam para caçar. O objetivo era a preservação da mulher, que podia não resistir às baixas temperaturas caso não recebesse apoio de alguém. A China também tinha o costume, até a Revolução Cultural, de os maridos, quando se ausentavam, alugarem as esposas. Os filhos que nascessem no período pertenceriam àquele que havia tomado a mulher em aluguel. No Tibete, na África e no Havaí há registro sobre o costume em questão.

Crescimento no Brasil

As sociedades ocidentais modernas, com seu alto nível de tolerância aparente, convivem com clubes e publicações especializadas na internet. Os casais anunciam suas intenções, com fotos e endereços. Após uma troca de mensagens, marcam encontros. Grupos mais organizados e com atividade regular mantêm casas exclusivamente para esse fim. No Brasil, nos últimos vinte anos, aumentou muito o número dessas casas e também o número de casais interessados em participar.

Nem melhora nem piora o casamento

Muitos casais procuram essa prática sexual visando apimentar a relação. Mas o swing em si não melhora nem piora o casamento, ou seja, swing é opção e não solução. Qualquer prática sexual deve ser recusada quando não há desejo real em adotá-la.

As consequências variam muito conforme o momento da relação

É possível que, em alguns casos, uma novidade contribua para uma relação se tornar mais estimulante. Em outros, entretanto, isso pode ser negativo para ela, porque não são raros os que acusam o parceiro de ser responsável por todas as frustrações e inseguranças desencadeadas em determinadas situações. Além disso, é necessário levar em conta outro fator, talvez o mais importante: as expectativas que cada um tem em relação ao casamento.

Quando o tesão está em ver o(a) parceiro(a) transar com outra pessoa

O Google registra um aumento sensível nas buscas envolvendo os termos *cuckold* e *cuckquean*. Na linguagem tradicional, carregada de preconceitos, muitos dirão que as duas palavras expressam o fetiche de "ser corno", mas isso é uma simplificação. Trata-se, na verdade, da excitação que uma pessoa sente ao ver o(a) parceiro(a) tendo relações sexuais com outra pessoa. Um homem que gosta da prática recebe o nome de *cuckold*. Já a mulher é chamada de *cuckquean*. E, como acontece com outras práticas, há vários graus. Para alguns nem é preciso ver o(a) parceiro(a) com outra pessoa, pois o tesão bate com o mero relato ou com o vídeo mostrando como foi a transa. O que há em comum, em todos os casos, é o prazer que alguém sente por *saber* do prazer que o(a) parceiro(a) tem (ou teve) ao transar com outro(a). A palavra inglesa *cuckold* (cuco velho) tem conexão com uma ave da Europa central que costuma colocar seus ovos nos ninhos de outros pássaros.[118]

SEXO ATÍPICO

O TABU DO INCESTO

Surgimento do tabu

O crescimento da população, até a ocupação quase total do planeta, como na atualidade, exigiu a criação de um tabu que permitisse o contato entre os povos. A consanguinidade era quase inevitável. Houve longos períodos da história em que grupos compostos por não mais de quarenta ou cinquenta pessoas podiam viver juntos sem jamais ver outro ser humano. O tabu surgiu como um salto para além dos grupos humanos fechados. Tão logo houve contato suficiente entre os povos para que fosse possível um acasalamento externo, essa parece ter sido a prática geral.

Autorização para o casamento

Em 14 de setembro de 1984, em um programa de TV na França, um irmão e uma irmã, que viviam juntos e acabavam de ter uma filha, pediam ao presidente da República a autorização para se casarem. No jornal francês *Le Monde*, de 20 de setembro de 1981, há um artigo de Alain Woodrow, "Incesto, o último tabu", que relata as impressões de pessoas que viviam em situação incestuosa.[119]

VOYEURISMO

Espionar alguém pode ser muito excitante

O termo voyeurismo diz respeito à excitação com a observação de ato sexual, mas também se aplica à observação intencional de pessoas nuas, vestindo-se e despindo-se, sem que os envolvidos tenham conhecimento de estarem sendo observados. Pode ser seguido de masturbação, levando ao orgasmo. Estudos sobre o tema avaliam que há mais homens adeptos do que mulheres, por questões culturais. Homens são mais incentivados ao atributo visual em todos os aspectos do erotismo. Há fotos e vídeos voltados exclusivamente para o voyeurismo. Mas é lógico que espionar alguém é muito mais excitante e deve gerar mais prazer aos adeptos dessa prática.

Quando o voyeurismo vira um problema

O pesquisador Alfred Kinsey concorda que, na maioria das espécies de mamíferos, quase todos os machos e algumas fêmeas ficam excitados ao observarem casais copulando, o que também ocorre com os humanos. Há sempre um grupo de pessoas fascinadas junto à jaula de um macaco, no zoológico, quando ele está copulando com sua parceira. Isso sem falar nos motéis com espelhos nas paredes e no teto, e do sucesso que fazem os vídeos pornográficos. A excitação provocada pela observação de pessoas nuas ou fazendo sexo é bastante comum e normal. Apresenta-se como problema quando se torna a única forma de prazer sexual.

EXIBICIONISMO

Para chamar a atenção

O exibicionista se expõe, na maioria dos casos, sem o consentimento do outro e sem intenção de consumar o ato sexual. É prática prevista em lei na maioria dos países do mundo, sendo que no Brasil é considerado "atentado violento ao pudor". O exibicionismo é a forma mais comum de ataque sexual nos grandes centros urbanos. Na pesquisa de Kinsey, 52 por cento das mulheres relataram que tiveram as primeiras experiências com a exibição da genitália de homens cis adultos. A exibição da genitália feminina foi relatada por um por cento das pesquisadas. Nesse caso o homem persuadiu a criança a exibir a genitália.[120]

Na história

Historicamente, o exibicionismo fez parte de alguns ritos de fertilidade ou cultos de adoração aos deuses, que eram representados com seus órgãos sexuais expostos. No início do século XX, sacerdotes da Índia, Indonésia e Malásia costumavam caminhar nus pelas ruas, tocando sinos para chamar as devotas. As mulheres vinham prestar homenagem ao seu órgão reprodutivo, abraçando-o.

Exibição + masturbação

Essa prática consiste em expor o pênis, geralmente ereto, aos transeuntes, que podem ser mulheres ou homens de qualquer idade. A exibição é geralmente seguida de masturbação, mais do que pela efetiva abordagem dos indivíduos que são "alvo" da exibição. O exibicionista espera obter uma reação emocional de horror e repugnância, ao mesmo tempo que procura causar grande impacto.

BONDAGE

Prazer obtido pela imobilização de um dos parceiros. Essa prática pode envolver braços e pernas ou a imobilização completa. São usadas cordas, tiras elásticas, couro, panos e até fitas adesivas. Existe muito debate sobre a motivação e os prazeres do bondage, que incluem o prazer de estar amarrado e ser adorado.

FETICHISMO

O fetiche substitui a pessoa

A palavra "fetiche" foi inicialmente usada por europeus para designar objetos inanimados adorados por povos originários, aos quais eram atribuídas qualidades mágicas. O fetiche substitui a pessoa como objeto de amor. O fetichista não sente atração por uma mulher como um todo, mas por uma parte dela ou por um objeto relacionado a ela. São indivíduos que utilizam objetos inanimados — sapatos, pele, couro, chapéu, luva, calcinha de renda — ou se ligam a determinada parte do corpo — seios, pés, cabelo, nádegas, umbigo — para obter satisfação sexual.

O fetichista depende do fetiche para ter orgasmo

Ter preferência por uma parte do corpo da mulher é natural. Em alguns casos, a parte do corpo ou objeto desperta o desejo, e o homem realiza o ato sexual com a mulher. Em outros, o homem não consegue ter prazer sexual se não estiver com seu fetiche. E às vezes basta a contemplação dele para a obtenção do orgasmo. Em graus variados, todos são fetichistas. É comum sentir atração por determinado estilo de roupa ou por um atributo físico específico. A questão é que o fetichista não obtém prazer sexual, ou seja, não consegue experimentar orgasmos, sem a presença do seu fetiche.

Fetichismo e masturbação

Não é raro que as peças de roupa da coleção de um fetichista sejam obtidas por roubo. É conhecido o caso, ocorrido no século XX, de um homem de 27 anos que telefonava para mulheres se apresentando como Dr. Freeman e perguntando sobre a vida sexual delas. Ele, então, lhes pedia que lhe trouxessem a própria calcinha e a da mãe, sujas de menstruação ou com sinais de masturbação com o dedo. Para grande parte dos fetichistas, as peças de vestuário devem ter sido usadas anteriormente. O prazer sexual geralmente é proporcionado pela masturbação com essas peças de roupa, na medida em que ele não necessita da presença de outra pessoa.

O sexo dos materiais

Alguns fetichistas se preocupam mais com o material de que o fetiche é feito do que com a forma do objeto. Sendo o mais antigo dos materiais utilizados nas vestimentas, o couro serve para a confecção de calçados, chicotes, aventais de ferreiro, jaquetas, celas, luvas e bolsas. Mas é apenas no século XIX que ele aparece pela primeira vez como elemento relacionado ao fetiche. As jaquetas estão ligadas aos militares, com seus oficiais e pilotos, mas também aos motociclistas e caubóis. Marlon Brando, em *O selvagem*, elevou a jaqueta de couro ao status de ícone marginal *cult*. O sadomasoquismo também adotou o couro preto, desde as décadas de 1920 e 1930, a ponto de se tornar um clichê.

Mercado para consumidores fetichistas

Embora peças de roupa de couro sejam muito procuradas, o material que mais desperta interesse fetichista é a borracha. Na Europa, existem várias confecções especializadas em fabricar roupas de borracha para satisfazer as fantasias dos consumidores fetichistas. As mais procuradas são, entre outras, o hábito de freira de látex preto e branco, o traje de aia francesa do mesmo material, com todos os acessórios — um minivestido emborrachado de cetim preto, um calção comprido de látex branco com babados, anágua, boné branco lustroso e avental com babador.

O que faz um homem se tornar um fetichista?

Existem diversas explicações. O que não sei é se elas correspondem à realidade. Alguns dizem que o fetiche é exclusivo do sexo masculino, porque as mulheres, não tendo que conseguir ereção, não necessitam de fetiche. No fetichista persistiria o temor infantil quanto ao sexo oposto. A ideia seria a de que, ao se sentir sem condições de manter relação sexual com uma mulher, ele a substituiria pelo fetiche. Portanto, garantiria a ereção graças à diminuição da ansiedade.

Origem na infância?

Há quem afirme que o fetiche teria origem na primeira infância, em que a criança, com poucos meses de idade, atenuava a angústia da separação da mãe pela presença de um objeto, por exemplo, o ursinho de pelúcia, o travesseiro, o cobertor. Nesse caso, o adulto não teria aprendido a mudar o objeto de amor. Dizem também que o fetichista teria um sentimento de culpa e de inferioridade sexual, portanto se apegaria ao fetiche para ter certeza de que não vai falhar.

Exclusividade dos homens

Quem não tem muita certeza do motivo pelo qual o fetiche parece ser exclusivo do sexo masculino arrisca algumas hipóteses. Talvez seja porque desde pequenos os homens foram ensinados a tirar prazer do sexo, sendo sempre encorajados a experimentar. Assim, suas associações com sexo são mais amplas que as das mulheres. Além disso, eles teriam sido acostumados a pensar em sexo sem a presença da mulher. É comum se masturbarem enquanto olham imagens, e mais tarde seriam facilmente excitados por objetos inanimados. Esses autores alegam que a mulher, ao contrário, foi condicionada a associar sexo e amor. Questionam até se, com o aumento da liberação sexual da mulher, uma dose de fetichismo não entrará na sua vida.

Moda fetichista para mulheres?

Para muitas mulheres, o fetichismo está associado ao machismo, à misoginia e à objetificação da mulher. No entanto, a pesquisadora de moda Sana Mendonça, do blog *Moda de Subculturas*, afirma haver mais moda alternativa fetichista direcionada às mulheres do que aos homens. Em 2021, ela provocou uma celeuma no Instagram ao fazer uma enquete sobre isso. "Mesmo nas lojas especializadas em moda fetichista masculina, a quantidade de peças e modelos é inferior se comparado ao segmento feminino", escreve Sana no seu blog. Outra informação interessante trazida pela pesquisadora: nas lojas direcionadas aos homens, existe uma quantidade maior de acessórios BDSM (sigla que significa "Bondage, Disciplina, Dominação, Submissão, Sadismo e Masoquismo"). Nas lojas que têm mulheres como seu público-alvo, predominam as peças de estilo.[121]

Aos pés do desejo

Talvez o fetiche mais comum seja por pés e sapatos. O apelo por sapatos não se limita ao homem. Há o registro de um chimpanzé macho, criado em cativeiro, que se masturbava esfregando-se na bota do vigia do zoológico. Um padre inglês tinha fetiche por sapatos de homens e mulheres. Ele frequentemente parava em frente a portas onde pessoas haviam deixado seus sapatos e beijava-os, além de pagar empregados de hotel para que o deixasse limpar os sapatos dos hóspedes.

STONE BUTCH

Masculinidades femininas I

A feminista e crítica cultural Adriana Azevedo propôs uma reflexão pouco usual sobre as chamadas masculinidades femininas. Citando o livro *Female Masculinity*, do autor trans Jack Halberstam, Adriana entende que a masculinidade não deve e não pode ser reduzida ao corpo do homem, e que a masculinidade feminina está longe de ser uma "imitação da virilidade". Durante muito tempo, até mesmo as feministas heterossexuais rejeitavam as lésbicas *butch*, termo de origem francesa que descreve mulheres que se vestem com trajes tidos socialmente como "masculinos". Conforme Adriana bem observa, "as mulheres masculinas eram lidas, portanto, como aquelas que abraçavam os signos culturais do homem opressor, como se masculinidade e feminilidade não fossem ambas construções artificiais e culturais que existem no patriarcado".[122]

Masculinidades femininas II

O que está sendo questionado agora é a própria masculinidade hegemônica, tendo como referência as masculinidades alternativas — que incluem homens trans, pessoas trans não binárias e mulheres cis lésbicas masculinas. Nesse sentido, o espectro *butch* é mais vasto. Por exemplo, uma lésbica *butch* pode ser *soft butch* ou *stone butch*. No primeiro caso, trata-se de uma mulher que não se recusa ser tocada e/ou penetrada. Já a segunda é uma lésbica altruísta na atenção dada ao prazer de sua parceira, mas muito reticente a qualquer forma de toque genital.

FROTTEURISMO

Frotteurismo ou frotismo consiste no ato de obter prazer esfregando o corpo contra outro ou contra um objeto, uma prática um tanto inconsequente. No *frotteurismo* não consensual, uma pessoa se esfrega em outra na multidão ou em transportes coletivos lotados e age, ao ser abordada, como se tivesse sido um ato acidental. Entretanto, é incontestável a pressão óbvia do pênis ereto contra as nádegas da vítima. Há casos de homens cis que seguem mulheres em escadas rolantes. Para um deles, pré-requisito era o fato de ela ter nádegas volumosas. Durante o percurso, ele ia pressionando o pênis contra o corrimão para induzir o orgasmo. Outro seguia mulheres obesas por portas giratórias e se excitava esfregando-se nas portas.

COTTAGING

Esta é uma gíria gay que se refere a sexo homossexual anônimo praticado em locais públicos com desconhecidos. Na Inglaterra, os banheiros públicos (*public conveniences*) nos parques se assemelham a pequenas casas com o telhado inclinado, por isso o nome *cottage* (cabana). A maior parte do *cottaging* ocorre entre homens, embora haja casos de mulheres que utilizem a prática — o filme de John Waters *Desperate Living Viver desesperado*, de 1977 tem uma cena de *cottaging* lésbico.

Onde é ilegal

O *cottaging* é ilegal em muitos países e pode resultar em processo criminal se ocorrer o flagrante. No Reino Unido, a lei da indecência grave (*gross indecency*) foi usada contra Oscar Wilde em 1895. A polícia realizava prisões em massa de homens praticando *cottaging* em praias e parques.

PIGMALIONISMO

O termo se refere ao mito grego do escultor Pigmalião, que se apaixonou por uma de suas estátuas. A seu pedido, a deusa Afrodite deu vida à sua obra. O significado atual desse mito identifica pessoas que sentem atração sexual por estátuas e manequins. Há registros históricos de estátuas com falos, como o do deus Príapo, que as virgens utilizavam para a primeira penetração na Grécia Antiga. Até meados do século XX, havia registro de indígenas que perdiam a virgindade com uma escultura de pênis que era considerada sagrada.

FIST-FUCKING OU FISTING

Prática sexual de inserção da mão, do pulso e algumas vezes parte do antebraço no ânus ou na vagina. Para que se acomode completamente, a mão precisa estar fechada. Danos à pele, aos nervos e aos músculos são possíveis, por isso os praticantes veem o *fisting* como uma arte, e é mais seguro se aprendido com um expert. O uso de luvas de látex é medida de precaução.

O SEXO EXTREMO

SADISMO

Trata-se de sentir prazer ao infligir sofrimento a alguém, sob a forma de dominação, dor física ou emocional. O termo tem origem no Marquês de Sade (1740-1814), escritor e filósofo francês que descreveu a prática em seus livros. Os sádicos podem ser extremamente perigosos, desviando-se para o homicídio em alguns casos. Sentem prazer nas reações de suas vítimas, como gemidos, choro e movimentos desarticulados.

SADISMO II

Os sádicos podem estar em atividades que lhes permitam exercer seu desvio de conduta, como as funções repressivas da sociedade. No final do século XX, registrou-se o caso de um sádico que colocou anúncio da internet convidando pessoas para serem assassinadas e canibalizadas por ele.[123] Conseguiu um candidato e, após torturar a vítima consentida, esquartejou e comeu o homem.

MASOQUISMO

Trata-se de sentir prazer com o próprio sofrimento, dor e humilhação. O masoquismo exerce um papel no desenvolvimento da autoconfiança e da autoestima. O masoquista encara o medo, a dor ou a humilhação, e não só sobrevive a eles como atinge o orgasmo. Um documentarista que cobria os clubes sadomasoquistas de Hamburgo, na Alemanha, entrevistou um homem de meia-idade, ajoelhado, com uma corrente presa ao pescoço, algemas nos punhos, vestindo tanga de borracha lilás. O sujeito engatinhava. Ao ser questionado sobre quem era e por que estava ali, ele respondeu que trabalhava como executivo numa grande empresa, decidindo tudo o tempo todo por todos. Ali, ajoelhado e humilhado, equilibrava sua condição.

ASFIXIA AUTOERÓTICA

Essa prática consiste em deixar de respirar para aumentar a intensidade do orgasmo durante a masturbação, usando um saco plástico na cabeça ou uma corda apertada no pescoço para provocar falta de oxigenação no cérebro. Nos Estados Unidos estima-se que o número de mortes por asfixia seja de quinhentas a mil por ano. A média de idade é de 26 anos, e é comum que os homens sejam encontrados vestidos com algumas peças de roupa feminina. O ator norte-americano David Carradine morreu em 2009, aos 72 anos, vítima de asfixia autoerótica, em um quarto de hotel em Bangcoc, na Tailândia.

Uma atração inusitada

Pelo mundo existem histórias bem curiosas envolvendo sexo com formigas, gansos, serpentes ou crocodilos. As habitantes de uma ilha na Micronésia tinham o hábito de usar para o sexo uma grande formiga, provida de ferrão. Colocada sobre o clitóris da mulher, seu ferrão produzia uma rápida mas intensa sensação de prazer. Na China, práticas sexuais com gansos já foram comuns, e as mulheres romanas tinham uma atração especial por serpentes. No Oriente Médio, ter relações sexuais com crocodilos fêmeas era considerado um ato mágico, capaz de tornar o homem rico e importante. A sorte é que, quando virado de barriga para cima, o crocodilo é quase indefeso.

O SEXO CRIMINOSO

Violência e perversidade sexuais

A mais prazerosa atividade humana, o sexo, origem da existência e do prazer erótico, antítese da morte, também pode servir de pretexto para o crime, a exploração, a escravidão, a sevícia e outras formas de perversidade. A história das civilizações demonstra que ele é utilizado para controle das populações e enriquecimento de grupos criminosos. As distorções, com base no constrangimento a uma atividade sexual por meio de violência, ocorreram em outras épocas e ainda acontecem todos os dias.

A violência da ignorância e a violência da repressão

Os crimes de natureza sexual são resultado de dois fatores, segundo alguns estudiosos do tema: a miséria da ignorância e a repressão sexual. A primeira causa atua sobre as classes excluídas e a segunda age nos demais segmentos. As soluções são igualmente difíceis, mas educar depende apenas de dinheiro e de vontade política, enquanto a mentalidade repressiva só pode ser anulada com muitos anos de conscientização. É uma luta para muitas gerações.

Ao longo da história

Ao longo da história, encontramos casos de violência sexual: da Bíblia às guerras do século XXI, passando pela mitologia greco-romana e pela Idade Média. Atualmente a violência é combatida nos países mais ricos, sem, entretanto, que isso impeça sua continuidade. Seu itinerário bárbaro é observado no resto do mundo. Nem sempre o rapto, o estupro e outras formas de violência sexual estiveram na ilegalidade ou eram tidos como costumes condenáveis. A violência, principalmente contra a mulher, é uma prática antiga.

ESTUPRO

O crime sexual mais praticado em todas as épocas

Estupro é o ato sexual que ocorre sob coação de um dos parceiros. Também é considerado estupro o constrangimento de práticas sexuais com menores, mesmo que consensual. Esse é o crime sexual mais praticado em todas as eras, com criminosos de todas as classes sociais. Na Antiguidade, os governos eram duros com estupradores. Os babilônios os executavam, mas os persas lhes poupavam a vida, embora fossem entregues para serem violados por escravizados, logo após ser castrados. Em regiões em estado de guerra, o estupro é usado como arma para quebrar a moral do adversário. Os soldados alemães que invadiram a Rússia durante a Segunda Guerra Mundial eram incentivados pelos comandantes a atacar todas as mulheres, de qualquer idade, que lhes interessassem.

Calígula

Calígula (12 d.C. – 41 d.C.) passou à história como o mais louco e cruel dentre tantos imperadores de Roma. Mandou assassinar um sem-número de homens de sua corte pelos motivos mais torpes. Ficar com a mulher da vítima era um dos seus atos mais comuns. Durante seus banquetes, nos quais nobres eram convidados compulsórios, convidava as esposas para um reservado e as estuprava. Ao retornar à mesa, contava detalhes do barbarismo. Estuprou e prostituiu as irmãs e transformou o próprio palácio um bordel para o qual cobrava ingresso dos súditos.

Estupros na Renascença

Os estupros faziam parte dos títulos de glória dos cavaleiros na Renascença (séculos XIV a XVI). Era visto como natural o jovem forçar o sexo com uma moça. O estupro sempre foi muito difícil de ser provado um tribunal. Mulheres violentadas pelo marido ou por homens com quem saíram muitas vezes não conseguiam provar a culpa do parceiro. Na Renascença havia a ideia de que as mulheres queriam que o diabo as seduzisse, com base na crença medieval de que elas desejavam e apreciavam o estupro. Hoje, em muitos casos, a vítima é suspeita de se ter deixado levar por sua sensualidade natural. Estudos informam que possivelmente o estupro surgiu com o sistema patriarcal, há cinco mil anos.

Números assustadores

Segundo levantamento feito pelo Fórum Brasileiro de Segurança Pública, em parceria com a Unicef, cerca de cem crianças e adolescentes de até 14 anos são estupradas por dia no Brasil. De 2017 a 2020, 81 por cento das vítimas de estupro tinham até 14 anos, um total de 145 mil casos, ou 36 mil por ano. Durante o período, foram registrados 179.277 casos de estupro ou estupro de vulnerável com vítimas de zero a 19 anos — uma média de quase 45 mil casos por ano. Crianças de até 10 anos representam 62 mil das vítimas, ou seja, quase 35%.[124]

Violência machista presente nas falas de muitos homens

Mais de 92 por cento dos agressores são homens. E muitos concordam com a frase "Se as mulheres soubessem como se comportar, haveria menos estupros". Por trás da afirmação está a noção de que os homens não conseguem controlar seus apetites sexuais; então, as mulheres que os provocam é que deveriam saber se comportar. A violência parece surgir como corretivo: "A mulher merece ser estuprada para aprender a se comportar." Nos últimos cinco mil anos, assistimos a opressão da mulher ser levada a níveis extremos. A "masculinidade" implica dominação e agressividade por parte dos homens.

Mulheres negras são as maiores vítimas de feminicídio

A 15ª edição do *Anuário Brasileiro de Segurança Pública*, publicada em 2021, mostrou um aumento de 0,7% do número de feminicídios em comparação com o ano anterior. Chama a atenção o fato de que 61,8 por cento das vítimas de feminicídio são mulheres negras. Os registros de estupro, por sua vez, apresentaram uma redução de 14,1 por cento, número que talvez reflita a subnotificação de casos. Impressionam também os números da violência doméstica: foram 694.131 ligações para a Polícia, um aumento de 16,3% em relação ao ano anterior. Os dados foram compilados pelo Fórum Brasileiro de Segurança Pública, baseados em informações das Secretarias Estaduais de Segurança Pública e/ou da Defesa Social dos Estados.[125]

Estupros coletivos

O estupro coletivo na Idade Média (séculos V a XV), e mesmo depois, era autorizado socialmente. Os jovens se reuniam em associação. Era um bando institucionalizado que saía pelas ruas estuprando as moças. Havia conselhos sobre a melhor forma de praticar um estupro: "Com uma mão levante a sua roupa e, em seguida, encaixe o membro ereto (...) em seu sexo. Deixe-a gemer e gritar... Pressione seu corpo contra o dela e satisfaça os seus desejos com ela."[126] A violência masculina varia entre sociedades e indivíduos. Para provar sua virilidade, o homem, com frequência, manifesta brutalidade e tem reações rápidas e agressivas. Não há dúvidas de que um grande número de mulheres teme o estupro.

Há quem trate o estupro como uma "brincadeira"

Um dos casos de estupro que ganharam repercussão aconteceu na Índia em 2012. Uma jovem estudante foi estuprada em um ônibus por seis rapazes. Uma semana depois ela morreu. A visão do estupro como "brincadeira" tornou-se notícia internacional quando a diretora de uma escola do Quênia falou sobre a morte, na escola, de 19 meninas por meninos, quando elas resistiram ao estupro. Seu comentário absurdo, relatado na imprensa queniana e depois no *New York Times*, em 4 de agosto de 1991, foi: "Os meninos não queriam fazer mal às meninas. Só queriam estuprá-las."

Onde estupros são raros

Estupros são raros nas sociedades em que as mulheres são respeitadas e desempenham importante papel nas decisões coletivas. Homens e mulheres têm as mesmas necessidades emocionais, mas o ideal masculino das sociedades patriarcais — força, sucesso, poder — não permite ao homem satisfazer essas necessidades. Os esforços exigidos dos homens para se adequarem ao ideal masculino provocam angústia, medo do fracasso e comportamentos compensatórios potencialmente perigosos. Ao que tudo indica, o fim da violência sexual está diretamente relacionado ao fim da ideologia de dominação e ao retorno da relação de parceria entre homens e mulheres.

PEDOFILIA

No direito

A pedofilia é definida como distúrbio mental, e geralmente se refere à predisposição do adulto a procurar parceiros sexuais pré-púberes — menores de 13 anos. As vítimas, em alguns casos, são bebês de poucos dias ou meses. Não existe no direito brasileiro uma forma de tipificação para o indivíduo pedófilo, sendo ele enquadrado no artigo 217-A do Código Penal caso cometa o crime de estupro de vulnerável.

No seio da família

Quando ocorre no seio familiar — o pedófilo, na maioria das vezes, é pai ou padrasto —, o processo é bastante complexo. A família costuma se dividir entre os que acusam o pedófilo e os que acusam a vítima, culpando-a de provocação do abuso. As consequências emocionais para a criança são bastante graves, podendo torná-la insegura, culpada, deprimida, com problemas sexuais e problemas nos relacionamentos íntimos na vida adulta.

Pedófilos na história

Pedófilos não são extremamente comuns, embora existam sinais de sua atividade no correr dos séculos. É sabido que várias pessoas famosas faziam parte desse grupo. Lewis Carroll, autor do clássico literário *Alice no País das Maravilhas*, talvez seja alegadamente o caso mais famoso deles. Carroll fotografava meninas, mas não houve queixa de que tenha tentado contato sexual com nenhuma delas. Por causa do estigma social ligado a uma prática sexual entre adultos e crianças, a maior parte dos pedófilos esconde seu desejo, já que eles podem enfrentar a prisão por sua conduta sexual.

O escândalo do clero

A regra eclesiástica que estabelece a castidade dos membros da Igreja, aliada ao fato de padres atuarem na educação de crianças e adolescentes nos colégios católicos, criou uma bomba de efeito retardado. Na França, mais de 216 mil menores de idade foram vítimas de abusos sexuais cometidos por padres e religiosos da Igreja Católica desde 1950, aponta um relatório divulgado em novembro de 2021. Esse número sobe para 330 mil se forem considerados também os laicos que trabalharam nas instituições católicas, segundo o levantamento feito por Jean-Marc Sauvé, presidente da Comissão Independente sobre os Abusos Sexuais na Igreja.[127]

O fardo das vítimas

As pessoas que foram sujeitas à pedofilia se organizaram como RSVP — Rede dos Sobreviventes Vítimas de Padres. Elas consideram modesto o número de vítimas levantado no relatório. Durante anos, a cúpula da Igreja Católica norte-americana tentou esconder a realidade, mas, após as primeiras denúncias, o escândalo veio à tona. As vítimas de carícias sexuais na infância costumam romper o silêncio, em média, quando chegam a idade de 44 anos, segundo a RSVP.

Admitindo o problema

O arcebispado de Boston, nos Estados Unidos, onde o escândalo dos padres pedófilos veio à tona, revelou que 162 de seus sacerdotes foram acusados de agressão sexual. Sete deles foram responsáveis sozinhos por mais de quatrocentos casos de abusos sexuais. O cardeal Bernard Law foi obrigado a se demitir, em 2002, após encobrir os escândalos por anos a fio, apenas transferindo acusados de uma paróquia para outra. A arquidiocese de Boston pagou, em 2003, o equivalente a cem milhões de dólares em compensações a vítimas de abusos sexuais, e ainda vai desembolsar mais 120 milhões aos fiéis que sofreram abusos sexuais por parte de padres no Estado de Kentucky, também nos Estados Unidos. Trata-se do maior acordo já obtido até hoje nesse escândalo.

Uma questão global

O clero norte-americano não está sozinho na berlinda da pedofilia religiosa. O seminário austríaco de Sankt Pölten, situado a oitenta quilômetros de Viena, revelou-se um antro de pedofilia extremamente requintado. Em novembro de 2003 foram encontradas cerca de quarenta mil fotos pornográficas, de caráter pedófilo ou zoófilo, em computadores de padres da instituição. A imprensa se referiu ao caso como Sodoma e Gomorra no seminário, ou ainda Crepúsculo de Deus em Sankt Pölten. A revista *Profil* publicou fotos de dois responsáveis pelo seminário praticando relações homossexuais com alunos. O diretor, Ulrich Kuechl, e seu adjunto, Wolfgang Rothe, se demitiram de suas funções após as acusações de manterem relações sexuais com seminaristas.

A condenação não acontece em todas as culturas

Ouvir relatos de prazer sexual obtido pelo contato com os animais geralmente causa repulsa nas pessoas. Os incas puniam essa prática com o enforcamento, mas existem algumas sociedades em que a bestialidade não é condenada. Entre os ijós, da África, os jovens tinham contato com animais como parte do ritual masculino: todo menino deveria copular com sucesso com um carneiro, especialmente selecionado. Vários idosos faziam um círculo e ficavam em volta, testando seu desempenho. No Ocidente, muitos adolescentes que vivem no campo fazem sexo com vacas, éguas ou mulas.

NECROFILIA

Necrofilia é a atração sexual por cadáveres. Trata-se de uma parafilia rara cuja prática é mais comum durante as guerras. Os soldados vencedores praticavam, na campanha marroquina de 1919, sexo anal com moribundos e com cadáveres recentes para aproveitar os espasmos que ocorrem durante a morte. O historiador grego Heródoto (484-425 a.C.) conta que as mulheres egípcias de grande beleza só eram entregues aos embalsamadores após três dias de mortas, para evitar a violação.

VIOLÊNCIA SEXUAL DOMÉSTICA

É dessa forma de violência que as mulheres têm mais dificuldade de falar, e, no entanto, ela está muitas vezes presente. A violência sexual abrange um espectro bastante amplo, que vai do assédio sexual à exploração sexual, passando pelo estupro conjugal.

O efeito da violência sexual

Em um estudo realizado na França, com uma amostragem de 148 mulheres vítimas de violência perpetrada pelo parceiro que foram objeto de decisão judicial, 68 por cento das vítimas interrogadas relatavam ter sofrido, além de pancadas e ferimentos, violência sexuais conjugais, e as mulheres sexualmente agredidas apresentavam, significativamente, mais sintomas psicológicos pós-traumáticos que as que haviam sofrido apenas violência física sem componente sexual.[128]

Sexo sem desejo

A violência sexual tem duas formas de se manifestar: pela humilhação ou pela dominação. É um meio de sujeitar o outro que não tem nada a ver com o desejo: é simplesmente, para o homem, um modo de dizer: "Você me pertence."

Obsessão pela virgindade

Os tempos são outros, novos valores surgiram, mas o longo período de submissão ao homem deixou marcas profundas na mulher. Muitas não conseguiram desistir da ideia de que só tendo o domínio da satisfação sexual masculina podem ter benefícios. Até algumas décadas atrás, a obsessão das mães pela virgindade das filhas se devia justamente a isso. Para garantir que o noivo não escapasse de se tornar marido, as moças não deveriam ter, em hipótese alguma, relação sexual antes do casamento. "Que motivo, afinal, ele terá para se casar depois?" É evidente que, sem perceber, elas aceitavam como natural que se fizesse uso do próprio sexo como chamariz para atingir um objetivo.

Virgindade e violência

Em 2017, em São Paulo, um pai que espancou a filha de 13 anos com um fio elétrico após descobrir que a adolescente tinha perdido a virgindade com o namorado foi inocentado. Para o juiz, o progenitor quis apenas corrigir a garota. Os golpes deferidos com o cabo de uma TV geraram oito lesões de até 22 centímetros nas costas da vítima.

Proibido verificar o hímen

O rapper norte-americano T. I. causou polêmica ao anunciar que leva a filha, uma vez por ano, ao ginecologista para "verificar seu hímen", e que o médico lhe entrega o resultado rapidamente. A deputada democrata do Estado de Nova York Michaelle Solages diz estar pressionando pelo projeto de lei para erradicar a prática. Com sua aprovação, seria proibida a prática de verificar se o hímen de uma mulher foi rompido, a fim de determinar se ela teve relações sexuais.

Mercadoria valiosa

Mas a violência diante da ausência da virgindade da mulher tem uma história. Com o sistema patriarcal, surgido há cinco mil anos, a sexualidade feminina passou a ser controlada para garantir a paternidade, além do fato de que uma virgem era uma mercadoria valiosa. Recatada, daria ao homem filhos legítimos que lhe assegurariam a futura mão de obra.

Quando a mulher era uma mercadoria

Um homem que fizesse sexo com uma moça solteira e virgem, se descoberto, deveria indenizar o pai da moça em dinheiro. Quando havia a exigência legal de que ele desposasse a moça, o único objetivo era proteger a economia masculina. A jovem se tornou mercadoria sem valor, e não seria justo sobrecarregar o pai com ela; o homem que causou a perda deveria adquiri-la.

Redes de proteção

Grupos feministas construíram potentes redes de proteção em todo o país para que nenhuma mulher se sinta sozinha caso venha a sofrer violência sexual. Sites como o www.mapadoacolhimento.org e a Rede de Feministas Juristas (https://www.defemde.ong.br/) conectam mulheres que sofreram violência de gênero a psicólogas e advogadas dispostas a ajudá-las de forma voluntária. Mexeu com uma, mexeu com todas!

ASSÉDIO SEXUAL

Pressão por intimidade

Uma das formas de assédio sexual, de que mulheres são vítimas em todo o mundo a qualquer momento histórico, é a pressão que homens exercem, por constrangimento sexual, sobre mulheres que dependem de alguma decisão sua. Em troca de não serem molestadas com a demissão de atividades empregatícias ou outras dependências, muitas delas cedem. A lei contra esse tipo de crime foi criada nos

Estados Unidos nos anos 1970 e chegou ao Brasil em 2001, pelo artigo 216-A do Código Penal. A variedade de formas pelas quais isso ocorre é grande, mas o que caracteriza esse delito é, principalmente, a existência de diferença hierárquica e constrangimento da vítima.[129]

A violenta tradição de poder usufruir da mulher

O que hoje chamamos de "assédio" é a continuidade "sutil" da histórica prática de homens que tenham algum poder sobre as mulheres. Desde a Antiguidade, elas pertenciam a algum homem. Inicialmente, ao pai; depois, ao marido; e, dependendo do status social, a um patrão. Mas não só isso. Os impérios, como o romano e tantos outros, ao tomar uma região com seus exércitos, escravizavam os homens e estupravam as mulheres. Uma forma de assédio sem sutileza alguma.

A mulher como objeto a ser estuprado

A história humana, desde os registros que temos da Antiguidade, considera a mulher um objeto simbólico do prazer e da reprodução. Na Grécia Antiga, isso era teatralizado pelo casal e sua família. Havia uma imitação de rapto da noiva. Também na antiga Roma, o cortejo nupcial arrancava a noiva de sua mãe. Filhas de reis persas e gregos eram raptadas, o que provocou uma histórica inimizade entre esses povos. Os deuses, com características humanas da mitologia grega, sendo Zeus o mais absoluto deles, efetuaram 17 raptos de mulheres que estão registrados em obras da Antiguidade. O estupro é, até hoje, um mito que deve ser afastado das práticas contemporâneas.[130]

Eu mando, você obedece...

Apesar de ser crime, definido no artigo 216-A do Código Penal, o assédio dentro das empresas é bastante comum no Brasil e em todo o mundo. Muitas das mulheres que cedem a essas pressões dependem dos empregos, postos sob ameaça caso se recusem a ceder às investidas de um superior hierárquico para alimentar seus filhos. O que está por trás desses dramas é o constrangimento patriarcal que ainda é a base de nossa sociedade.[131]

Movimento #MeToo ainda é censurado na China

Não tem sido fácil a vida das ativistas do #MeToo na China. Nos *campi* universitários, as mulheres conseguiram denunciar acadêmicos chineses, que inclusive perderam seus cargos por envolvimento em crimes sexuais. As notícias de violência sexual, porém, são filtradas pela censura do governo. Ainda assim, um caso rumoroso de abuso sexual chegou à Corte de Justiça em 2021. Zhou Xiaoxuan havia acusado um famoso âncora da TV de beijá-la e apalpá-la à força quando ela trabalhava como estagiária na estação, três anos antes. Suas denúncias provocaram uma avalanche de testemunhos similares nas redes, mas, mesmo assim, um Tribunal de Pequim decidiu que não havia provas suficientes contra o âncora.[132]

Homossexuais também são vítimas

Para protegê-los, o Grupo Gay da Bahia criou o ABC dos Gays, uma cartilha com orientações para que eles não sejam estuprados e assassinados. Sim, porque nas últimas décadas milhares de homossexuais foram assassinados no Brasil, vítimas da homofobia. Nos dez capítulos do guia são citados os cuidados a serem tomados para que não se tornem vítimas durante o prazer.

CORPO DE ALUGUEL

Prazer sem cobranças

Com a liberação sexual dos anos 1960, supunha-se que a prostituição estivesse com os dias contados. Mas ela aumentou e se sofisticou. O fato de hoje as mulheres exigirem mais prazer faz com que o homem se sinta avaliado, julgado na sua competência nessa área. Quando paga uma mulher para fazer sexo, ele se sente livre de qualquer outro tipo de dívida. Não precisa se preocupar com o que a mulher deseja, ou corresponder às suas expectativas. Não há cobrança, não é preciso se preocupar com o desempenho e com avaliação, não interessa se é ou não bom de cama, se seu pênis é pequeno ou fino, se a ejaculação foi precoce ou se a parceira teve ou não orgasmo.

Primeiros registros históricos da prostituição

A mais antiga das profissões, como atesta a sabedoria popular, pode ser identificada pela primeira vez em registro textual na *Epopeia de Gilgamesh*, obra localizada na Suméria, sul da Mesopotâmia, datada de 2000 a.C. Na época, a prostituta citada era a deusa Ishtar, que, segundo o texto épico, é enviada à floresta para expulsar o selvagem Enkidu, que atormentava a região. A obra relata que os dois ficaram juntos seis dias e sete noites, ao fim das quais ele deixou de ser homem-besta. Ishtar o havia humanizado "com as artes do prazer e do amor".

Entre o amor romântico e o prazer

Até muito pouco tempo atrás, a todos os ideais do amor romântico acrescentava-se a ideia de que o casamento é para sempre. Um casamento duradouro, embora gerando muita infelicidade, era sustentado por uma divisão de trabalho entre os sexos, o marido responsável pelo trabalho remunerado e a mulher, pelo trabalho doméstico. O confinamento da sexualidade feminina ao casamento era importante como símbolo da mulher respeitável. Os homens, então, resolviam as tensões entre o amor romântico e o prazer sexual separando o conforto do ambiente doméstico da sexualidade da amante ou da prostituta.

Prostituição já foi instituição sagrada

A prostituição sempre existiu. Na Antiguidade foi uma instituição sagrada muito comum, chegando a ser exercida nos templos. Logo, a prostituição nem foi sempre tão desprezada assim. Na realidade, as prostitutas sempre foram as guardiãs da moral hipócrita da sociedade. Elas contribuíam para preservar a castidade das moças que deveriam se casar virgens e, ao mesmo tempo, preservavam a "virilidade" dos rapazes para que não chegassem virgens ao casamento. Sua contribuição para o casal era óbvia: permitia à esposa se manter "respeitável", enquanto o marido buscava a satisfação de suas necessidades sexuais, impossíveis de serem atendidas no casamento, fora de casa.

Sexo na vitrine

Prostitutas já contribuíram para manter templos

No reinado de Hamurabi (Babilônia, século VIII a.C.), a prostituta não era uma figura estigmatizada. Os templos recebiam sacerdotisas, artesãos e freiras de boas famílias, que conviviam com as prostitutas sagradas. Não se conhece com precisão a finalidade dessas prostitutas, mas elas podem ter sua origem nos rituais de fertilidade. Elas contribuíam com parte dos subsídios necessários para manter os templos. Os judeus, por sua religião, se opunham à prostituição de qualquer espécie. Seu credo monoteísta não admitia deusas, mas, na prática, o meretrício se desenvolvia na Palestina, conforme registro bíblico: "Aquele que convive com rameiras perderá sua substância." (Pr 29:3). Muitas mulheres se prostituíam para sobreviver. Viúvas ou repudiadas pelos maridos não tinham outra opção.

Prostituição no casamento

Sendo as prostitutas as guardiãs da moral sexual da sociedade, seu verdadeiro crime é revelar a hipocrisia dessa dupla moral. No dicionário encontramos a seguinte definição: "mulher que pratica o ato sexual por dinheiro". Então, quantas mulheres casadas, respeitadas e valorizadas socialmente se prostituem com o próprio marido? Quantas moças são educadas para só se casar com homens que lhes possam dar conforto e dinheiro? Nada disso é falado, tudo se passa por baixo dos panos. A prostituta é desprezada, mas a única diferença em relação a outras mulheres é o fato de as regras do seu jogo estarem explícitas. Ela não se preocupa em fingir. "Entre as que se vendem pela prostituição e as que se vendem pelo casamento, a única diferença consiste no preço e na duração do contrato."[133]

As casas de falos I

Os bordéis romanos eram adornados com falos esculpidos, sempre de bom tamanho, para que não houvesse dúvida sobre a atividade que se praticava ali. Era também indicação certa para fregueses embriagados que saíam das tabernas. Os nomes eram pitorescos, como o *Senarium Mulerium* (pequeno senado das mulheres).

As casas de falos II

Em Roma, bordéis populares, como o *Centum camarae,* chegavam a oferecer cem alcovas, como o nome indica. Foi em Roma que teve início o hábito de prostitutas atraírem os clientes nas portas, mostrando partes do seu corpo. O nome das profissionais e seu preço eram afixados em cartaz, em frente ao cubículo onde elas atendiam. Durante o trabalho, o verso do mesmo cartaz informava que ela estava *occupata*. As prostitutas usavam perucas amarelas, para não serem confundidas com moças e matronas. Para os de mais posses os prostíbulos ofereciam rapazes de aluguel.

Prostitutas e esposas

A queda do status das prostitutas, de deusas a párias, se deve à própria divisão social estabelecida pelo sistema patriarcal. A esposa ficou com a casa e as tarefas domésticas, e à prostituta restaram a rua, o prazer e o pecado. Se o homem era o chefe da família e a esposa lhe devia obediência, aquela que não tinha chefe, porque dava prazer a todos os homens, foi excluída. Viveria, doravante, à margem, amaldiçoada, mas recebendo em moeda por seus serviços. Essa divisão se deve, especialmente, às instituições religiosas e políticas controladas pelos homens.

A identificação e o lugar

A primeira segregação e identificação de profissionais do sexo data de 1100 a.C., na Assíria. Trata-se de decreto ordenando que elas usassem, "para atrair a atenção", determinado tipo de jaqueta. Estavam liberadas de usar o véu, porque este marcava a submissão da esposa a seu marido. As prostitutas que não obedecessem à nova lei seriam surradas com chibata e receberiam marca de piche em sua cabeça. O Velho Testamento localiza o espaço das prostitutas: "Ela está fora, nas ruas, e fica à espera em cada esquina..." (Pr 7:11-12). Mas os homens, embora as segreguem, não deixam de utilizar seus serviços. Mesmo com a tradição das concubinas e a submissão das esposas, os bordéis continuaram a crescer na Antiguidade.

A massificação do desejo

O Império Romano, com sua brutal desagregação humana causada pela escravidão maciça de povos colonizados, disseminou a prostituição em todos os níveis. O sexo tornou-se barato para as elites aristocráticas. As cortes de alguns imperadores se tornaram famosas pelas orgias. Data desse período o surgimento da prostituição masculina mais escancarada. Calígula (12-41 d.C.)

e depois Heliogábalo foram soberanos que usavam o serviço de homens de aluguel. O reinado de Heliogábalo foi o paraíso da prostituição, com a abertura de bordéis em toda parte, inclusive dentro do próprio palácio, onde eram promovidas festas para os amigos da corte.

A marca da infâmia

A partir do século XIII surgiram algumas marcas distintivas de locais e mulheres que se dedicavam à prostituição. A luz vermelha dos bordéis, que até hoje é utilizada em todo o mundo, e os códigos de vestimenta são desse período. A *aiguillette*, uma corda com nós que pendia do pescoço, era a marca da infâmia na França. As regiões tinham seus próprios distintivos: um nó branco em Toulouse, um lenço amarelo em Viena, a capa amarela em Zurique, uma manga de cor diferente em Nimes. Era considerado essencial diferenciar essas profissionais para que as outras mulheres não sofressem constrangimento.

O braço da lei

Foi ainda na Idade Média, em 1161, que Henrique II, rei da Inglaterra, estabeleceu o primeiro código legal das profissionais do sexo. Ficou decidido quem poderia ou não se prostituir. Às casadas, grávidas e freiras era vedada a atividade. Tornaram-se obrigatórios os exames de saúde, e as prostitutas não podiam residir no local em que trabalhavam.

Garotas e garotos de programa

A prostituta do final do século XX é conhecida como garota de programa. O que a diferencia é, em primeiro lugar, uma atuação mais sutil quanto aos seus propósitos. Ela pode ser confundida com qualquer estudante universitária, e muitas realmente são.

Eros x Tânatos

A sombra da morte, ampliada pela ameaça da sífilis, fez recair sobre as profissionais do sexo todas as amarguras e pragas, como se fossem elas as únicas causadoras do terrível mal. No século XIX, Paris e Londres assistiram à chegada de multidões de prostitutas. Calcula-se que, na Europa, a maioria tinha sífilis. Não havia problemas com as prostitutas registradas, que trabalhavam em bordéis. Essas estavam sob controle. Mas aquelas que buscavam seus clientes nas calçadas e que dependiam unicamente de seu faturamento para comer tornaram a epidemia muito séria. Em 1883 os bordéis foram proibidos em Londres, mas não a prostituição.

Prostitutas virgens

No século XIX, quando a sífilis devastava a Europa, uma crendice popular ensinava que o sexo com uma virgem poderia curar a doença. Os estupros e a compra de virgens passaram a ser comuns. Alguns prostíbulos mais organizados chegaram à sofisticação de contratar médicos, que certificavam a virgindade da moça. Havia também falsificação de virgindades, com médicos se especializando na reconstituição de himens. Em muitos bordéis, virgens profissionais eram "defloradas" várias vezes por semana. A demanda de virgens provocou outro problema: famílias pobres vendiam as próprias filhas, de 11 ou 12 anos de idade. Em Londres existiam em torno de 1.500 prostitutas com menos de 15 anos.

Prostituição homossexual I

A prostituição homossexual foi sempre violentamente reprimida, ou melhor, duplamente reprimida: em nome da homofobia — aversão à homossexualidade — e da própria prostituição. Durante a Idade Média, os homossexuais foram queimados nas fogueiras pela Inquisição, mas nenhuma repressão impediu que, alguns séculos depois, eles estivessem conquistando clientes nas ruas.

Prostituição homossexual II

No final do século XIX, em Nova York, funcionava o Golden Rule Pleasure Club, na rua 3 West, onde os interessados poderiam contratar um jovem disposto a tudo para satisfazer sua clientela. Em Paris, não era menor o movimento de homossexuais se prostituindo. O que mais irritava as conservadoras autoridades francesas era a captação de soldados para entreter homens gays endinheirados. Os rapazes da Garde Imperiale eram os preferidos desses senhores. Na atualidade, existem saunas masculinas em todo o mundo. Aí se pode encontrar homens prostitutos.

Conceito do megabordel prospera na Alemanha

Não faltam bordéis de luxo nas grandes metrópoles, seja São Paulo ou Berlim. A diferença, se for um bordel alemão, é que lá a prostituição é legalizada pelo governo. Garotas de programa que trabalham no Artemis, um megabordel em Berlim, relatam que a procura é grande justamente porque as condições de trabalho são melhores. Só para entrar o cliente paga uma taxa de oitenta euros, que cobre a utilização de todas as instalações em um complexo de 4000 m² que inclui spa, academia e piscina no telhado. Já os serviços oferecidos pelas prostitutas são negociados diretamente com as mulheres e pagos a elas, sem intervenção do estabelecimento. O sucesso desse modelo de bordel é tamanho que os empresários do ramo estão abrindo novas unidades em cidades menores da Alemanha.[134-135]

Tudo acertado pelo Zap

Os serviços oferecidos pelas garotas de programa são bem variados e atendem a diferentes vivências do prazer, como gozo facial, beijos na boca mais intensos, sexo oral com direito a garganta profunda, relação anal (muitas vezes cobrada à parte), sexo com duas ou mais mulheres, fetichismo, massagens eróticas, fantasias variadas e até "sadô suave". O recurso utilizado para atrair clientes é predominantemente o smartphone. Elas postam anúncios em sites especializados e os clientes, ao visualizarem o anúncio no celular, clicam no ícone do WhatsApp que lhes permite contatar imediatamente a jovem escolhida. Acertam, então, detalhes como o local do encontro e o valor total a ser pago, que pode incluir custos adicionais como o Uber. Importante: a maioria das garotas de programa atende também mulheres e casais.

Perseguição implacável

Nos séculos XII e XIII começou na Europa uma repressão maciça da homossexualidade, como parte de uma campanha contra heresias de toda natureza, que evoluiu até o terror da Inquisição. Penitências já não eram julgadas satisfatórias: em 1260, a França iniciou a perseguição ao estabelecer a pena de amputação dos testículos na primeira ofensa, do pênis na segunda, e da morte na fogueira em caso de terceira incidência.

I'm your private dancer...

Nas grandes cidades, bares e clubes especializados são frequentados por garotas de programa. São lugares caros, e os cachês, que são chamados de michês, também são altos. Pode custar de cem a mil dólares a saída com uma bela mulher. A valorização das garotas de programa também se dá por conta de sua imagem. Muitas participam de filmes pornográficos ou posam para sites especializados, como OnlyFans e Private, buscando ganhar mais destaque entre os clientes.

Garotos de programa I

As conquistas da revolução feminista liberaram as mulheres de preconceitos antigos contra o sexo. Um dos aspectos em que isso mudou foi a procura de garotos de programa para mulheres. Eles postam anúncios em sites se oferecendo para senhoras e casais. É possível recebê-los em casa ou num motel. O custo dos programas é próximo ao dos cachês cobrados pelas mulheres do mesmo padrão.

Garotos de programa II

Não são poucas as mulheres que gostariam de fazer sexo, mas não têm com quem. Algumas dizem ter vontade de contratar garotos de programa, mas sentem medo da força física do homem. Já ouvi várias vezes, em consultório e em palestras, que seria ótimo se existissem bordéis para mulheres, porque num lugar desses elas estariam mais seguras.

Proibições

As prostitutas, obrigadas a usar roupas especiais, eram segregadas em locais conhecidos como "zonas de luz vermelha". Na cidade de Avignon, na França, elas eram proibidas por lei de tocar em frutas e pães no mercado, para não contaminá-los. E no século XV, também na França, o rei Carlos VII reconheceu a necessidade dos serviços oferecidos pelos bordéis para jovens solteiros, e autorizou a presença dos maiores de 16 anos. Pelos regulamentos estavam excluídos os sacerdotes, homens casados, judeus e portadores de hanseníase.

O futuro do prazer remunerado

É improvável que a prostituição acabe enquanto houver o predomínio da mentalidade patriarcal. O desejo da submissão da mulher no ato sexual, que leva muitos homens a buscarem a prostituta, está ligado à estrutura autoritária da educação patriarcal. A exploração que vitimiza as mulheres ao se prostituírem torna sua atividade quase indefensável. Mas trabalhar em qualquer atividade em péssimas condições é indefensável. Ninguém diz nada contra o trabalho das operárias ou das domésticas do mundo periférico, mas o que uma prostituta ganha em algumas horas elas demoram um mês para receber.

"Puta-feminismo"

As feministas se dividem quando o assunto é prostituição. O feminismo radical (ou *radfem*) entende que a raiz de todas as opressões, o patriarcado, se legitima com a prostituição, pois esta reforça a posição da mulher na sociedade como objeto do homem e não como cidadã. Já o grupo conhecido como "Puta-feminismo" entende que a prostituição em si não é o problema, e, sim, a exploração da prostituição. Por conta disso, elas lutam por direitos trabalhistas reais para as profissionais do sexo. A ativista pioneira desse movimento foi Gabriela Leite, na década de 1980. No século XXI, o grande nome do puta-feminismo é Monique Prada, trabalhadora sexual e presidenta da Cuts (Central Única de Trabalhadoras e Trabalhadores Sexuais).

DIFICULDADES SEXUAIS

De algumas décadas para cá, as condições sociais que protegiam o desempenho sexual do homem começaram a mudar. A mulher, que antes só tinha experiência sexual com o marido, mesmo assim de forma restrita, agora exige mais prazer. O homem, então, passou a sofrer muito com sua sexualidade. O temor de não ter ereção, de ter o pênis pequeno ou fino, a ejaculação precoce, tudo isso gera insegurança. E ela será maior na medida do grau de submissão aos valores patriarcais da nossa sociedade.

AS DIFICULDADES SEXUAIS EM FASES

Não são poucas as pessoas que sofrem com a vida sexual que levam. As disfunções sexuais podem se localizar nas fases do desejo, da excitação ou do orgasmo.

Fase do desejo

Inibição do desejo sexual: em alguns casos a falta do desejo leva a pessoa a não ter interesse por sexo. Mas ela pode ter relações sexuais e ter orgasmo. Entretanto, é importante não confundir uma disfunção do desejo com o caso de mulheres que não desejam mais fazer sexo com o marido.

Sem desejo pelo marido

A inibição do desejo sexual é uma disfunção em que a mulher não busca qualquer situação sexual. Um especialista pode tratar essa disfunção com exercícios de sensibilização e com um trabalho psicológico simultâneo. Entretanto, ele deve estar atento para não confundir as coisas. É comum encontrarmos inibição do desejo sexual, em mulheres casadas, devido à falta de desejo especificamente pelo marido. Não é raro uma mulher evitar o sexo com o marido por vários anos e, ao primeiro encontro com outro homem, viver um sexo intenso, sem que isso signifique necessariamente que ela não ama seu marido.

Fase da excitação

Disfunção sexual geral: a mulher sente pouco ou nenhum prazer com a estimulação sexual. Pode até ter orgasmo, mas o contato físico lhe é desagradável. Muitas dessas mulheres consideram angustiante a experiência sexual, embora a importância dessa aversão varie.

Vaginismo e dispareunia

O vaginismo é uma disfunção sexual em que os órgãos genitais da mulher são anatomicamente normais, mas a contração involuntária da musculatura da entrada da vagina e dos músculos do ânus impedem totalmente a introdução do pênis e até de um dedo. O vaginismo atinge quatro por cento da população feminina. Quando, na penetração, a mulher sentir fortes dores, trata-se de dispareunia. A mulher pode chegar ao orgasmo com a estimulação do clitóris, mas afasta qualquer possibilidade de penetração vaginal. As causas podem ser orgânicas ou psicológicas. É fundamental que se procure um ginecologista para uma avaliação e, então, uma terapia sexual.

Disfunção erétil (impotência): é a incapacidade do homem para realizar a relação sexual de modo satisfatório, devido a dificuldades para obter ou manter a ereção rígida do pênis.

A incapacidade de obter ereção ou de manter o pênis rígido, para ser considerada impotência, deve ser um fato que se repete, e não um episódio. As causas dessa disfunção podem ser orgânicas ou psicológicas. Neste último cenário, grande parte dos casos de disfunção erétil deixará de existir quando o homem se libertar da obrigação de provar que é "macho". Pré-requisitos fundamentais são: partir para o ato sexual apenas quando existir desejo real pela parceira e não se preocupar com a ereção. Aí talvez seja possível experimentar o sexo com liberdade, simplesmente para obter e proporcionar prazer, longe de qualquer tipo de ansiedade.

Cavaleiro ressuscitado

Para o psicanalista argentino J. C. Kusnetzoff, "nenhum homem pode se conceber como tal se a ereção falha. Quando isso acontece, ele não quer ser consolado; deseja desaparecer magicamente e voltar montado no pênis ereto, como cavaleiro ressuscitado do apocalipse vivido".[136] As causas dessa disfunção podem ser orgânicas ou psicológicas, mas o medo e a vergonha de aceitá-la levam o homem a demorar em média quatro anos para buscar ajuda.

A mulher se frustra se o parceiro não tem ereção?

Geralmente, sim. Principalmente se estiver excitada, desejando concluir satisfatoriamente o ato sexual. As mulheres mais inseguras chegam a ficar indignadas. Sempre ouviram que homem não pode ver mulher nua que tem logo uma ereção. Imaginam, então, que o parceiro falhou porque não sentiu tesão suficiente por elas, e se sentem agredidas. Ficam com raiva e juram nunca mais sair com ele. Entretanto, para as mulheres mais livres e seguras, a falta de ereção eventual não representa um problema grave. Elas atendem como acidente de percurso, que pode acontecer com qualquer homem num determinado momento, e isso não prejudica a relação que está se iniciando.

Disfunção sexual também afeta mulheres

A disfunção sexual feminina é diagnosticada quando qualquer um desses sintomas causa sofrimento: (1) perda de desejo sexual, (2) excitação prejudicada, (3) incapacidade de alcançar o orgasmo ou (4) dor durante a relação sexual. Para que fique caracterizada a disfunção, é necessário que os sintomas estejam presentes por pelo menos seis meses. Os fatores que a desencadeiam têm causas diversas, como depressão, estresse, infecções vaginais e até mesmo a falta de diálogo com o parceiro sobre as preferências sexuais de cada um. É importante, portanto, que as mulheres não se culpem, pois é um problema comum que impacta quatro em cada dez adultas, segundo estudos recentes. Seja de origem física ou psicológica, a disfunção deve ser investigada e tratada.[137-138]

Círculo vicioso

Quando o homem não consegue ter ereção, o pavor de um novo fracasso pode criar um círculo vicioso. Se ele fica ansioso durante o ato sexual, são liberadas substâncias como a adrenalina, que afeta o funcionamento do seu sistema nervoso autônomo. Isso leva à contração dos vasos sanguíneos, impedindo o fluxo de sangue para o pênis, o que torna difícil obter ou manter a ereção. A preocupação com o desempenho acaba, então, ocasionando a impotência ou até mesmo fazendo o homem desistir antes do tempo, antecipando essa possibilidade.

Fase do orgasmo

Anorgasmia: é a mais frequente das disfunções sexuais femininas. Há 25 por cento de mulheres orgásticas e 75 por cento de mulheres que apresentam algum tipo de dificuldade em alcançar o orgasmo.

Ejaculação precoce: essa é a mais comum das disfunções sexuais masculinas. Ela faz com que o homem seja incapaz de exercer controle sobre seu reflexo ejaculatório. Quando excitado, atinge o orgasmo rapidamente.

O estresse decorrente da ejaculação precoce

Na ejaculação precoce não há controle sobre o reflexo ejaculatório; o homem não percebe as sensações que anunciam o orgasmo. O resultado final é nenhum prazer e um profundo estresse, sem contar a culpa por ter gozado mais rápido do que gostaria.

Considera-se que o controle ejaculatório está estabelecido quando é possível tolerar, durante o tempo que se quiser, um nível elevado de excitação, sem ejacular por reflexo.

Ejaculação retardada: é uma inibição específica do reflexo ejaculatório. Um homem com essa disfunção responde aos estímulos sexuais com sensações eróticas e ereção firme. Geralmente consegue ejacular se masturbando. Exame médico especializado e a terapia sexual são indicados para o tratamento desta e de outras disfunções sexuais.

A SAÚDE DO CORPO

As doenças causadas pelas relações afetivo-sexuais passaram a ser chamadas de ISTs — infecções sexualmente transmissíveis. Há várias formas de relacionamento sexual e em qualquer delas podemos contagiar ou ser contagiados por ISTs. Por isso, é importante conhecer os sinais e sintomas, para procurar ajuda em tempo. Só os profissionais de saúde são capazes de identificar corretamente cada doença e indicar o tratamento adequado.

AIDS

No início da década de 1980, era regra falar de forma bem próxima ao pânico a respeito de uma nova doença que matava, que era propagada na comunidade gay, um "câncer gay" e tal. "Como quase tudo que envolve a sexualidade humana, trouxe uma mexida na sociedade mundial. Aos poucos vimos que não era só isso e passamos a travar uma batalha diante de uma IST que acometia a todos independentemente de qualquer natureza. Consideremos um fato na cronologia médica este evento que acabamos de descrever. E antes? Quantos não adoeceram e morreram de sífilis no século passado? E ainda hoje, por incrível que pareça, algumas pessoas ainda não se tratam diante de tais patologias, muito por desinformação ou, pasmem, por vergonha de procurar um profissional de saúde com recursos resolutivos quase imediatos aos problemas."[139]

A aids enfraquece o sistema imunológico

A aids, sigla em inglês para a síndrome da imunodeficiência adquirida (*acquired immunodeficiency syndrome*), é uma doença do sistema imunológico humano resultante da infecção pelo vírus HIV (vírus da imunodeficiência humana — da sigla em inglês). A aids se caracteriza pelo enfraquecimento do sistema imunológico do corpo, o que torna o organismo mais vulnerável ao aparecimento de infecções oportunistas, que são doenças que normalmente o corpo humano controla, mas que, na presença do HIV, se manifestam com maior frequência e gravidade. O vírus causador da aids está presente no sangue, no sêmen, na secreção vaginal e no leite materno. A infecção pode ser transmitida por meio de sexo sem camisinha (vaginal, anal ou oral) ou por meio do contato com sangue ou alguns fluidos corpóreos.

Fanatismo religioso

Em 1981, quando a aids veio a público, grupos religiosos e os fanáticos de sempre atribuíram a enfermidade a uma vingança de Deus contra os homossexuais. A síndrome da imunodeficiência adquirida logo se tornou célebre pela visibilidade de suas vítimas. Artistas de vários segmentos caíram atingidos pela nova praga. Os "desajustados" de todos os calibres se tornaram alvo da mídia. Atores, esportistas, estilistas foram perecendo, destruídos pela nova síndrome.

AVANÇOS NO COMBATE À AIDS

Carga viral indetectável

O tratamento antirretroviral tem se mostrado muito eficaz nas últimas décadas. A maioria das pessoas que vive com HIV e segue o tratamento adequado consegue atingir o estágio da "carga viral indetectável", quando a quantidade de vírus é inferior a quarenta cópias por mililitro de sangue e não é mais detectável por testes laboratoriais. Uma pessoa com carga viral indetectável tem vida normal, pois o HIV fica confinado a certos órgãos, sem circular na corrente sanguínea. Assim, o risco de infecções é infinitamente baixo e a pessoa pode não transmitir o vírus sexualmente. Porém, o uso de proteção individual com preservativos, independentemente da carga viral, é indispensável.

A prevenção não se limita à camisinha

O principal meio de prevenção contra o HIV é o uso do preservativo durante toda a relação. Mas não para por aí. O gel lubrificante também é muito importante, porque facilita a penetração ao diminuir o atrito, evitando as microfissuras na mucosa do ânus, vagina ou pênis. Essas fissuras são a porta de entrada para microrganismos transmissores do HIV e de várias infecções sexualmente transmissíveis. Além disso, já existe uma profilaxia pré-exposição ao HIV (PrEP), que consiste em tomar um comprimido diário que contém duas medicações (tenofovir e entricitabina) preventivas contra a infecção pelo HIV. Os principais públicos para o PrEP são homens cis gays; homens que fazem sexo com homens (HSH); pessoas trans; pessoas que possuem pênis; profissionais do sexo; e parcerias sorodiferentes (quando uma pessoa está infectada pelo HIV e a outra não).

PEP (profilaxia pós-exposição ao HIV)

Neste caso, trata-se de três medicamentos antirretrovirais, isto é, anti-HIV, que devem ser tomados uma vez ao dia pelos 28 dias seguintes ao contato com o vírus, seguindo acompanhamento médico. São eles: tenofovir, lamivudina e dolutegravir, todos disponíveis gratuitamente pelo Sistema Único de Saúde (SUS). Essa medida é de extrema importância e deve ser orientada por médicos, uma vez que traz alguns efeitos colaterais que devem ser acompanhados. Profissionais de saúde que se acidentam com agulhas, pessoas que têm relação sexual desprotegida e vítimas de estupro são amplamente beneficiados com essa profilaxia.

OUTRAS INFECÇÕES SEXUALMENTE TRANSMISSÍVEIS

Sífilis

Durante muito tempo a sífilis, infecção bacteriana geralmente transmitida pelo contato sexual, devastou amantes indefesos de todas as classes sociais. A humanidade não dispunha de qualquer técnica para se precaver contra as infecções contagiosas causadas pelas relações sexuais.

Estágios da sífilis

Essa IST desenvolve-se em três estágios, e os sintomas variam conforme cada um. A primeira etapa envolve uma ferida indolor na genitália, no reto ou na boca. Essa ferida tem um aspecto limpo, pouco assustador, e, como não dói, induz o paciente a prorrogar ao máximo a ida ao médico. E aí está maior risco: a ferida desaparece, e na mente do leigo vem o pensamento "Ufa, ainda bem que não fui ao médico e não precisei passar por esse constrangimento." Após a cura da ferida inicial, a segunda fase é caracterizada por uma irritação na pele que se assemelha a uma alergia mal definida. Depois não há sintomas até a fase final, que pode ocorrer anos mais tarde. A fase final pode resultar em danos para cérebro, para os nervos, olhos ou para o coração, com uma evolução irreversível que pode levar à morte. A sífilis é tratada com antibióticos, e os parceiros sexuais também devem ser tratados. É muito comum em populações com condições de vida precárias, mas o controle é feito facilmente com medidas sanitárias e tratamento acompanhado por um médico.

Cancro mole

Caracteriza-se pelo aparecimento, nos órgãos genitais, de vesículas que vão se enchendo de pus e se transformam em feridas, que passam a purgar abundantemente. Ao contrário do que ocorre com o cancro duro (a sífilis), as ulcerações causadas pelo cancro mole costumam ser dolorosas e aparecem em lesões múltiplas. Essa IST é causada por uma bactéria denominada *Haemophilus ducreyi*.

Linfogranuloma venéreo

Doença infecciosa de transmissão exclusivamente sexual, conhecida popularmente como "mula". Caracteriza-se pela presença de um bubão ou inflamação inguinal, com período de incubação entre três e trinta dias. A evolução da doença ocorre em três fases: lesão de inoculação, disseminação linfática regional e sequelas.

Gonorreia

Doença infectocontagiosa de transmissão predominantemente sexual. "Muitos dos sessentões e cinquentões de hoje lembram-se das medidas caseiras para evitar a gonorreia, blenorragia, aquela secreção uretral. Era quase um prêmio para a molecada da época. Solução simples que dava orgulho aos pais levarem os filhos vitoriosos para tomar aquela injeção dolorosa na bunda. Cabia comentário com os amigos no chopp... Hoje a incidência diminuiu, porém a importância não. Para meninos, pouca repercussão, mas pras meninas é juntamente com a clamídia o maior agente das Doenças Inflamatórias Pélvicas (DIP), responsáveis por múltiplos sintomas chegando à obstrução de trompas e infertilidade. A injeção na bunda faz parte do passado... resolvemos com um comprimido e fim."[140]

Tratamento da gonorreia

A gonorreia é encontrada no mundo inteiro e talvez seja a mais antiga das infecções sexualmente transmissíveis conhecidas. Geralmente o tratamento é simples e eficaz. Contudo, se a doença não for tratada de forma adequada, as consequências podem ser muito graves — esterilidade, doença inflamatória pélvica nas mulheres e abortamento em gestantes. Como acontece com as demais ISTs, a gonorreia também facilita muito a aquisição e a transmissão da infecção pelo HIV.

Condiloma acuminado

Uma IST causada pelo papiloma vírus humano (HPV). Provoca o aparecimento de verrugas e/ou inchaços rosados e úmidos, que formam, na pele dos órgãos genitais, superfície semelhante a uma crista de galo. O câncer do colo do útero é causado principalmente pela infecção persistente por alguns tipos de HPV. O condiloma acuminado pode aparecer também no ânus e no reto. A evolução é lenta, portanto a prevenção médica é essencial. Existem vacinas que devem ser tomadas na adolescência, antes do início da vida sexual, porém o custo é elevado.

Herpes genital

Virose transmitida predominantemente pelo contato sexual (inclusive orogenital), com período de incubação de três a catorze dias, no caso de primoinfecção sintomática; a transmissão pode se dar também pelo contato direto com lesões ou objetos contaminados. Caracteriza-se pelo aparecimento de lesões vesiculares que, em poucos dias, transformam-se em pequenas úlceras. Não há tratamento, pois o vírus fica inoculado nos gânglios do hospedeiro, podendo se reativar a qualquer momento, principalmente quando há uma baixa imunológica. Existem medicamentos para controle das lesões que aparecem, e alguns podem também prevenir ou estender a ocorrência de recidivas.

Tricomoníase

Infecção sexualmente transmissível causada pelo *Trichomonas vaginalis*. Diferente de possíveis infecções que podem acometer o casal, causadas por microrganismos que habitam a microbiota da mulher, como a Candida e a Gardnerella, esse protozoário é levado para o ambiente vaginal. Normalmente provoca um quadro de vaginite na mulher e de uretrite no homem. Discute-se ainda se a infecção só é transmissível por contato sexual ou se pode ocorrer por outros mecanismos. Mais um problema que resolvemos somente com um remedinho oral. O médico deve ser consultado.

Observação: este capítulo teve como consultores os médicos ginecologistas-obstetras Arthur Bastos e Carlos Olyntho Resende.

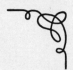

PARTE IV
ORGASMO

Os gregos o chamavam de *orgasmós*, algo como ferver de ardor. Os franceses o chamam de *la petite mort* (a pequena morte), aludindo à profundidade da experiência de ter um orgasmo. Perda momentânea da consciência, que pode durar até um minuto e meio; alterações neuromusculares e endócrinas; vasodilatação generalizada; aumento da frequência cardíaca e da pressão arterial; contrações musculares dos membros inferiores, do assoalho pélvico e circunvaginais; rubor. Isso é o orgasmo. Todas essas sensações vividas ao mesmo tempo. O orgasmo é o prazer físico mais intenso que um ser humano pode experimentar. O termo é usado tanto para o prazer masculino quanto para o feminino, mas é grande o número de mulheres que o desconhecem.

O PRAZER PROIBIDO

A obsessão da Igreja pelo sexo

A Igreja da Idade Média só isentava de pecado o ato sexual no casamento se não houvesse prazer entre o casal. O homem que desejasse a esposa estaria cometendo um verdadeiro adultério. Se para o homem era assim, imagine para a mulher, com o orgasmo desvinculado da procriação! Nos séculos seguintes, a condenação da prática carnal pela Igreja continuou intensa. Desenvolveu-se uma ideologia potente de negação do sexo, uma obsessão por superar o apetite sexual. Para os seus defensores, a sexualidade representava um perigo gravíssimo e um defeito fatal; eles encaravam a virgindade como algo que se opunha à sexualidade e o vencia, e infelizmente não conseguiram perceber que a renúncia não afasta nem anula o desejo.

Não basta qualquer orgasmo

Hoje sabemos a importância do sexo frequente para a saúde física e mental, bem como para evitar as neuroses. Reich, a partir da observação de seus pacientes, concluiu que aqueles que passavam a estabelecer relações sexuais mais prazerosas apresentavam melhoria do quadro clínico. Foi com base nesses estudos que Reich desenvolveu a teoria do orgasmo, segundo a qual somente a satisfação sexual intensa consegue descarregar a quantidade de libido necessária para evitar a formação de acúmulo de energia, gerador da neurose.[141]

Orgasmo é coisa do diabo, diziam os inquisidores

O livro *O martelo das feiticeiras* afirma que o diabo é um espírito imundo que só pode chegar pelo corpo, mais precisamente pelos órgãos sexuais da mulher. Seus autores citam principalmente aquelas mulheres "que têm o imundo orgasmo", porque "uma mulher só pode ter o orgasmo, uma coisa proibida por Deus, se ela copulou com o diabo".[142] Essa repressão do prazer não deixaria as mulheres incólumes. Mesmo com toda a liberação das últimas décadas, metade das mulheres tem dificuldade para atingir o orgasmo.[143]

Eva incriminada injustamente

Eva nunca poderia imaginar que, tanto tempo depois do episódio da maçã, ela seria uma das causas da ausência de orgasmos para um grande número de mulheres. Tertuliano, que costuma ser chamado de "um dos pais da igreja cristã", no século II acusou as mulheres: "E você não sabe o que é uma Eva? A sentença de Deus sobre esse seu sexo subsiste até essa era; a culpa também deve subsistir. Você é o caminho da entrada do diabo... o primeiro desertor da lei divina; você foi quem persuadiu aquele a quem o diabo não foi suficientemente valente para atacar. Você destruiu com tanta facilidade a imagem de Deus, o homem. Por causa de seu demérito até mesmo o Filho de Deus teve de morrer." E as mulheres tentaram se defender das acusações sofridas por quase dois mil anos. Em alguns cartazes das manifestações femininas da década de 1960, estava escrito: "Eva foi falsamente incriminada".[144]

Origem grega

Os antigos gregos foram a primeira cultura ocidental que conhecemos a aplicar método na busca do prazer. "É na língua grega que vemos o primeiro uso sexual da palavra *orgasmus*, significando 'inchar como se úmido, estar excitado ou desejante'. A busca do prazer em si, um traço de civilização negligenciado, mas definidor, é visto no entusiasmo dos gregos pelo teatro, arte, comédia, esporte — e pelo sexo. 'Que haja toques lascivos primeiro, e jogos antes do trabalho', reza um dito anônimo do século V a.C. Um dos muitos papéis do deus grego Mercúrio/Hermes era ser o deus da masturbação."[145]

A questão do prazer diante de Deus

Um conhecido clérigo, Tomás Sanchez, escreveu no século XVII que qualquer pessoa que sentisse a iminência de um orgasmo fora do sexo conjugal deveria ficar deitada e imóvel, evitar toques genitais, fazer o sinal da cruz e rezar fervorosamente a Deus para que não lhe permitisse escorregar para o prazer orgástico. Mas se, ao fazer sexo com uma prostituta, o homem se retira antes da ejaculação, considera-se que está arrependido e não pecou contra as leis de Deus. Já o dissidente Martinho Lutero (1483-1546) lutou contra o ódio católico ao gozo. Ele acreditava que os impulsos sexuais eram naturais e irreprimíveis, que o celibato tinha sido uma criação do demônio e que os padres deviam se casar.[146]

O incontrolável impulso

O chamado período vitoriano, no Reino Unido, quando a rainha Vitória imperava (1837-1901), foi marcante, entre outros aspectos, pela repressão sexual da mulher, na mesma medida em que enaltecia a suposta superioridade do homem. Havelock Ellis, médico incensado por sua visão da sexualidade, afirmava que a mulher era "naturalmente inclinada ao desejo e a ter mais orgasmos do que homem, se lhe fosse dada a chance".[147]

Filme de terror I

O *Tratado sobre a impotência e a esterilidade no homem e na mulher*, escrito pelo Dr. Roubaud em 1855, coloca o orgasmo em termos catastróficos: "No orgasmo a circulação se acelera; os olhos, violentamente injetados, se tornam esgazeados; a respiração, ofegante e entrecortada... Os membros, tomados por convulsões e às vezes por cãimbras, agitam-se em todos os sentidos ou se estendem e se enrijecem como barras de ferro; os maxilares cerrados fazem ranger os dentes, e algumas pessoas levam tão longe o delírio erótico que, esquecendo o companheiro de sua volúpia, mordem até sangrar um ombro que ali ficou incautamente abandonado. Esse estado frenético, essa epilepsia e esse delírio geralmente duram pouco. No entanto, bastam para esgotar as forças do organismo." A descrição desse "filme de terror" era para ninguém nem querer mais pensar no assunto.

Filme de terror II

Na era vitoriana, sobretudo depois que a rainha Vitória, da Inglaterra, ficou viúva, em 1861, a repressão sexual se intensificou. O prazer sexual das mulheres era inaceitável. A falta de desejo era um importante aspecto da feminilidade. O ponto de vista oficial da época foi bem expresso pelo médico Lorde Acton, que escreveu: "Felizmente para a sociedade, a ideia de que a mulher possui sentimentos sexuais pode ser afastada como uma calúnia vil."[148]

O orgasmo feminino entra em cena

O orgasmo feminino começou a ser admitido com muita cautela. A mulher que gozava sem amor era tida como ninfomaníaca, ao passo que o homem casado que frequentava os bordéis era considerado normal. A sexualidade humana foi, então, elevada a ramo legítimo das ciências humanas. Os estudos de Wilhelm Reich (*A função do orgasmo*, 1927), Alfred Kinsey (*Comportamento sexual do homem*, 1948) e Masters e Johnson, que em 1950 observaram pela primeira vez os aparelhos genitais masculino e feminino durante o ato sexual, e em 1966 publicaram *A conduta sexual humana*, lançaram luz sobre o erotismo.

Teoria do orgasmo

O psicanalista austríaco Wilhelm Reich (1897-1957) argumentou que era a total inaptidão dos neuróticos para descarregar a energia sexual, de maneira completa e satisfatória, durante o orgasmo que criava a obstrução de energia que mantinha viva a neurose. Até então muitos psicanalistas acreditavam que se o homem tivesse ereção e realizasse o ato sexual, já seria suficiente. Um distúrbio só seria identificável no homem que não conseguisse ereção, ou na mulher com ausência de orgasmo. Reich pôs em questão a normalidade de grande parte daquilo que passa pelo sexo normal. Com base nisso, ele desenvolveu a teoria do orgasmo, segundo a qual somente a satisfação sexual intensa consegue descarregar a quantidade de libido necessária para evitar a neurose. Para Reich, o homem civilizado típico é reprimido sexualmente e só experimenta libertações parciais de tensão, que se assemelham ao orgasmo, o que a maioria das pessoas nem faz ideia do que seja.[149]

A transformação das mentalidades

Agora a mulher insatisfeita e o homem com problemas de ereção, com ejaculação precoce ou impossível vão consultar o sexólogo. "No plano ético, ele coloca e define uma norma simples: o imperativo orgásmico, isto é, um contrato sexual recíproco do gozo que inaugura uma democracia sexual. No plano técnico, ele ensina ao paciente a autodisciplina orgásmica."[150]

O primeiro cientista a reconhecer o prazer da mulher

Cláudio Galeno, médico e filósofo romano do século II, foi um dos primeiros cientistas a admitir que a mulher tivesse prazer no sexo e chegasse ao orgasmo com a masturbação. Ele defendia que freiras e viúvas se autoestimulassem, lutando contra a frustração erótica de suas condições. Antes dele, não se imaginava que a mulher pudesse ter prazer sozinha.[151]

A RESPOSTA SEXUAL HUMANA

Masters e Johnson I

Para os pesquisadores William Masters e Virginia Johnson, as dificuldades sexuais têm origem psicológica, mas outra parte reflete as bases biológicas das sensações e respostas sexuais. Esses componentes da função sexual estão bastante interligados, um influenciando o outro. Na década de 1960, essa dupla de cientistas, partindo de um pioneiro estudo de laboratório, permitiu a compreensão da fisiologia da resposta sexual humana.

Masters e Johnson II

Eles examinaram detalhadamente 382 mulheres e 312 homens em mais de dez mil episódios de atividade sexual. Isso possibilitou que reunissem grande quantidade de informações inéditas sobre os processos físicos e as manifestações de excitação durante vários tipos de estimulação sexual. Criaram, então, um modelo de quatro estágios para descrever e explicar as mudanças fisiológicas naturais. Suas conclusões, resumidas neste capítulo, são fundamentais para a compreensão do nosso comportamento sexual.[152]

A resposta em quatro estágios

Com base em seus estudos, Masters e Johnson formularam a teoria segundo a qual a resposta sexual ocorre em quatro estágios: excitação, platô, orgasmo e resolução. Cada estágio é acompanhado por várias alterações corporais: sensações visuais, sonoras, auditivas, na pele, nos músculos, que atuam juntas nas proximidades e durante um orgasmo. Os menores movimentos podem mudar todo o cenário sensorial, além da emoção que acompanha tudo isso. Portanto, não há dois orgasmos iguais. Eles podem variar de uma banalidade biológica a uma sensação maravilhosa de êxtase, que faz tudo em volta brilhar.

Quando o tamanho do pênis tem pouca utilidade

Como a mulher demora três vezes mais que o homem para chegar ao mesmo nível de excitação que ele, a fase do platô, que antecede o orgasmo, deve ser prolongada ao máximo. E aí estamos falando de carícias preliminares. O tamanho e o vigor do pênis serão de muito pouca utilidade se, da mesma forma que ocorre com o homem, não houver a ereção dos órgãos genitais femininos como pré-requisito para a penetração.

Dinâmica do orgasmo masculino

No homem, iniciam-se as contrações do pênis e dos órgãos que conduzem o líquido ejaculatório até o bulbo uretral. Em um segundo momento, ocorre a expulsão desse líquido devido às contrações dos músculos perineais e bulbocavernosos. Quando o líquido ejaculatório está sendo expulso, a uretra do pênis se contrai, assim como o ânus e os músculos do assoalho pélvico. Segundo Masters e Johnson, o orgasmo masculino pode durar até vinte segundos, mas existem exercícios musculares para aumentar esse tempo.

O orgasmo feminino não tem função evolucionária

A Dra. Elisabeth A. Lloyd, filósofa da ciência e professora de biologia da Universidade de Indiana, nos Estados Unidos, expôs as falhas de várias teorias que tentam explicar o prazer da mulher. Para ela, a teoria mais convincente é a do antropólogo Donald Symons, de 1979, segundo a qual os orgasmos femininos são simples artefatos, subprodutos do desenvolvimento paralelo dos embriões feminino e masculino nas primeiras oito ou nove semanas de vida. Nesse período são estabelecidos os caminhos neurais para vários reflexos, inclusive o do orgasmo, disse Lloyd. Com o progresso do desenvolvimento, os hormônios masculinos saturam o embrião e a sexualidade é definida. O orgasmo feminino, disse ela, "é para divertir". É difícil para os cientistas admitirem que o orgasmo não exerce nenhuma função evolucionária.[153]

Função terapêutica do vibrador

No século XIX, a histeria era um dos maiores problemas diagnosticados nas mulheres. Muitos médicos masturbavam manualmente suas pacientes para fazê-las recuperar a saúde. Em 1880, o médico britânico Joseph Mortimer Granville criou o vibrador elétrico Weiss, nome da empresa que o produziu. Os médicos o adotaram, e passaram a resolver em cinco minutos o que lhes custava normalmente uma hora de consulta masturbando a paciente. Nos anos seguintes, vários outros vibradores foram desenvolvidos. Havia modelos de luxo, com enfeites de bronze. Eles pesavam entre dois e sete quilos e custavam em média 25 dólares. Não vinham com manual de instruções, mas as mulheres sabiam como usá-los.[154]

Olhos de pescada frita

Muitos homens desconfiam da autenticidade do prazer de suas parceiras. Para se livrar da dúvida, alguns tentam se especializar em uma misteriosa investigação e até procuram ler no olhar da parceira a certeza de que conseguiram lhe proporcionar prazer. Há quem acredite que a prova do orgasmo está nos olhos da mulher. Chegam a dizer: "Se ela revirar os olhos, mostrando o branco, ou se ficar com olhos de carpa ou de pescada frita."

OS DIVERSOS ORGASMOS

O orgasmo varia de intensidade e localização

Existem muitos tipos diferentes de orgasmo: miniorgasmos, maxiorgasmos, orgasmos rápidos, orgasmos explosivos, orgasmos múltiplos, orgasmos ejaculatórios. Essa variação depende de quem experimenta — homem ou mulher —, da qualidade do parceiro — mais experiente ou menos — e da intensidade e localização. A sensação provocada pelo orgasmo pode variar de uma palpitação passageira a uma explosão muito forte, ou ainda de uma simples banalidade biológica ao prazer que leva à transcendência.

O sexo na Pré-História

Os estudos sobre as posições de acasalamento levam a crer que apenas os primeiros humanos praticaram o coito face a face. Essa diferença é relevante. A sensualidade, o ângulo de penetração e a resposta dos terminais nervosos conduz a uma experiência diversa da dos animais. O orgasmo feminino, tal como acontece, é resultado dessa singularidade humana.

O orgasmo feminino é privilégio da espécie humana

O orgasmo feminino é privilégio dos seres humanos. "A teoria adiantou que o orgasmo feminino, o qual é desconhecido de outros primatas, emergiu em resposta à nova posição para o intercurso. Seja qual for o caso, o sexo se tornava agora ativamente agradável, bem como instintivamente premeditado — e a busca do prazer e consecução do objetivo tiveram sua influência, por vezes óbvia, por vezes sutil, em todo o curso subsequente do desenvolvimento humano."[155]

O desenvolvimento do cérebro foi fundamental para o prazer

Essa particularidade emergiu de uma observação do naturalista Charles Darwin: "O que a postura vertical fez pela humanidade foi forçá-la a reconsiderar a tradicional posição de acasalamento dos primatas e, mais tarde, estabelecer a beleza sob um diferente conceito." Ou seja, o amor e a beleza são traços que distinguem a humanidade. Contudo, para encontrar um verdadeiro sentimento profundo, que incite a avaliar as qualidades do outro, a escolher um parceiro, a decidir passar o tempo com ele, é preciso esperar o desenvolvimento do cérebro, e, portanto, do *Homo sapiens*, ou seja, o homem moderno.[156]

Orgasmo e ejaculação no homem

Orgasmo e ejaculação são totalmente distintos. O orgasmo se manifesta no cérebro e pode ocorrer em pacientes com lesão da medula espinhal. Já a ejaculação ocorre na uretra posterior, na próstata e nas vesículas seminais e é um refluxo medular. O homem pode aprender a ter vários orgasmos consecutivos sem ejacular.

As mulheres ejaculam!

Na mulher, os músculos do aparelho genital contraem-se ritmicamente. Os movimentos na entrada da vagina, ânus, uretra e útero podem ser espontâneos e ocorrer ao mesmo tempo. Quando as contrações são muito fortes — podem ocorrer a cada doze segundos ou a cada um ou dois minutos —, o muco aglutinado no fundo da vagina pode ser liberado junto com a secreção das glândulas de Skene, localizadas na entrada da uretra e responsáveis pela ejaculação feminina. As contrações podem ser rítmicas, simultâneas ou podem ocorrer separadas. Às vezes, a mulher pode nem perceber os movimentos ondulatórios do baixo-ventre, como pode também contribuir para iniciar voluntariamente as contrações do orgasmo.

O ponto G é conhecido desde a Antiguidade

A medicina grega da Antiguidade já reconhecia a importância do ponto G para o prazer feminino. Mas ele só foi trazido à tona novamente na Europa do século XVII, pelo anatomista holandês Regnier de Graaf. Ele descreveu a mucosa membranosa da uretra em detalhes e escreveu que "a substância podia ser chamada muito adequadamente de próstata feminina". Estudo publicado na revista *Sexual Medicine Review* indica que o ponto G deveria ser chamado de zona G, pois não se trata de um único ponto, e sim de cinco regiões erógenas localizadas na parede vaginal![157] Assim, são muitos os caminhos para o orgasmo feminino: orgasmos múltiplos vaginais, zona G, orgasmo combinado (zona G e clitóris ao mesmo tempo)...

Na África

Antropólogos relataram rituais de puberdade do povo batoro, de Uganda, na África, onde a ejaculação feminina exerce um papel importante num costume chamado *kachapati*, que significa "aspergir a parede". Nele, a jovem batoro é preparada para o casamento pelas mulheres mais velhas da aldeia, que lhe ensinam como ejacular.

Quando os vizinhos participam

Gritar durante o orgasmo é normal para pessoas que se entregam às sensações. Como a mulher, durante muito tempo, não pôde mostrar que sentia prazer, talvez alguns homens ainda não aceitem bem essa manifestação. Entretanto, há sexólogos que sugerem às suas pacientes que têm dificuldade para ter orgasmo que emitam sons altos enquanto fazem sexo com o parceiro ou mesmo quando se masturbam. Homens e mulheres que conseguem romper os tabus sexuais e se desinibem, emitindo qualquer tipo de som, descobrem que podem prolongar seus orgasmos. Quanto ao problema da vizinhança, a solução é fácil: providenciar um isolamento acústico para o ambiente. Sem dúvida é uma medida muito mais saudável do que reprimir o prazer.

A descoberta do prazer feminino

No Ocidente, algumas mulheres conseguem desafiar a educação repressora que tiveram e experimentar muito prazer no sexo. Algumas descobrem o orgasmo por acaso ou por sorte. Outras fazem um esforço consciente para cultivar a própria sexualidade.

Massagem tântrica

Quando o sexo for visto como natural, desejável, algo que faz bem à vida, é possível que homens e mulheres se sintam mais à vontade para buscar profissionais especializados que lhes prestem o serviço de vivenciar intenso prazer sexual com vários orgasmos consecutivos, como é o caso da massagem tântrica.

Treinamento para o prazer

O músculo PC (pubococcígeo) é, na verdade, um conjunto de músculos que se estendem desde o osso púbico ao cóccix. Há muito tempo os especialistas têm conhecimento da importância do fortalecimento desses músculos para o tratamento de incontinência urinária e também para melhorar o desempenho sexual de homens e mulheres. Os famosos exercícios de Kegel, popularizados pelo ginecologista norte-americano Arnold Kegel, são a referência nessa área. Não faltam sites e aplicativos para você exercitar o músculo PC e usufruir dos benefícios desse treinamento em sua vida.

O homem e seus orgasmos consecutivos

O homem pode ter dois ou mais orgasmos consecutivos sem passar por um período refratário. Mesmo depois do primeiro orgasmo, ele pode manter a ereção e continuar a fazer sexo, alcançando mais um, dois ou três orgasmos sem descansar. Para isso é necessário que ele aprenda a ter orgasmos completos sem ejacular. Não havendo ejaculação, não há período refratário e, portanto, não há perda de ereção.

Orgasmo e ejaculação são fenômenos distintos

Já vimos que o orgasmo e a ejaculação do homem são distintos. Por ocorrerem juntos, na maioria das vezes são sentidos como se fossem inseparáveis, mas existe um centro superior cerebral que controla a ejaculação e outro que controla o orgasmo. O orgasmo múltiplo masculino não é novidade. Algumas culturas, por exemplo, há muito tempo conhecem o orgasmo não ejaculatório.

O homem pode aprender o orgasmo múltiplo

Quando o orgasmo múltiplo masculino foi mencionado pela primeira vez nos Estados Unidos, nos anos 1930, a maioria dos profissionais julgou-o uma anomalia. Mas, em seu livro publicado em 1948, Kinsey relata que alguns homens declararam ter mais de um orgasmo com a mesma ereção. A partir daí, a comunidade científica acreditou tratar-se de uma capacidade específica de alguns homens e não considerou possível um homem tornar-se multiorgástico. Somente a partir da década de 1970 começou a ser aceita a possibilidade de o orgasmo múltiplo masculino ser aprendido. Há exercícios a serem praticados pelos homens que desejam ter vários orgasmos consecutivos. Os que têm orgasmos sem ejaculação afirmam que o prazer é bem mais intenso. O livro de Mantak Chia que ensina os exercícios chama-se *O orgasmo múltiplo do homem*.

As mulheres e os orgasmos múltiplos

Não é mito, tampouco privilégio de algumas mulheres especiais, ter vários orgasmos consecutivos. Toda mulher pode ter essa aptidão. O desconhecimento da sexualidade, aliado à falta de autonomia por conta de preconceitos e tabus, impedem que se vivenciem as infinitas possibilidades de prazer sexual. Existe também a crença de que com um único orgasmo se atinge o máximo desejado. As pessoas se dão por satisfeitas e não prosseguem na busca de novas sensações.

Em diversas áreas do corpo

As mulheres podem sentir orgasmo no clitóris, nos pequenos lábios, na abertura da uretra, na vagina, no colo do útero, no *cul-de-sac* (fundo do saco), no ânus, ou, de forma múltipla, em vários desses pontos juntos. Os homens são mais limitados, por seus preconceitos e medos ancestrais de trair o machismo, mas estão aprendendo. Muitos começam a descobrir o prazer da estimulação anal associada ao orgasmo e a estimulação da próstata, que pode provocar um orgasmo independente do pênis.

Orgasmo clitoriano x orgasmo vaginal

Freud acreditava que, na vida adulta, a mulher deveria transferir seu interesse pelo clitóris para a vagina, que, por ser um órgão receptor, lhe proporcionaria alcançar a sexualidade madura. Para ele, a atitude feminina normal que a mulher desenvolve para compensar a inveja do pênis é de passividade, submissão e dependência. Em 1924, Karen Horney desafiou as opiniões de Freud. A cultura é que obrigava as mulheres a se adaptarem aos desejos dos homens, pensava ela, se recusando a aceitar a anatomia como destino.

A celeuma do clitóris

Masters e Johnson concluíram que o único orgasmo feminino possível envolvia, necessariamente o clitóris. Freud achava que o pequeno membro era apenas imaturo. Alice e Harold Ladas, em 1977, decidiram elaborar e enviar um questionário anônimo para 198 mulheres analistas bioenergéticas, com o objetivo de discutir as diferenças teóricas que envolviam a importância do clitóris. Eles acreditavam que assim elas estariam mais livres para responder, já que manter interesse pelo clitóris, para elas, era ser imaturo. O grande feito dessa pesquisa foi desafiar a teoria freudiana da transferência clitoriano-vaginal. De acordo com o que responderam, as mulheres não prefeririam abandonar o clitóris em favor da vagina, mas, pelo contrário, adicionar a sensibilidade vaginal ao desfrute do estímulo clitoriano.[158]

Todas as formas de orgasmo valem a pena

Em 1980, os resultados desse estudo foram apresentados por Alice Ladas no Congresso Nacional da Sociedade para o Estudo Científico do Sexo. Ela demonstrou que os orgasmos não implicam necessariamente o clitóris, e também que o orgasmo clitoriano não é imaturo. No mesmo congresso, Ladas tomou conhecimento pela primeira vez do trabalho de John D. Perry e Beverly Whipple sobre o ponto G e a ejaculação feminina.

Orgasmo sem penetração

A mulher pode ter orgasmo sem que haja penetração. Disso ninguém duvida. Geralmente é assim quando ela se masturba. Ao estimular o aparelho genital externo, o orgasmo pode ocorrer em várias partes, principalmente no clitóris e nos pequenos lábios, que são áreas com mais terminações nervosas. Com a penetração do pênis, a mulher pode ter orgasmo de três formas: contraindo os músculos da vagina, se o ponto G é pressionado e estimulado adequadamente, e no ponto A, no fundo do canal vaginal, próximo ao colo do útero. Isso não impede, entretanto, que, com o movimento do pênis dentro da vagina, o clitóris também seja estimulado. É o que se chama de orgasmo combinado.

Restrição ao prazer da mulher

A ideia de a mulher ter prazer sexual foi, durante muitos séculos, inadmissível. Não gostar de sexo, ao contrário, a valorizava – e mais, fazia com que fosse considerada feminina. O estudo e as pesquisas sobre a sexualidade feminina são recentes. Várias teorias foram criadas afirmando que, no sexo, a função das mulheres é conceber e procriar filhos, sendo apenas receptoras passivas da atividade sexual masculina. Assim, não devem ter desejo ou reagir como seres sexuais. É provável, então, que a resistência a admitir o ponto G como algo real e não como um mito — como muitos afirmam — se deva a mais uma tentativa de restringir o prazer da mulher.

O ponto A

A zona erógena formex anterior, ou ponto A, foi descoberta bem mais recentemente que o ponto G. Localiza-se na parede frontal da vagina, a cerca de um terço do caminho abaixo do colo do útero. As mulheres que estimularam esse ponto descreveram "sensibilidade erótica" e aumentaram muito a lubrificação vaginal. Estimular o ponto A causa afluxo de sangue para a região pélvica, o que deixa as mulheres mais lubrificadas e, portanto, permite que sintam mais prazer sexual. Entretanto, há o relato de mulheres que, ao serem estimuladas muito profundamente na vagina, tiveram orgasmo com uma sensação prazerosa que desconheciam.

O ponto U

É a área sexualmente sensível que circunda o orifício da uretra da mulher. O ponto U feminino tem sensibilidade igual à da cabeça do pênis do homem, que circunda o orifício da sua uretra.

Anatomia da vagina

A vagina é um orifício virtual, com profundidade de 8 a 15 centímetros, normalmente fechado, abrindo-se quando a mulher se excita e possibilitando, assim, a penetração do pênis. Esse movimento de abertura e de oclusão é efetuado pela musculatura circunvaginal, formada por um feixe de anéis que vão desde a sua entrada até o seu interior. Os anéis podem ser movimentados em conjunto ou separadamente. Os movimentos podem ser mais fortes e mais rápidos à medida que a mulher se exercitar mais intensamente. Na maioria das mulheres adultas essa musculatura encontra-se atrofiada pela falta de utilização.

Ejaculação feminina e urina não são a mesma coisa

Em 1926, o médico holandês Theodore Van de Velde publicou um manual sobre o casamento, no qual mencionava que algumas mulheres expelem um líquido durante o orgasmo. A partir de 1980, vários pesquisadores se dedicaram a examinar esses fluidos. A análise química estabeleceu a diferença entre os fluidos ejaculados e a urina. Embora os primeiros resultados já tivessem sido publicados no *Journal of Sex Research*, em fevereiro de 1981, o desconhecimento da ejaculação feminina como consequência de um grande prazer sexual continua causando vítimas.

Fronteiras do ego

O desejo sexual e o amor, embora possam ocorrer juntos, estão frequentemente dissociados, porque são basicamente fenômenos independentes. Para o psicoterapeuta norte-americano M. Scott Peck, a experiência do sexo, e particularmente do orgasmo — mesmo na masturbação —, é uma experiência também associada ao maior ou menor grau de colapso das fronteiras do ego e ao êxtase a ele ligado.[159]

Te amo, mas só por um segundo

É devido a esse colapso das fronteiras do ego que somos capazes de gritar, no momento do clímax, "Te amo" ou "Oh, meu Deus" a uma pessoa que nem conhecemos e por quem, momentos mais tarde, depois de as fronteiras do ego terem voltado ao seu lugar, não sentimos qualquer vestígio de afeto. Com um parceiro ou não, o colapso das fronteiras do ego no momento do orgasmo pode ser total. Por um segundo podemos esquecer quem somos, nos perder no tempo e no espaço, ficar fora de nós, ser transportados. Podemos nos unir ao Universo. Mas só por um segundo.[160]

Sexo entre mulheres

Mulheres que praticam sexo com uma parceira do sexo feminino gozam 83% das vezes. Isso deixa claro que o problema de ausência de orgasmo não é das mulheres e sim da maneira como homens e mulheres praticam o sexo.

A contribuição de cada cultura

A antropóloga Margaret Mead, após estudar os hábitos sexuais das pessoas comuns em dezenas de sociedades, concluiu que a capacidade para o orgasmo é uma resposta aprendida, que determinada cultura pode ou não ajudar as mulheres a desenvolver. Na Nova Guiné, os mundugumor, por exemplo, acreditam no orgasmo das mulheres, o que faz com que elas sejam tipicamente orgásticas. Já seus vizinhos arapesh não acreditam. A maioria das mulheres arapesh é anorgásmica.[161]

Sex shops

As mulheres representam a maior parte dos consumidores de sex shops, seja on-line ou em lojas físicas, o que atesta o compromisso delas de buscar um prazer mais intenso. Na masturbação ou na relação sexual, elas lançam mão dos mais diversos produtos e artigos: desde simples óleos de massagem, lubrificantes, géis térmicos, lingeries sensuais e fantasias até os mais modernos vibradores.

As mães poderiam comprar vibradores para suas filhas

Laura Berman, conhecida terapeuta sexual norte-americana, provocou, em 2006, um debate nacional quando incentivou as mães a comprar vibradores para suas filhas adolescentes. "Se ela fica excitada durante um encontro, pode ir para casa e se autoestimular, em vez de ficar grávida", disse. Avaliando a atual onipresença do vibrador, Berman disse, em matéria do *New York Times* publicada em 21 de abril de 2011: "As mulheres estão ficando cada vez menos presas a uma visão puritana do que é ser uma boa menina. Quando conseguem aceitar a sua autoestimulação, elas podem tomar posse de sua sexualidade."[162]

AUSÊNCIA DE ORGASMO

Problema coletivo

A desigualdade de orgasmos entre mulheres e homens não é um problema individual. "Setenta e cinco por cento dos homens chega regularmente ao orgasmo em relações sexuais com suas parceiras, mas somente 29 por cento das mulheres o consegue. Dois terços das mulheres têm orgasmos apenas de vez em quando ou nunca. Mas a desigualdade no orgasmo, embora reconhecida, raramente é discutida. Simplesmente é aceita como sendo a maneira como o sexo é."[163]

O difícil orgasmo feminino

Raramente a ausência de orgasmo na mulher se deve a um problema orgânico, sendo as causas, principalmente, culturais e psicológicas. Os inúmeros tabus e preconceitos em relação ao sexo fazem com que a mulher fique tensa e, dessa forma, não se sinta livre para participar ativamente do ato sexual, descobrir suas áreas mais sensíveis e as posições que lhe dão mais prazer, comunicando isso ao parceiro. O medo de perder o controle pode levar também a um estado de alerta de tamanha magnitude que a excitação só vai até certo ponto, não chegando nunca ao nível máximo que desencadeia o orgasmo. Por último, a ansiedade em chegar ao clímax, visando evitar a própria frustração e a do outro, contribui para que a mulher não relaxe, provocando efeito contrário.

O orgasmo fingido

Por ser muito grande o número de mulheres que apresentam dificuldade de ter orgasmo, alguns homens procuram ler no olhar da parceira a prova de que conseguiram lhe proporcionar prazer. Mas muitas mulheres preferem não encarar o problema e, em vez disso, enganam a si mesmas e aos parceiros. Das mulheres que não têm orgasmo, 35% fingem sistematicamente. As razões são distintas. Há casos em que, temendo ser considerada fria ou decepcionar o parceiro, ela não encontra outra saída. Existem também mulheres que fingem o orgasmo porque não sentem mais desejo pelo marido, e, como não conseguem se separar dele por causa de uma dependência financeira ou emocional, transam por obrigação, sem vontade alguma, e então fingem o orgasmo para que o ato sexual termine o mais rápido possível.

Orgasmo fingido para agradar os homens

O homem contemporâneo, confuso com mudanças tão repentinas, encontrou no orgasmo da parceira um alento para o medo que o atormentava: o de não satisfazer a mulher e, por isso, ser trocado por outro. Muitas mulheres, percebendo isso, e exatamente da mesma forma que suas mães e avós fizeram, se submetem ao homem. Embora se sintam cada vez mais livres no sexo e na vida, muitas fingem o orgasmo porque ainda não se desligaram totalmente da ideia de que, para manter um homem ao seu lado, devem agradá-lo em tudo e nunca frustrá-lo.

Orgasmo cinematográfico

Hollywood, que há tanto tempo influencia o comportamento ocidental, também fez a sua parte na divulgação de uma ideia falsa do prazer sexual. Em um filme, em poucos minutos, às vezes com um simples abraço, a mulher fica instantaneamente lubrificada e a satisfação no ato sexual se dá rapidamente. A atriz Candice Bergen descreveu para a revista *Esquire* como desempenha um ótimo orgasmo: "Dez segundos de respiração funda, girar a cabeça nas duas direções, simular um ataque de asma e morrer um pouco."[164]

As causas da ausência de orgasmo na mulher

As causas são variadas: tabus e preconceitos quanto ao sexo deixam muitas mulheres tensas, não se sentindo livres para participar ativamente do ato sexual e descobrir suas áreas mais sensíveis, bem como as posições que lhe dão mais prazer, comunicando isso ao parceiro; conflitos inconscientes evocados pelas sensações eróticas, sentimentos de culpa em relação à sexualidade, hostilidade inconsciente em relação ao parceiro; o medo de se entregar às sensações pode deixar a mulher em estado de alerta, controlando tudo, mesmo sem perceber; a excitação, assim, só chega até certo ponto, não atingindo a fase de platô, que é o nível de excitação máximo necessário para desencadear o orgasmo; a preocupação excessiva em ter orgasmo gera ansiedade, impedindo o relaxamento necessário para desencadeá-lo.

Penetração lenta e circular facilita o orgasmo feminino

O psicoterapeuta J. A. Gaiarsa observa que, "desde o início da introdução do pênis na vagina, o ato vai se centrando num esforço cada vez mais espasmódico e convulsivo para expulsar o esperma". Se a frequência do vaivém do pênis dentro da vagina é rápida, se a profundidade da penetração é grande, se o ritmo é o mesmo, se o vaivém tem a mesma trajetória (ida e volta sempre da mesma forma) e se a atenção se concentra nos genitais, o homem em pouco tempo ejacula, mas a mulher dificilmente chega ao orgasmo. Ao contrário, se o movimento depois da penetração for mais lento e circular, de forma a tocar toda a parede do canal vaginal e pressionar o ponto G, a mulher atingirá o orgasmo mais facilmente."[165]

Algumas constatações de Shere Hite

O Relatório Hite: um profundo estudo sobre a sexualidade feminina realizado por Shere Hite, informa que as mulheres que nunca gozaram sentem-se com frequência deprimidas ou lesadas por saber que estão perdendo um grande prazer. No Relatório, a porcentagem dessas mulheres é cinco vezes maior entre aquelas que nunca se masturbaram. "Naturalmente isso pode significar apenas que, se elas se sentissem bastante livres para se tocar, também seriam livres o bastante para se masturbar, aprendendo assim o orgasmo. Se uma mulher nunca se masturbou porque sente aversão pela ideia e mesmo assim se recusa a tentar pelas mesmas razões, o 'tratamento' então seria fazê-la superar esses sentimentos."[166]

O clitóris era ignorado pela medicina

A existência do clitóris foi ignorada até a década de 1940, quando o ginecologista Robert Latou Dickinson anotou as variações da aparência da genitália feminina. Ele escreveu: "uma parte do corpo, semelhante a uma minhoca." Outros estudiosos, como Thomas Laqueur e os pesquisadores William H. Masters e Virginia E. Johnson, também identificaram um "sistema clitoridiano".[167]

Orgasmo múltiplo da mulher

No aparelho genital externo, o clitóris e os pequenos lábios têm terminações nervosas sensíveis ao estímulo sexual. Podem-se obter orgasmos consecutivos com a estimulação manual ou oral dessas áreas, em suas diferentes partes. É necessário que o parceiro ou parceira, conhecendo o corpo feminino, não interrompa seu movimento após o primeiro orgasmo da mulher. Esta, também por desconhecer o próprio corpo, muitas vezes, após o primeiro gozo, solicita ao parceiro que pare com a excitação, alegando estar muito sensível. Ela está confundindo com desprazer outro orgasmo que se aproxima.

Sem preconceitos

Com a liberação dos costumes e todas as informações que são oferecidas, não dá mais para ignorar as muitas possibilidades de prazer sexual. Somente pessoas livres, que gostam de sexo e não têm preconceitos estão em condições de compartilhar dessas descobertas com o parceiro. Esses conflitos só vão ser resolvidos quando o sexo for aceito como algo bom, natural, que faz parte da vida. E quando não se precisar mais atribuir a ele motivos que não são seus.

PARTE V
FANTASIAS DO PRAZER

Durante os sonhos, somos todos potencialmente livres, uma vez que não temos controle sobre o que sonhamos. O onírico, por essas características, nos livra de qualquer crítica moral. O sonhar é, portanto, revolucionário, e o sonhar erótico, um desejo de prazer. Sem dúvida, sonhos eróticos, quando estamos despertos ou dormindo, ocupam lugar importante na nossa mente. São sinais de nossa sanidade ou de nossas dificuldades. Elevam ou destroem nossa autoestima. Se observarmos com distanciamento, verificamos que a publicidade se baseia, em grande parte, em sonhos eróticos. A própria narrativa dos filmes publicitários é baseada no sonho. Só a força do onírico conduz o homem comum ao volante do automóvel veloz onde o aguarda a modelo sorridente. Os sonhos fazem parte do cotidiano das pessoas, seja de forma sublimada ou não.

OLHARES DO DESEJO

O poder das fantasias

Hoje não faltam estímulos para que se viva um sexo mais intenso e prazeroso, incluindo aí a realização de variadas fantasias. A satisfação sexual na relação com a parceira ou o parceiro passou a ser fundamental. Por outro lado, a mulher livre, que não esconde que o sexo é tão bom para ela como para o homem, pode gerar insegurança. Tudo indica que os homens que ainda não conseguiram se libertar dos valores tradicionais estão, ao menos momentaneamente, impossibilitados de estabelecer relacionamentos afetivo-sexuais satisfatórios.

Todo mundo tem suas fantasias

Quase todos têm fantasias sexuais aberrantes, embora nem sempre conscientes do fato. Elas são tão frequentes nas mulheres como nos homens. A questão é que, como ninguém tem coragem de contar suas fantasias, todos têm medo, pensando que são os únicos a tê-las. Pesquisas indicam que as fantasias geralmente envolvem parceiros conhecidos, um ex-amor, o marido da vizinha, ou mesmo a balconista do mercado. Como as fantasias são geralmente associadas à ideia de desvio sexual, gerando forte sensação de inadequação, fantasiar o que não é aceito socialmente ameaça pelo temor de que acabe se tornando realidade.

A fantasia a serviço do prazer do casal

Colocar em prática uma fantasia que não é aceita socialmente causa algum temor. Afinal, ninguém sabe o que vai acontecer depois. De qualquer forma, é importante que o casal avalie bem a fantasia que se apresenta no momento e procure se certificar de que ela está exclusivamente a serviço do prazer de ambos. Acredito que as fantasias pertencem justamente a uma área de repouso da experiência humana, livre de explicações racionais. E muito mais prejudicial do que elas acontecerem na realidade é o sentimento de culpa que provocam.

Quanto menos falar, melhor

Quanto a compartilhar a fantasia, não há consenso. Há quem recomende que, quanto menos se falar, melhor. As fantasias devem ser descobertas na cama e na prática. A verbalização desestimula. Nenhum casal está livre do conflito das fantasias com terceiros. Otto Kernberg afirma que os casais sempre dividem a cama com mais quatro pessoas: os rivais e os tipos ideais de cada par. Diante do inevitável, ele alerta que a fantasia deve ir para o baú quando resulta em dor física ou emocional.[168]

Vale tudo!

A grande vantagem das fantasias é poder inventá-las da maneira que se quiser. Cada um é dono do seu próprio espetáculo: decide o elenco, o argumento, a direção, a edição, os ângulos de câmera e os efeitos especiais. Além disso, não há motivos para se preocupar com críticas negativas ou censura: você é a única pessoa que poderá ver as suas fantasias sexuais. Contudo, nem todos se sentem tranquilos ao dar asas livremente à imaginação. Muitos se envergonham de suas fantasias.

Fantasia caprichada

Algumas fantasias são bastante elaboradas. Um homem descreveu em detalhes a fantasia de ter múltiplas parceiras sempre que fazia sexo com a esposa. Ele imaginava que seis mulheres, uma delas a própria esposa, estavam na cama com ele, imobilizando-o. Todas disputavam as várias partes do seu corpo, tentando cada uma lhe proporcionar mais prazer do que a outra.

De perto ninguém é normal

Uma tímida e recatada secretária também descreveu sua fantasia de sexo grupal com exibicionismo. Ela relata que se excita ao imaginar estar indo para o trabalho no metrô lotado, e de repente um homem atravessa a multidão, lhe arranca bruscamente a roupa e a amarra no banco, começando a fazer sexo oral nela. Ele salta na estação seguinte e todos os que permanecem no metrô passam a fazer sexo oral nela, enquanto ela vai tendo orgasmos consecutivos.

Fantasias sexuais rompem com todas as convenções

No campo das fantasias, todas as convenções são reviradas, de forma a surpreender até mesmo no meio de um dia de trabalho. Em uma empresa, por exemplo, um assessor de confiança pode, ao ser apresentado à mulher do seu chefe, imaginar que a agarra pelos cabelos e a força a fazer sexo com ele em cima da mesa. E um heterossexual convicto pode fantasiar estar transando com o entregador de bebidas, bonito e musculoso, que bateu à sua porta.

PORNOGRAFIA

Erotismo ou pornografia? I

A polêmica sobre diferenças e semelhanças entre pornografia e erotismo existe desde que a humanidade usufrui prazeres produzidos pela primeira e deleites estéticos contidos na segunda. A vasta produção audiovisual de todo o mundo nem sempre explicita a diferença. Autores como Nagisa Oshima ou Tinto Brass, por exemplo, podem ser confundidos, mas, embora ambos trabalhem com a matéria erótica, apresentam abordagens distintas. Eles não fazem pornografia, mas o italiano Brass realiza erotismo sem causar grandes alvoroços; o japonês Oshima, quando trabalha com sexo, provoca assombro geral.

Erotismo ou pornografia? II

Desde o surgimento da indústria do prazer se colocou o debate sobre o que é erótico e o que é pornográfico, sem que se consiga chegar a uma definição precisa. Muitos defendem que a pornografia abrigaria o mau gosto, enquanto o sexo apresentado sutilmente se enquadraria mais no erotismo. Mas a cada dia que passa, estamos mais próximos de mostrar o sexo total no contexto de obras sérias. Se houver alguma diferença, seus limites parecem ser tão tênues que podem facilmente ser confundidos. Isso sem falar, logicamente, que algo pode ser visto como pornográfico ou não dependendo apenas da época e do lugar em que se vive.

O que pensam nas redes sociais

Em uma enquete que fiz, houve os que consideraram pornografia e erotismo sinônimos: "Não se fala filme erótico, assim como filme pornô? Qual a diferença? As pessoas têm o mau hábito de associar a palavra pornografia à baixaria. O sexo e o desejo são coisas lindas. Quem não aprende a gostar disso não sabe viver intensamente!". E há, ainda, os que percebem a diferença, mas defendem a pornografia: "O erotismo é uma coisa chata, parece com chuchu (aguado, sem graça, e não tem gosto de nada). Gostar de erotismo é não ter coragem de realizar desejos. A pornografia, por sua vez, quando explorada sem profissionalismo, quando se está entre quatro paredes, é simplesmente a materialização do que chamamos de tesão!".[169]

Perguntando aos amigos

A respeito da diferença entre erotismo e pornografia, alguns amigos disseram: erotismo é mais natural, puro, sutil, espontâneo, sugestivo, deixa espaço para fantasias, mexe com a nossa sensibilidade. Pornografia é artificial, impõe, entrega tudo pronto, não deixa espaço para a imaginação, é o sexo público e explícito, baixaria, comercialização e banalização do sexo, falta de classe, aberração. Das várias definições ouvidas dos amigos, gostei muito da que diz: "Erotismo é o que eu faço. O que os outros fazem é pornografia."

Origem da palavra "pornografia"

Criada em 1769, essa palavra significava, originalmente, tratado sobre prostitutas (*pornê*: prostituída; *graphê*: escrita), e mais tarde passou a incluir qualquer texto especificamente destinado a despertar o desejo sexual. Entretanto, alguns grupos feministas passaram a considerar pornográfico todo material erótico que levasse à degradação das mulheres. No final da década de 1970, foi criada nos Estados Unidos uma legislação antipornográfica que aplicava o termo "pornografia" somente ao que, de forma sexualmente explícita, desumanizava as mulheres e glamourizava a dominação e a violência.

A onda pornográfica

Para tentar perceber a importância da mudança erótica no século XVIII, é preciso primeiro voltar-se para a invasão pornográfica. As obras pornográficas apareceram abruptamente por volta de 1650. Acelerada em seguida, a pornografia impôs sua marca no tempo dos filósofos, chegando a se exacerbar na França sob a Revolução. Sua irrupção, que inicialmente traduzia resistências dirigidas contra o Estado e a Igreja, passou a recusar uma sexualidade por demais controlada. Afinal, a época viu modificarem-se profundamente as relações entre a alma e o corpo, dando ao Eu uma importância maior e deslocando-o das margens para o centro da sociedade.

Erika Lust e a pornografia feminista

Erika Lust, a autora sueca do livro *X: A Woman's Guide to Good Porn* e diretora de filmes pornográficos com um viés feminista, diz: "Eu só faço o pornô que eu apreciaria como espectadora e com o qual prefiro que minhas filhas se envolvam." Mas o que seria isso? Ela dirige os atores homens de suas obras orientando para que eles façam sexo "como se estivessem em casa, com suas namoradas ou esposas...". O trabalho de Erika visa afastar a pornografia de seu viés machista, assumindo a mulher como elemento ativo.[170]

Uma literatura de transgressão

A pornografia do século XVIII pode ser definida como a apresentação escrita ou visual de todo comportamento sexual que viola deliberadamente os tabus morais e sociais aceitos. De 1660 a 1800, o interesse pelo assunto só fez aumentar. Numerosas traduções de autores antigos ou contemporâneos, particularmente franceses, foram publicadas. Além de seu efeito de resistência às ditaduras morais e religiosas, a pornografia atraía uma intensa curiosidade, que já não conseguia se alimentar facilmente com os espetáculos de rua nem nas obras impressas. O gênero, portanto, fazia furor por baixo dos panos. Transformado em voyeur, o leitor podia estremecer de inquietação sem enfrentar os rigores punitivos prometidos aos que se entregassem realmente a tais prazeres.

Tudo que é proibido é mais gostoso?

A repressão funciona mais como um instigante do que como uma força realmente dissuasiva. Apesar da vigilância política e das apreensões de obras proibidas, o comércio de livros e de imagens pornográficas é extremamente ativo. A cultura de rua de Paris oferece um grande espaço para o comércio do sexo sob todas as formas. Guias cor-de-rosa permitem encontrar os endereços dos bordéis e das prostitutas.

Pornografia e Revolução

Longe de represar a onda pornográfica, a Revolução Francesa exacerbou o gosto do século pela sexualidade. Não só o número de publicações aumentou intensamente como surgiu uma nova insistência no "vício"; inicialmente na crítica social e política do *Ancien Regime*, em seguida, numa perspectiva mais libidinosa de questionamento de todas as interdições. Em 1806, a palavra definia textos ou imagens que perturbassem a ordem social e infringissem a moralidade.

Pornografia sem malícia

A pornografia do século XVIII se utiliza de diversos suportes para difundir suas mensagens, particularmente a poesia, a piada, a prosa e a imagem. Ela pode também se alojar sutilmente no canto de um quadro, mostrar-se disfarçada para enganar a vigilância dos censores. É o que se costuma chamar de espírito do século XVIII, leviano e libertino, escondendo a malícia sob as falsas aparências da polidez, da devoção e da obediência.

Feministas suecas

As feministas suecas defenderam a tese de que a liberação sexual dos anos 1960/70 eliminou proibições formais, mas sem com isso modificar em profundidade os esquemas tradicionais. Elas denunciam como a literatura pornográfica ilustrava as relações homem-mulher. Em 1964, por exemplo, foi criada a revista *Éxpédition 66*, que pretendia ser o equivalente feminino da *Playboy*, oferecendo a suas leitoras alguns pinups masculinos. Por falta de leitoras e, principalmente, de modelos, a revista durou pouco. Nina Estin, a redatora-chefe, se recusou, com uma honestidade bem sueca, a recorrer aos arquivos de revistas homossexuais. A pornografia continuou direcionada a uma clientela essencialmente masculina.

Pornografia e Maria Antonieta

Durante a Revolução Francesa, a pornografia auxiliou na derrocada do *Ancien Regime*. Afinal, quem era a rainha Maria Antonieta na intimidade? Panfletos a mostravam sexualmente "depravada", entregue aos prazeres da carne. Essa hipótese lançava dúvidas sobre a descendência da nobreza, e a legitimidade do trono ficou abalada. Se a rainha se entregava a qualquer um, quem poderia afirmar que os filhos eram do rei?

Giulio Romano, um pioneiro arrebatado

O papa Clemente VII (século XIV), pontífice polêmico, devia uma quantia ao pintor Giulio Romano, que a cobrou até se cansar. Então, o artista resolveu se vingar. Fez 16 desenhos pornográficos nas paredes da *Sala di Costantino*, no Vaticano. Se não existisse a técnica da cópia em gravura, seu trabalho obsceno se perderia para a posteridade. A nova prensa reproduziu a arte desavergonhada, ainda na companhia dos versos do poeta Pietro Aretino. O trabalho chamou-se *Postures* e é um dos antecedentes da pornografia moderna.

A galáxia profana de Gutemberg

O surgimento tardio de atividade tão rentável se deve ao advento da *era da reprodutibilidade técnica*, como a definiu o filósofo alemão Walter Benjamim. A invenção da prensa por Gutemberg, no século XV, abriu caminho para a mídia impressa e, por extensão, para a pornografia. A demanda que alimenta a indústria pornográfica tem sua base na masturbação. O prazer precisa de estímulos. A necessidade criou o setor erótico impresso e eletrônico, que no início do terceiro milênio movimenta dez bilhões de dólares por ano em todo o planeta.

A pornografia tal como ela é I

A facilidade de acesso à pornografia, na era digital em que vivemos, mostra a impossibilidade de impedir o acesso dos adolescentes. Educadores, especialistas e mesmo pessoas ligadas a essa indústria já se organizam no sentido de desmistificar a pornografia. É o caso de Erika Lust, que criou o projeto *The Porn Conversation*. Ela pretende trazer o debate para pais e educadores, ajudando os adolescentes a tomar decisões inteligentes e informadas sobre o assunto.[171]

A pornografia tal como ela é II

Emily Rothman, professora associada da Faculdade de Saúde Pública da Universidade de Boston, nos Estados Unidos, também conduz estudos sobre violência nas relações interpessoais. Rothman elaborou um currículo que evita assustar os jovens fazendo-os acreditar que a pornografia é viciante ou que arruinará suas vidas e seus relacionamentos, além de perverter sua libido. Pelo contrário, ela se concentrou no fato de que a maioria dos adolescentes vê pornografia, continuará vendo e será impossível evitá-lo; portanto, adota a abordagem de que ensiná-los a analisar o que veem é muito mais eficaz do que apenas desejar que os adolescentes vivam em um mundo sem pornografia.[172]

O sexo no papel

Entre 1760 e 1793, Harry, taberneiro londrino, inovou ao publicar um anuário de prostituição. Havia nele descrições de rosto, corpo, maneiras e talentos especiais das damas de Covent Garden. Elas patrocinavam, em troca da publicidade, sua taberna em Drury Lane. As tiragens eram de oito mil cópias, impressas anualmente. Ainda no século XVIII, em 1770, surgiu *The Ranger Magazine*, que publicava a "Lista mensal das prostitutas de Covent Garden ou o *Vade Mecum* do homem de prazer". Nos anos 1840, no século seguinte, publicou-se *The Exquisite*, contendo os *Esboços de Cortesãs* e *Sedução Desvelada*, que nada mais era do que um guia para quem quisesse procurar as prostitutas que ali anunciavam.

Lojas especializadas em pornografia

O século XIX, em Londres, marca o surgimento da Holywell Street, rua onde estão instaladas lojas especializadas em livros pornográficos. A repressão policial apenas abrandava a tendência, que horrorizava os mais puritanos. Havia o *Blue Book*, com primeira edição em 1902. Ele estava disponível em hotéis, estações ferroviárias e tabacarias, além dos pontos finais de diligências. Seus anúncios louvavam bordéis e meretrizes.

A realidade nua (e crua)

Os daguerreótipos, técnica fotográfica desenvolvida pelo francês Louis Daguerre, invadiram a Europa na última metade do século XIX. Os nus eram assombrosamente reais. E cada parte do corpo podia ser vista exatamente como era. A pornografia encontrara seu meio de expressão ideal. Sem fantasias, mas cheio de possibilidades de fantasiar, os corpos estavam à disposição dos olhos. Mulheres de pernas abertas, sentadas, com as roupas ao lado. Casais copulando. Tudo era passível de ser registrado, distribuído, vendido.

A tela erótica

Foi no século XX que a indústria do prazer estimulado realmente floresceu. O norte da Europa, especialmente a Suécia, tornou-se o grande pioneiro na produção de revistas, livros e filmes de sexo explícito. O primeiro filme com um nu frontal foi *Hugs and Kisses* (Beijos e abraços), inicialmente proibido na Inglaterra. No Brasil, nas décadas de 1950/60, o termo *sueco* era sinônimo de pornografia. A única razão de tal estigma era a liberdade de expressão que aquele país alcançara tão precocemente.

A pornografia do Terceiro Reich

O Instituto Nazista de Higiene, em Berlim, supervisionou a produção dos filmes pornográficos para a elite nazista, uma classe devotada ao lazer e obcecada pela tecnologia e pelo hedonismo. Esse enredo cheio de ícones políticos e sexuais aconteceu em 1941, na Alemanha, segundo pesquisas de Thor Kunkel, que escreveu *Endstufe* (Etapa final), um romance histórico que narra as festas promovidas pelo Terceiro Reich. A morbidez característica dos nazistas aparece no livro, desnudando um aspecto erótico até então desconhecido sobre a Alemanha de Hitler. A objetividade narrativa do autor, seja nas descrições das perversões dos nazistas, do exército soviético invasor ou dos Aliados, chocou a crítica literária da Alemanha contemporânea, que ainda vive os traumas do passado recente.

Um Zéfiro no caminho

A história da pornografia no Brasil é marcada pelo elegante senhor Alcides Caminha (1921-1992), funcionário público federal e compositor popular de talento, que completava o orçamento doméstico desenhando historietas eróticas. Ele assinava seus gibis pornográficos com o pseudônimo de Carlos Zéfiro, e apenas um ano antes de morrer revelou sua identidade numa entrevista à revista *Playboy*. As revistinhas, em formato 20 x 15 cm, contavam aventuras eróticas em quadrinhos, descrevendo uma vasta gama de procedimentos sexuais. Havia padres que, sob o argumento de expulsar o demônio, desvirginavam estudantes. Noivas que transavam com o noivo antes do casamento e acabavam por preferir outro candidato mais excitante. Longos namoros em que a cada passo em direção à cama se revelava uma carícia nova, um comportamento ignorado pelos jovens leitores.

A Revolução Sexual e o erotismo representado

A Revolução Sexual dos anos 1960 renovou o cenário da indústria pornográfica. Tanto no cinema, como já observamos, quanto em edições de revistas e livros. A obscenidade perdia força como argumento dos conservadores. O teatro aderiu à liberalidade reinante, e Kenneth Tynan encenou *Oh, Calcutta!*, em Londres, espetáculo em que o nu e o sexo explícito davam a tônica. É desse período também o surgimento, na Times Square, em Nova York, dos *peep shows*, que se tornariam populares. Nesses estabelecimentos, por dois dólares se podia assistir a um striptease numa cabine exclusiva. Há ainda os *strip tables*, bares onde mulheres tiram a roupa e se masturbam sobre um palco entre as mesas, para um delirante público masculino.

O audiovisual na pole position

Podemos verificar que o crescimento da indústria pornográfica está ligado ao advento das novas tecnologias como a web, o smartphone e, mais recentemente, as plataformas de streaming.

Pornhub tem mais audiência no Brasil que a Netflix

O Pornhub canadense, um dos maiores sites de conteúdo pornográfico, recebeu 3,6 bilhões de visitas em junho de 2021 (a título de comparação, o Instagram registrou 4,4 bilhões no mesmo mês). No Brasil, 24,7 milhões de pessoas acessaram a plataforma em setembro de 2021, números que o colocam à frente da poderosa Netflix.

Para onde vai o Pornhub?

Há um olhar de desconfiança em relação aos rumos que o Pornhub irá tomar. Em 2020, um artigo do *New York Times* acusou o site de abrigar vídeos relacionados a abuso sexual infantil e estupro. Após a denúncia, o Mastercard rompeu com o Pornhub, que, em resposta, removeu quase nove milhões de vídeos de sua plataforma. Persiste, porém, uma crítica vigorosa a boa parte do conteúdo exibido, pois não é difícil encontrar vídeos com homens que acham que ter pegada na cama é passe livre para praticar violência sexual contra as mulheres.

OnlyFans

O OnlyFans surgiu em 2016 para que influenciadores digitais pudessem vender conteúdos diversos mediante um sistema de assinatura em que o fã paga uma quantia mensal para poder visualizar todo o conteúdo. Funcionando como uma rede social, o site acabou se transformando na plataforma preferida para a venda de nudes e pornô independente. Com 130 milhões de usuários, o site distribui 27 bilhões de reais por ano por ano para mais de dois milhões de criadores.

Impacto do OnlyFans no Twitter

Ao contrário do Facebook e do Instagram, o Twitter permite a publicação de vídeos pornográficos, desde que haja consentimento das pessoas envolvidas. Com isso, o microblog se tornou "escada" para quem vende conteúdo pornográfico no OnlyFans, pois é possível ver no Twitter trechos dos vídeos ofertados na íntegra na outra plataforma.

Pornô sem machismo

Algumas diretoras de cinema acham que é questão de tempo para que vejamos a ampliação da fatia de mercado dos filmes pornográficos ditos não tradicionais. Livia Cheibub, diretora de filmes pós-pornô, entende que fazer pornografia com esse novo olhar é um ato de resistência da sexualidade feminina e não binária. Além da trajetória no cinema, Livia criou, com a também cineasta Martina Sönksen, o programa *Sobrepostas*, no Canal Brasil, que segue a mesma proposta dos seus filmes. Para a diretora, não faz sentido a lógica que separa a pornografia do erotismo, pois isso, a seu ver, limita a expressão da sexualidade. Afinal, por que o erotismo é aceito, enquanto a pornografia é condenada? Você já pensou que o erotismo de hoje foi a pornografia de ontem?[173]

Pornoklastia: pornô para subverter a pornografia

A filósofa e performer paulista Sue Nhamandu defende uma pornografia capaz de questionar o patriarcado. Por isso, ela criou o conceito da pornoklastia — a pornografia iconoclasta, que nasce para subverter a pornografia. A práxis das pornoklastas é inspirada no trabalho da escritora e ativista espanhola Diana Torres, criadora do pornoterrorismo, um projeto performático que usa o corpo feminino como arma política. Nos seus "laboratórios de siririca molhada", Sue começa com uma exposição teórica e passa para uma dinâmica na qual a participante irá conhecer a própria próstata (ela não usa o termo "ponto G" porque não se trata de um "ponto" e sim das glândulas de Skene, localizadas do lado da uretra da mulher).[174]

O futuro da pornografia

"O futuro da pornografia é desaparecer em prol da liberdade contrassexual", profetiza Sue Nhamandu. Liberdade contrassexual, no caso, é uma referência ao *Manifesto Contrassexual*, do filósofo espanhol Paul B. Preciado, que define a contrassexualidade como uma teoria do corpo que propõe o fim da natureza como ordem que legitima a sujeição de certos corpos a outros, libertando a sexualidade até hoje encarcerada em oposições binárias como homem/mulher, masculino/feminino e heterossexualidade/homossexualidade. Parafraseando Renato Russo, o futuro da pornografia (e da sexualidade, por extensão) "não é mais como era antigamente".[175]

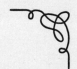

PARTE VI

SEXO E ARTE

A arte sempre esteve conectada com o sexo, direta ou indiretamente. Há registros de nudez desde os tempos da arte pré-histórica, 35 mil anos atrás. Além de exaltar a fertilidade, essas obras retratavam anseios e desejos da espécie, como acontece até hoje na arte contemporânea. É verdade que, a partir de determinado estágio, a arte incorporou também o objetivo de desconstruir a lógica repressora da sexualidade, que ganhou força com a ascensão do cristianismo.

Assim, à medida que avançamos na história humana, a proposta da arte não se limitou à tarefa de representar ou recriar o mundo. Os grandes artistas, via de regra, são visionários que antecipam tendências, sobretudo quando se trata de amor e sexo. É por isso que incomodam. A moral repressiva, organizada em torno de poderosas estruturas reguladoras, sempre tremeu diante do artista que não pode ser domesticado. Afinal, a razão de ser do artista é abrir novas possibilidades para a descoberta e a liberação dos nossos desejos mais viscerais.

ARTE ERÓTICA

Sexo e arte desde a era das cavernas

O sexo, assim como a arte, encerra questões complexas. Ambos, sexo e arte, estão fundidos na arte erótica, que, como não poderia deixar de ser, também envolve questões complexas. O que diferencia um nu artístico de um nu pornográfico? A era vitoriana, no século XIX, proibiu a exibição do pênis da estatuária grega, obras que ninguém duvida estarem entre a grande arte do mundo em todos os tempos. Muitas questões como essa se levantam. O erótico sempre fascinou o ser humano. Nas cavernas encontramos ilustrações do nu e do erotismo.

Nus eróticos na arte greco-romana

As estatuárias grega e romana são compostas basicamente por nus eróticos. Na verdade, foi após o advento do cristianismo e de sua influência na civilização ocidental que a arte erótica passou a ser marginalizada. Os dois mil anos de nossa história cristã assistiram ao confronto interminável entre a censura religiosa e oficial e as artes e artistas ligados ao erótico. A modernidade assiste à vitória da razão e da beleza, mas estaremos a um passo da barbárie sempre que o poder ceder à tentação autoritária do moralismo.

Mitologia na pintura e na arte cerâmica

A pintura grega retratando cenas do cotidiano e da mitologia encontra-se na arte cerâmica. Os vasos gregos são conhecidos não só pelo equilíbrio de sua forma, mas também pela harmonia entre o desenho, as cores e o espaço utilizado para a ornamentação. Além de servir para rituais religiosos, esses vasos eram usados para armazenar, entre outras coisas, água, vinho, azeite e mantimentos. Cenas íntimas de prostitutas com seus clientes, ou entre efebos (jovens rapazes) e patriarcas foram encontradas em bom estado de conservação. São imagens explícitas nas quais aparecem os órgãos sexuais em ação. A naturalidade com que se tratava esses temas se deve ao trânsito fácil que o sexo tinha na mitologia. Os deuses inspiravam farras, que eram consideradas normais e saudáveis.

Pompeia ainda causa transtorno aos menores

Pompeia, cidade romana que foi palco da grande erupção vulcânica do Monte Vesúvio, em 79 d.C., foi destruída e teve a população dizimada. Essa cidade era coberta de afrescos eróticos nas paredes e nos objetos domésticos. As escavações começaram no século XVIII, e o resultado foi um choque de culturas. O afresco de Príapo, deus do sexo e da fertilidade, com seu pênis imenso, foi recoberto com argamassa e somente redescoberto durante a enchente de 1998. O rei Francisco I, de Nápoles, na Itália, ao visitar a exposição do Museu Nacional, em 1819, com sua esposa e filha, ficou tão envergonhado com a obra de arte que decidiu escondê-la numa câmera secreta, acessível apenas a pessoas de idade mais avançada e consciência moral. A obra foi, portanto, descoberta e escondida, depois redescoberta e novamente escondida. Isso durante quase duzentos anos.

A Renascença do erotismo

A Idade Média esmagou a arte erótica dos salões. Foi preciso o surgimento da Renascença para que a beleza artística do sexo aflorasse. E como. Talvez a melhor arte erótica em pintura e escultura venha desse período. Da Vinci, Rafael, Rubens, Caravaggio, Saraceni, Ingres, entre outros reviveram a grande arte do erotismo. Buscaram os motivos principalmente na Antiguidade Clássica e na mitologia. A escola que viria a influenciar os duzentos anos seguintes de arte no planeta deixou corpos magníficos de deusas, anjos, heróis e anônimos em poses lânguidas e vaporosas, como uma grande orgia.

As imagens na era de sua reprodutibilidade

Na Paris do fim do século XIX, havia muitos pintores, contemporâneos de Renoir, Degas e Lautrec, que arrastavam para seus ateliês de Montmartre moças — amantes e modelos — apanhadas em Pigalle. Os criadores eram os homens; as mulheres eram os objetos de inspiração. Em Paris a fotografia foi também muito usada para representar o sexo. A invenção da fotogravura facilitava a venda das estampas nas esquinas; os negativos mais ousados de posições sexuais eram vendidos em catálogo, com o slogan: "Para vocês, jovens cujo instrumento se ergue...". A coragem ingênua dos artistas da época despertava a cólera dos conservadores.

A revolução conceitual de Auguste Rodin

O artista plástico Auguste Rodin (França, 1840-1917) se celebrizou como o escultor que dominava os volumes ao transformar blocos de mármore e granito em corpos de beleza eterna. Ele também era um desenhista genial, e em suas mãos, o corpo feminino adquiria dimensões muito fortes de erotismo. Críticos contemporâneos, como Claudie Judrin, do Museu Rodin de Paris, acentuam a emancipação sexual, econômica, política e social que a mulher adquire na obra do artista. Sua famosa coleção de setenta desenhos eróticos a exibe livre das amarras de sua condição sexual. Esses trabalhos passaram muitos anos escondidos pelo autor, que foi tachado de obsceno quando os mostrou uma única vez. Entre as imagens aparecem mulheres se masturbando, algo impensável no século XIX. Rodin, com o movimento que conseguiu imprimir em sua obra foi um dos pais da modernidade.

O sexo em movimento

Assim como nas artes plásticas, durante os séculos XVIII e XIX a dança insinuava sensualidade. O Oriente estava em alta. O mistério por trás dos véus fazia os espectadores vibrarem de excitação. A imensa Índia serviu como pano de fundo para o espetáculo de balé *Le Dieu et la Bayadère* [O deus e a dançarina], lançado em Paris, em 1830, com coreografia de Filippo Taglioni. Os templos hindus com garotas seminuas estão em *Bayadère*, com Anna Pavlova dançando o papel principal. Em 1912, o ultrafamoso bailarino Nijinski apresentou, com Tamara Karsavina, *Le Dieu Bleu* [O deus azul], de Fokine, inspirado no deus Krishna. Mas a papisa da dança moderna, Isadora Duncan, foi quem escandalizou ao realizar, em 1906, *Radha*, de St. Denis. Ela se apresentava com pernas e cintura nuas e cercada de um grupo de garotas igualmente pouco vestidas para os padrões da época. O tema era o êxtase erótico.

Sensualidade para todos

A onda de danças oriundas de países distantes do ocidente toma conta do mundo. Companhias de mulheres havaianas viajam pelos Estados Unidos e pela Europa mostrando seu gingado característico; os balés da Guiné, também encantam plateias com sua sensualidade diferente. O jazz toma conta do mundo na década de 1920. Por ser de origem negra, e, ademais, embalada em muito gin e marijuana, a música é banida das grandes redes de comunicação, mas difundida pelas pequenas novas estações. Os jovens, para desespero de seus pais, a escutam dia e noite.

The Pelvis

Então chegou Elvis Presley, um homem branco nitidamente influenciado pelos músicos negros de blues, trazendo uma mistura que perturbou os adolescentes norte-americanos bem mais do que Sinatra. Hark Ballard, conhecido por ter escrito "The Twist", estava em Charleston comprando cordas para sua guitarra quando viu Elvis numa televisão da vitrine: "Vi esse cara cantar uma canção chamada "Heartbreak Hotel". Pulava com sua guitarra balançando as pernas... Nunca vi um branco fazendo isso e me assustei. Não sei seu nome, mas acabei de ver um branco agindo como um negro. Vai ser um superstar."[176]

O rock liberta a juventude

Quando o movimento pelos direitos civis nos Estados Unidos lutava para acabar com a segregação dos negros, Elvis e o rock quebravam barreiras — havia festas nas quais brancos e negros ficavam bem separados no início e dançavam juntos no fim. Mas a "América" tradicional não entendia essa música como uma força redentora. Ela era vista como subversão erótica. Em sua aparição no *Ed Sullivan Show*, Elvis foi filmado somente da cintura para cima. O rock'n'roll se expandia. Liberava toda essa juventude do conformismo. Imoralidade, luxúria, sexualidade desenfreada, essas palavras enchiam as manchetes. O rock incentivou o comportamento selvagem em relação à sociedade, um comportamento ofensivo para os conservadores. Os jovens não perdiam tempo no momento em que seus hormônios fervilhavam.

A farra da pop art

Nos anos 1960, a sexualidade no planeta explodiu. Não foi apenas a Revolução Sexual que aconteceu, mas, em boa parte motivada por ela, surgiu a pop art, e essa nova forma de criar era altamente erótica. Alguns nomes a marcaram na proa: Andy Warhol, Roy Lichtenstein e Robert Rauschenberg estavam entre eles. O célebre estúdio de Warhol, The Factory (A Fábrica), na Rua 54, em Nova York, era a catedral da pop art e um dos mais flamejantes focos de erotismo artístico do mundo. Afinal, o sexo é pop. As gravuras de Warhol sobre o vazio das celebridades não eram propriamente eróticas, mas os filmes do mago estão entre o que de mais revolucionário se produziu no mundo.

Crumb, the Bomb

O quadrinista mais próximo da Revolução Sexual é Robert Crumb, nascido em 1943 na Filadélfia, Estados Unidos. Ele viveu e retratou, com seu traço debochado e suas figuras distorcidas, o underground de São Francisco, na Califórnia, na década de 1960. Suas histórias são cheias de erotismo selvagem, com heroínas calçando botas de couro e prontas para montar nas costas de seus admiradores. Crumb revelou em documentário que essa era uma de suas fantasias sexuais e que não hesita em utilizá-las nos seus roteiros.

O gato beatnik

Uma das criações de maior sucesso de Crumb é *Fritz, the Cat*, um enlouquecido e sádico gato beatnik. Tornou-se filme pornográfico, produzido por Ralph Bakshi, com grande sucesso internacional. *Joe Blow*, uma história de 1969, lhe valeu um processo por atentado ao pudor, porque narra um caso de incesto entre pai e filha. A arte de Crumb, assim como a de outros grandes artistas do século XX, foi fortemente influenciada pelo uso do LSD.

Heroínas do sexo

O norte-americano Frank Thorne (EUA, 1930-2021) publicou a série de HQ *Erotic Worlds* (Mundos Eróticos), em que apresenta uma série de heroínas belas, insinuantes e um pouco satíricas. São aventuras com bastante sexo e ação, muito lidas em todos os 22 países onde foram publicadas. Thorne desenvolveu um traço realista para suas primeiras aventuras, intituladas *Tomahawk*, mas para o erotismo prefere um estilo beirando o exagero. A Marvel Comics publicou sua recriação de *Red Sonja*, uma heroína também fisicamente superdotada, que faz bastante sucesso.

A lente despudorada

O fotógrafo Robert Mapplethorpe (EUA, 1946-1989) estudou artes no Instituto Pratt, no Brooklyn. Muito da técnica que aprendeu lá utilizou em seu trabalho de fotógrafo. Era admirador de Andy Warhol, que vivia seu auge quando Mapplethorpe era um jovem interessado em arte. As primeiras fotos de Robert foram com uma Polaroid, e ele pretendia apenas utilizá-las como artes plásticas. Especializou-se no que chamou de *self-portraits* de artistas, compositores, socialites, estrelas de cinema pornô e membros do universo sadomasoquista underground de Nova York e arredores. Fotografou dezenas de artistas, como Richard Gere, Arnold Schwarzenegger, Peter Gabriel e, sobretudo, a cantora e poeta Patti Smith, uma das grandes vozes do rock da década de 1970, com quem viveu uma intensa relação. Suas fotos tinham forte apelo erótico, e homens e mulheres vistos por suas lentes transpiravam sensualidade e beleza.

O erotismo provocador

Jeff Koons (EUA, 1955) é um dos principais artistas plásticos contemporâneos. Seu trabalho de releitura do universo pop é bastante influenciado por Andy Warhol. Koons na verdade rivaliza com seu precursor na abordagem que ambos fazem do fenômeno artístico. No campo do erotismo, a contribuição de Koons passa por sua relação com Cicciolina, a controversa ex-atriz pornô e parlamentar na Itália. Sua instalação de fotos e esculturas intitulada *Made in Heaven* (Feito no paraíso) exibe seus intercursos sexuais com a esposa. A crítica se dividiu quanto à obra erótica de Koons — ele foi criticado e aplaudido.

O estranho mundo de Valentina

O italiano Guido Crepax (1933-2003) nasceu em Milão, onde se formou em arquitetura. Mas seu talento era mesmo como roteirista e desenhista de HQs. Nos anos 1960 criou o personagem Neutron, mas importante de verdade era a noiva desse herói, Valentina. Uma personagem que se tornou a maior heroína de HQ erótica italiana, e que transformou seu autor em um clássico no gênero. No Brasil, Valentina também foi um sucesso. Suas aventuras reúnem as paixões de Crepax: Flash Gordon, teorias oníricas freudianas e a *vamp* do cinema Louise Brooks, declarada inspiração para o visual de Valentina. Crepax desenhou também clássicos eróticos, como *A História de O* e *Justine*, e adaptou *Emmanuelle*, clássico do cinema erótico.

SEXO NO CINEMA

O sexo "a menos" de Hollywood

O cinema norte-americano, que domina a produção mais comercial, vasta e cara do mundo, tem reprimido cenas de sexo, e as razões para isso são obscuras e variadas. Há críticos que alegam que há uma falta de interesse por sexo após a massificação da pornografia na web. Outros discordam, afirmando que a razão principal é o streaming, a distribuição dos filmes para as empresas que os repassam, após a exibição em cinemas, para os circuitos de TV fechada. Esses filmes ficariam disponíveis para todas as idades. Alguns produtores ponderam que o interesse por sexo na tela está acabando. O público quer ação e tramas interessantes. "Talvez haja um tipo de autocensura que não permite que roteiristas escrevam outros tipos de histórias", disse o diretor espanhol Pedro Almodóvar, mestre do cinema de arte, a respeito da atual hegemonia do filmes de super-herói.[177]

American Way of Love

Os franceses criaram o cinema e os Estados Unidos passaram a ganhar dinheiro com ele. A pátria do capitalismo aflorou sua produção cinematográfica em Hollywood, e um dos temas fundamentais da capital mundial do cinema é o amor e, consequentemente, o sexo. Mas a disputa pela hegemonia do público em geral era dividida com os vários setores religiosos, que se uniram para salvaguardar o controle de seus clientes.

O orgasmo na garganta I

O primeiro filme pornográfico distribuído com sucesso para o grande público foi *Deep Throat* (*Garganta profunda*, 1972). Ele narra as dificuldades da protagonista para atingir o orgasmo, até descobrir que seu clitóris está localizado no fundo da garganta e que só o sexo oral poderá lhe proporcionar verdadeiro prazer. A produção do filme teve que se defender diante da corte de Nova York. A psicóloga Marilyn Fithian, testemunha de defesa, afirmou que *Garganta profunda* era um filme educativo, e o Dr. John Money, professor da Universidade John Hopkins, concluiu que haveria menos divórcios se as pessoas assistissem a filmes como aquele. Para o Dr. Money, o filme anulou a crença vitoriana segundo a qual o que se passa da cintura para cima é amor e o que se passa da cintura para baixo é abominável.

O orgasmo na garganta II

Garganta profunda mostra sete felações (sexo oral no homem), quatro cunilínguas (sexo oral na mulher) e uma orgia em que os homens ejaculam em câmara lenta. A atriz Linda Lovelace se tornou celebridade instantaneamente. "*Garganta profunda* foi a contribuição da cultura pop para mudar a maneira de encarar o sexo nos Estados Unidos", disse Michael Perkins, autor de um livro baseado no filme. Após analisar mil páginas de testemunhos, o juiz Joel Tyler considerou que o filme era "uma festa imunda e sórdida", e acrescentou: "É uma garganta que merece ser cortada." O julgamento deu publicidade extra à produção. O Rochdale College, em Toronto, promoveu exibições ilegais gratuitas para quem comparecesse nu. A apelação diante da Corte Suprema suspendeu a sentença que condenara o filme.

O primeiro beijo na boca

As tramas das obras desse período eram escritas em tons comoventes, baseados em questões pessoais, que invariavelmente envolviam a paixão, questão-chave do amor romântico. Desde *O beijo* (*The Kiss*, 1896), de William Heise, que trouxe às telas o primeiro beijo na boca e foi acusado de obscenidade, o cinema estava marcado pela paixão.

É sexo o que o público quer

Em 1896, o *mutoscope,* ou mutoscópio, desfilou séries fotográficas animadas com modelos se vestindo ou se despindo. Os cineastas confirmaram a previsão de que o público queria sexo. Os filmes que mostravam mulheres subindo nas árvores chegavam ao dobro do faturamento de fitas sobre a guerra.

No escurinho

Os jovens logo descobriram a delícia de namorar no cinema. Se havia uma cena alimentando a imaginação, melhor ainda. Os moralistas pediram mais luz nas salas de projeção, mas os empresários que conduziam o cinema não cederam: "O público prefere a obscuridade."

Marketing de primeira viagem

Em 1913, *Traffic d'Âmes* (Tráfico de mulheres, em tradução livre) alcançou bilheterias de 450 mil dólares.[178] Construído sobre a notícia alarmista de que sessenta mil mulheres brancas eram vendidas como escravas nos Estados Unidos, esse filme foi também um dos primeiros casos de marketing do cinema.

A Vênus americana

Louise Brooks, atriz norte-americana do início do século XX, era uma vedete bela e jovem que colecionava amantes ricos ou jovens, ou com ambas as características. Seu primeiro filme, *A Vênus americana*, a transformou em *sex symbol*. Ela acabou se casando com o diretor Eddie Sutherland. Louise tinha um grupo de amantes, que se revezavam ou tinham relações com ela ao mesmo tempo. Eddie era liberal e não dava a mínima. Mas Louise abandonou o país por um salário de mil dólares por semana, o que naqueles dias era muito dinheiro. Foi trabalhar com o diretor alemão George W. Pabst. Na década de 1920, Berlim era o lugar ideal para uma libertária como Brooks. Havia sexo por toda a parte. Homossexualidade, sadomasoquismo e prostituição, logo que a noite caía, eram oferecidos nos cabarés. Louise personificou Lulu em *Caixa de Pandora,* famosa personagem da literatura alemã.

A primeira *vamp*

O primeiro mito sexual do cinema internacional era filha de um alfaiate de Cincinnati, Ohio, e se chamava Theodora Goodman. A recente máquina de Hollywood a transformou em Theda Bara, amamentada por crocodilos e algoz dos amantes, que eliminava com veneno guardado em amuletos misteriosos. Theda Bara assustava as famílias interpretando Cleópatra e Salomé. Foi chamada de *vamp* porque, assim como os vampiros, sugaria seus apaixonados. A ingênua classe média americana fez a leitura de que o sexo podia destruir a ordem social. Melhor para a bilheteria.

A ameaça nas telas

Em 1922, *Três semanas* chegava às telas. Esse drama amoroso ingênuo falava de adultério entre um jovem inglês e uma predadora sexual. Exibia inclusive uma cena de amor bastante simulada, ambientada sobre uma pele de tigre. Quando o livro em que se baseia o filme foi proibido nos Estados Unidos, as bilheterias estouraram. A autora do estrondoso sucesso é Eleonor Glyn, uma escritora disposta a faturar com o sexo. Sobre o enredo do livro e do filme, ela afirmou: "Os homens americanos não sabem fazer amor. Mesmo os atores principais não têm ideia do que seja o bom sexo." Ela ensinou boas maneiras a Rodolfo Valentino. Como ele deveria beijar a mão de uma dama, por exemplo.[179]

O primeiro *sex symbol*

Rodolfo Valentino (1895-1926) foi o primeiro astro erótico do cinema mundial. Ao viver o personagem-título do filme *Sheik*, ele fez uma geração inteira de mulheres suspirar. A produção rendeu quatro milhões e meio de dólares e provocou uma paixão nacional pelo tango. Rodolfo Valentino morreu de úlcera aos 31 anos. Ele era acusado pela mídia de ser bissexual e de afeminar o bom nome do "macho americano". Coisas da década de 1920. Isso não impediu o suicídio de várias mulheres norte-americanas e as lágrimas de outras no mundo inteiro. Trinta mil fãs acompanharam o funeral. Aproveitando a publicidade, Hollywood fez o esquife do ator percorrer o país.

O teste do sofá

O surgimento do filme falado e a multiplicação das salas de exibição fizeram do cinema o tesouro na ponta do arco-íris, e milhares de jovens sonhavam com Hollywood. Muitas iam para lá tentar a sorte. Os produtores estavam dispostos a conhecer esses talentos, mas antes era necessário tirar a roupa para mostrar a "fotogenia". Os magnatas da indústria do sonho instituíram o teste do sofá, no qual jovens adolescentes se submeteram aos desejos de Darryl Zanuck, Harry Cohn e Louis Mayer, entre outros. O sexo dominava os bastidores do cinema. Os jornais denunciavam as orgias regadas a champanhe. Em 1921, o Hotel Saint Francis foi palco de uma tragédia. Durante uma dessas festas, a estreante Virginia Rappe morreu ao tentar abortar usando o gargalo de uma garrafa de Don Pérignon. As manchetes explodiram, e quarenta dos estados americanos apelaram para a censura cinematográfica.

"Decência" explorada por corruptos... e não é de hoje

Nos Estados Unidos da década de 1920 foi criada a Liga pela Decência, um meio de vigiar o cinema americano e de impor os quesitos da moralidade cristã. Will H. Hays, um político corrupto, se especializou em fazer demagogia com essa moralidade. Ele criou o Código Hays, que previa três regras: o que fazer, o que não fazer e com o que tomar cuidado.

Sexo vetado

O texto de apresentação do Código Hays inicia com as seguintes palavras: "Não se produzirá qualquer filme suscetível de baixar a moralidade daqueles que o vejam. Assim, a simpatia do público nunca atenderá para os vícios, o pecado e o mal. Mostrar-se-á um modo de vida decente, dependendo apenas das exigências da intriga e do divertimento. Não se porá a ridículo a lei, natural ou humana, e não se promoverá simpatia por aqueles que a violem." Hays vetava qualquer referência sexual em filmes, além de censurar a sensualidade de muitas estrelas, como Jean Harlow e Clara Bow. E desde então há um confronto infindável entre as imagens na tela e os olhares ofendidos.[180]

O sexo em crise

O cinema falado dá uma nova dimensão ao sexo no cinema. Vozes, ruídos e gemidos passam a ter importância. Em 1929, em plena depressão causada pela queda da bolsa, quando o público diminuiu em dois terços, era necessário aumentar a voltagem das cenas de sexo. Em *Chuva* (1932), Joan Crawford (1906-1977) é desencaminhada por um pastor e se torna prostituta.

"Minha garota é Mae West"

Nos anos 1930 surgiu Mae West, uma estrela que tinha o que dizer. Suas tiradas até hoje encantam os admiradores do bom humor e da picardia. Ela improvisava durante as filmagens com frases como: "O casamento é uma grande instituição, mas não estou preparada para instituições" ou "Entre dois males, escolho sempre o que nunca experimentei" ou ainda "Quando as mulheres erram, os homens correm atrás". Seus filmes lotavam os cinemas e tiraram a Paramount do vermelho. Rita Lee homenageia a atriz na canção "Flagra", hit de 1982.[181]

Novas regras

Em 1935, Marlene Dietrich (1901-1992) chega a Hollywood escorada no sucesso de *Anjo azul* (1930), que realizara com Josef von Sternberg. Seu filme seguinte, *Morocco* (*Marrocos*, 1930), era escandaloso para os padrões da época. A Igreja Católica decidiu então liderar uma cruzada pela decência, e setenta mil estudantes marcharam assegurando que entrar num cinema equivalia a descer aos infernos. Joseph Breen, um carola irlandês, estabeleceu as novas regras: o tempo médio do beijo nas telas caiu de quatro segundos para um segundo e meio. Em *King Kong* (1933), a cena em que o gorila toca as roupas de Fay Wray foi cortada. Foram proibidas cenas de mulheres amamentando, para não mostrar seios, ou de toaletes, para evitar roupas íntimas. As camas dos filmes, para não sugerir o coito, eram sempre de solteiro. Nada disso, porém, impediria o crescimento da sexualidade no cinema.

Garbo, sonho de homens e mulheres

A sueca Greta Garbo (1905-1990) era bissexual e chegou da Europa encantando homens e mulheres. Não encontrou grandes problemas para se estabelecer em Hollywood. Exibiu sua beleza exuberante em *Orquídeas bravas* (1929) e depois em *O direito de amar* (1929). O papa das telas, Louis B. Mayer, foi quem deu o primeiro papel de destaque para Garbo, em *Rua sem sol* (1925). Ela interpretava uma garota que cai na prostituição e é salva por um tenente norte-americano. O filme foi um sucesso, mas sofreu ataque dos grupos moralistas. Garbo namorou as lésbicas mais escandalosas das telas: Lilyan Tashman, que, após alguns uísques, invadia os banheiros femininos e agarrava as mulheres, e Fifi D'Orsay, cantora e atriz medíocre, que Garbo abandonou ao descobrir que a amante contava detalhes de suas noitadas no bar da moda, o Russian Eagle.

Apenas uma *teenager*

Quando foi abordada por Billy Wilkerson na porta da escola, Lana Turner (1920-1995) era uma estudante de 15 anos. Ele era da *Hollywood Reporter*, a melhor publicação de cinema dos Estados Unidos, e o contato perfeito para realizar o que realmente aconteceu: a transformação da jovem numa das mais exuberantes estrelas do cinema norte-americano. Lana estrelou diversos filmes, com os cabelos pintados de loiro e um top de seda que deixava seus belos seios em relevo. Um produtor chegou a chamar sua atenção para a cláusula de moralidade em seu contrato, mas Lana passou a ser conhecida como a "Tigresa Insaciável". Sua voz era famosa pela sensualidade, algo como um gemido infantil cheio de segundas intenções. Robert Taylor a definiu como o tipo de mulher por quem qualquer homem não hesitaria em passar um tempo na cadeia.

A cor do desejo

A primeira deusa do cinema em cores foi Rita Hayworth (1918--1987), nome artístico de Margarita Carmen Cansino, filha do bailarino espanhol Eduardo Cansino. Rita tinha um grande *sex appeal*. Ainda garota, trabalhava como *partner* de seu pai, encantando a todos nos arredores de Tijuana. Ela estreou em *Dantes's Inferno* (*A nave de Satã*, 1935). Daí em diante foi conquistando espaço, não sem fazer concessões amorosas a vários grandes produtores. Esses encontros eram agenciados por seu próprio marido, Eddie Judson. Ao final da carreira havia participado de 62 filmes. Uma foto na revista *Life* chamou a atenção de Orson Welles (1915-1985). O gênio, autor de *Cidadão Kane* (1941), apaixonou-se imediatamente por Rita, e os dois se casaram no ano seguinte. Welles só queria fazer filmes inesquecíveis. Ela queria um marido e um lar. Ao se separarem, Rita estrelou o filme mais importante de sua carreira: *Gilda* (1946). A pressão da vida de estrela a levou ao alcoolismo.

La Monroe

A década de 1950 conheceu a mais escandalosa de todas as estrelas de Hollywood. Ela circulou primeiro com o nome de Norma Jean e se tornou conhecida, em círculos restritos, pela disposição para o sucesso, não interessando em quantas camas precisasse deitar. Outras tiveram tal disposição, mas Marilyn Monroe (1926-1962) deixava isso explícito. Nem havia tanta nudez em filmes como *O pecado mora ao lado* (1955) ou *Os homens preferem as loiras* (1953), mas a sensualidade de Marilyn era acachapante. Em um grupo de dez mulheres bonitas, ela brilhava. Foi o paradigma da estrela, com suas glórias e dramas. Casou-se com os homens mais disputados da América, como Joe DiMaggio, jogador de beisebol, ou Artur Miller, o maior dramaturgo americano da primeira metade do século XX. Morreu tragicamente, suicidando-se com drogas.

A condessa sensual

Ava Gardner (1922-1990) era assombrosamente bela. O produtor, e amante de inúmeras musas, Louis B. Mayer a descreveu como: "Pele de alabastro, cintura estreita e mamilos proeminentes." Sua carreira começou aos 16 anos. Seu casamento com Mickey Rooney durou apenas dez meses. Foi muito assediada e não resistia às ausências de Mickey, que vivia rodando pelo país para promover seus filmes. Após a separação, Ava se envolveu com Howard Hughes, o milionário que havia namorado Ida Lupino, Olivia de Havilland, Ginger Rogers e Susan Hayward, entre outras, mas ficaram casados por pouco tempo. Ava atuou em vários filmes de grandes sucessos.

A princesa de Mônaco

Grace Kelly (1929-1982) foi uma estrela de Hollywood antes de se tornar princesa de Mônaco. Afora sua beleza, Grace era filha de milionários, que a criaram para se casar com um aristocrata. O público era fascinado por Grace. Não era uma atriz brilhante, mas tinha o glamour das estrelas. Antes do príncipe Rainier, de Mônaco, Grace foi namorada de Ali Khan e do Xá do Irã, dois dos mais famosos conquistadores de sua época. O bracelete que ela ostentava, cravejado de esmeraldas, era joia exclusiva de mulheres de Ali Khan. Nas telas, Grace encarnou sempre mulheres elegantes e sensuais. Foi assim em *Mogambo* (1953), *Janela indiscreta* (1954), *Amar é sofrer* (1954), *Disque M para matar* (1954) e *Ladrão de casaca* (1955). Quando se casou com o príncipe Rainier, ele exigiu que ela abandonasse as telas e a vida agitada de Hollywood.

BB e o charme francês

Os europeus, sem uma indústria cinematográfico de relevo, também não conseguiam impor suas estrelas. Exceções foram a alemã Marlene Dietrich (1901-1992), a francesa Brigitte Bardot (1934), BB, como ficou conhecida a loirinha de *E Deus criou a mulher* (1956), e Sophia Loren (1934). Magra, de lábios voluptuosos, Brigitte enlouqueceu toda uma geração de fãs de cinema. Ao contrário de Marylin, Brigitte se afastou das telas para viver numa ilha e exercitar sua paixão pelos animais, militando nos movimentos de defesa da natureza.

Sexualidade clássica

A década de 1970 assistiu ao surgimento de uma série que se tornaria clássica: as aventuras eróticas de *Emmanuelle*. Sylvia Kristel encarnava a insaciável personagem que mereceu 27 filmes, nem sempre contando com a presença da atriz. As histórias escritas por Marayat Andriane se passam numa misteriosa e luxuriosa Bangkok, onde Emmanuelle vive com o marido, mais velho e voyeur assumido. Outros cenários e tramas foram usados nas adaptações. O diretor Jean-Louis Richard deu à série um tom de pornô-chique, que agradou muito na época e ainda encontra fãs atualmente.

Um norte-americano em Paris

Na década de 1970, Bernardo Bertolucci confrontou América e Europa num drama erótico inesquecível, *The Last Tango in Paris*

(*O último tango em Paris,* EUA/França/Itália, 1972). Reuniu Marlon Brando, um dos maiores *sex symbols* norte-americanos de todos os tempos, e uma francesa então desconhecida, Maria Schneider. O filme é vulgarmente famoso por uma cena de sexo em que Brando lambuza com manteiga e penetra o ânus de Maria Schneider. É óbvio que a película é muito mais do que isso. Bertolucci é mestre e fez um trabalho belíssimo, mas ninguém se esquece da manteiga. Norman Mailer escreveu um ensaio sobre a obra, no qual especula que o mundo inteiro ia ao cinema para ver Brando no coito. Talvez tenha razão no que diz respeito a parte do público, pertencente à geração pós-guerra.

A paixão colorida e sensual de Pedro Almodóvar

Uma das estrelas máximas do cinema erótico espanhol, Pedro Almodóvar conseguiu o reconhecimento de todos. O sexo é o motor da obra desse espanhol cheio de ardor apaixonado. Sem temer a acusação de ser melodramático, Almodóvar construiu um universo próprio, colorido, de mulheres ardentes, homens "guapos" e homossexuais espalhafatosos ou não. As grandes tensões eróticas do universo ibérico estão em filmes como *Mulheres à beira de um ataque de nervos* (1988), *Carne trêmula* (1997), *Tudo sobre minha mãe* (1999) e *Fale com ela* (2002). As tramas de Almodóvar são cheias de detalhes aparentemente obscuros que vêm à tona para elucidar o que já está explícito. Almodóvar ganhou o Oscar de melhor filme estrangeiro com *Tudo sobre minha mãe*.

Erotismo na terra do Tio Sam

Mike Nichols dirigiu vários filmes sobre erotismo. Em *Ânsia de amar* (1971), Jonathan (Jack Nicholson) e Sandy (Art Garfunkel) disputam o amor de Susan (Candice Bergen) durante quatro décadas. O espectador acompanha a visão erótica dos jovens americanos e percebe como ela vai se alterando com a evolução das ideias. *A primeira noite de um homem* (1967) retrata as dúvidas de Benjamin (Dustin Hoffman), recém-graduado na universidade, diante do assédio que sofre por parte da Sra. Robinson (Anne Bancroft), que tem o dobro da sua idade e é mãe da sua namorada. A homofobia é tratada em *A gaiola das loucas* (1996), comédia sobre o casal de homossexuais Armand e Albert (Robin William e Nathan Lane), cujo filho adotivo precisa apresentar a família ao pai da noiva, o senador republicano e ultraconservador Kevin Keeley (Gene Hackman). É interessante notar a evolução do erotismo norte-americano no correr dos sucessivos trabalhos de Mike Nichols.

Império do erotismo

O japonês Nagisa Oshima construiu a obra erótica mais radical da história do cinema ao não temer enfrentar o desafio de ser acusado de pornográfico. Entre 1960 e 2000, Nagisa dirigiu nove filmes, sendo cinco deles nitidamente eróticos. *Império dos sentidos* (Japão, 1976) é a mais ousada produção erótica do mundo. Beira a pornografia. Em 1936, auge do militarismo japonês, uma prostituta começa a trabalhar num bordel e inicia uma relação amorosa com o patrão. A guerra próxima se anuncia. Em *Império da paixão* (Japão, 1976), Oshima narra a terrível culpa que um casal de amantes vive após matar o marido dela, que retorna como fantasma. Filme onírico, de sensualidade que beira a alucinação, *Império da paixão* é também um estudo sobre a posse e a morte, tema recorrente na obra de Oshima. *Max, Mon Amour* (França, 1986) descreve a surpresa de um marido burguês ao descobrir que a esposa é amante de Max, um chimpanzé.

Pasolini

Pier Paolo Pasolini (1922-1975) realizou 22 filmes, em sua maioria obras-primas. O erotismo está presente em cada um de seus trabalhos. Buscando argumentos nos grandes autores eróticos de todos os tempos — Boccaccio, Sade, Chaucer, Eurípedes e Sófocles, entre outros —, Pasolini filmou *Decamerão* (1971), *As mil e uma noites* (1974), *Medeia* (1969) e *Os 120 dias de Sodoma* (1975). Este último, adaptação da obra do Marquês de Sade, rivaliza com *Império do sentidos* como o filme mais erótico de todos os tempos. Pasolini trata de Eros contra Thanatos (vida contra morte) nesse terrível drama, em que um grupo de fascistas encerrados numa mansão pratica todo tipo de crueldade sexual com algumas jovens. O filme causa polêmica sempre, devido ao radicalismo de sua proposta.

Na privada, sem preconceitos

O cinema e o voyeurismo se confundem e ambos se completam na arte erótica. Cada dia mais perde o sentido mostrar um casal jantando se não se pode ver uma cena de sexo, como de fato acontece com o mesmo casal. O cineasta espanhol, naturalizado mexicano,

Luis Buñuel, em *O fantasma da liberdade* (1974), mostra um grupo de amigos à mesa. Eles estão conversando naturalmente, sentados em vasos sanitários, quando um dos comensais pede licença e se retira para um aposento para, sozinho, fazer a refeição. A cena ilustra perfeitamente o desconforto do ser humano diante de sua própria condição. A filmografia mundial recente encara o sexo com mais naturalidade, e cenas de sexo explícito causam cada vez menos espanto. É um passo para o fim de preconceitos sem mais sentido. O cinema terá dado sua inestimável contribuição.

Cinema erótico no Brasil

O Brasil conta com excelentes produções do gênero erótico. Podemos citar *Império do desejo* (1972), de Carlos Reichenbach. Na época, o Conselho Superior de Censura, recém-criado, deu ao filme o selo de Espetáculo Pornográfico. Mas o que o diretor quis fazer, e conseguiu, foi manipular os clichês narrativos para falar de uma burguesia ridícula e pretensiosa. A trama conta a história de Sandra, viúva de um milionário devasso, que vai ao litoral tentar recuperar uma propriedade invadida por grileiros. No caminho oferece carona a um casal de hippies extemporâneos. Ela viaja com o advogado, e eles acabam se envolvendo com o os jovens. Tudo se transforma numa gigantesca farsa no correr das horas. Reichenbach iniciou sua carreira na chamada Boca do Lixo, da cidade de São Paulo, região onde eram produzidos os filmes pornográficos. Mas seu estofo autoral o fez fundir erotismo e pensamento.

A fuga para o prazer

Julio Bressane é sinônimo de filmes complexos. Desde *Matou a família e foi ao cinema* (1969) o diretor realiza, em ritmo regular, obras de concepção arrojada tanto formalmente quanto no aspecto do conteúdo. Em 2003, Bressane mergulhou no universo do cinema erótico com *Filme de amor*. A própria identificação do gênero no título, que ironiza ou relê o erotismo, já é uma característica do diretor. A história narra o fim de semana de três amigos pobres e sensíveis. Uma mulher (Bel Garcia) e dois homens (Josie Antello e Fernando Eiras) se entregam a uma busca de prazer transcendente. O filme foi premiado no 36º Festival de Cinema de Brasília, em 2003.

SEXO NA LITERATURA

Dostoiévski encanta Freud

Ao longo dos séculos os escritores escandalizam a sociedade humana. A crueza com que muitas vezes descrevem a vida amorosa de seus personagens agride o senso comum, sempre carregado de construções morais. Mas a arte presta importante serviço à tarefa infinita do conhecimento e fim dos preconceitos. Sigmund Freud escreveu que a psicanálise se curvava diante da obra do escritor Dostoiévski. Assim, quanto à literatura, também podemos buscar autores que nos falem profundamente sobre sexo. Não há espaço para todos, mas vejamos alguns daqueles que marcaram épocas e estilos.

A narrativa da sobrevivência: as noites intermináveis de Sherazade

As mil e uma noites, clássico oral árabe, não tem data precisa de elaboração. No século XVII, chegou a nós, traduzido por Antoine Galland. São doze volumes com versões moralizadas que a tornam obra de referência infantojuvenil, mas o original é bastante sensual. Sherazade (*Chahrzad*) entretém o rei Shariar lhe contando histórias. Caso elas não sejam do agrado do soberano, ou se lhe provocarem o sono, ele ordenará a morte da narradora. Ela torna os contos atraentes e encadeados para que o rei desista da ideia de a sacrificar, aguardando pelo dia seguinte. É a mulher redentora, que luta contra a morte. *As mil e uma noites* é obra insólita, plena de aventuras e erotismo da mais alta qualidade.

A farra da Antiguidade: *Satyricon*

O primeiro romance erótico da literatura ocidental é *Satyricon*, de Petrônio (Roma, 9 a.C – 67 d.C.). O autor era uma espécie de conselheiro de costumes da corte do imperador Nero. Homem do palácio e das ruas, Petrônio descreveu os bizarros comportamentos da elite romana. Os personagens são dois homossexuais e o jovem amante de ambos, todos perambulando pelas casas de banho, mistos de bordel e sauna, que acomodavam os patrícios em suas farras. Apenas fragmentos dessa obra chegaram aos nossos dias, mas retratam com fidelidade ambientes e situações que o autor conheceu. A sociedade romana era permissiva com os patrícios, e, como hoje, tudo era permitido a quem podia pagar. O romance reproduz, com enorme riqueza de detalhes, o festim de Trimalchio, comerciante homossexual.

O mestre do amor profano: Boccaccio

Talvez a maior obra de arte literária da Idade Média seja o *Decameron*, do italiano Giovanni Boccaccio (Paris, 1313-1375). São cem histórias ambientadas na Europa, pouco antes da Renascença. O clássico italiano relata infidelidades conjugais ou atividades eróticas de burgueses, freiras e padres. Se hoje nos parecem inverossímeis as estripulias narradas no *Decameron*, devemos lembrar que o comportamento amoroso seguia outros padrões, e Boccaccio era um esteta, ou seja, não abria mão de estilizar a realidade. Os escândalos sexuais que a Igreja enfrenta hoje no mundo inteiro estão no romance. Os relacionamentos entre padres e fiéis bem como a homossexualidade no claustro aparecem em várias das histórias.

A grandeza do sexo com amor: Fanny Hill

O clássico erótico *Fanny Hill ou Memórias de uma mulher de prazer* tornaram John Cleland (Inglaterra, 1709-1789) imortal para os apreciadores do gênero. Londrino de boa educação, John serviu na Companhia das Índias Orientais. Seu romance erótico, apenas um entre muitas obras, lhe rendeu dinheiro e processos judiciais. Sofreu pressões durante toda a vida, assim como seu conterrâneo D. H. Lawrence, por ter ousado escrever um romance erótico realista. Seus contemporâneos o julgaram pornográfico. Os nomes de seus juízes se perderam no tempo, mas sua obra permaneceu.

Sade e os crimes da virtude

O francês Donatien Alphonse, o Marquês de Sade (França, 1740-1814), fez de seu nome um sinônimo de sofrimento: o sadismo.

Mas a obra do Marquês revela as possibilidades da perversão humana. Aos 32 anos, acusado de uma orgia com prostitutas que resultou na morte de uma delas, Sade foi condenado à forca. As relações com a nobreza lhe reduziram a pena a cinco anos de prisão. No cárcere, iniciou sua obra. *Os 120 dias de Sodoma* é mais longa e detalhada orgia descrita na literatura ou fora dela. Ele desfia horrores aparentemente sem sentido e defende a filosofia da crueldade. A influência conceitual é evidente num mundo onde o sadismo é bastante comum. Sade levou a crueldade ao limite, e tornou-se um clássico dela.

A sedução libertina: Choderlos de Laclos

A mais alta expressão da literatura erótica epistolar (texto composto exclusivamente por cartas) foi produzida por Choderlos de Laclos (França, 1741-1803), oficial do exército e oriundo de família de nobres recentes. Sua obra, *Ligações perigosas* (traduzido também como *As relações perigosas*), narra as cínicas maquinações do personagem, Visconde de Valmont, no empenho de uma sedução levada ao extremo. O livro até hoje é best-seller, por sua urdidura perfeita, e tornou-se um filme de sucesso. Laclos quase morreu na guilhotina, acusado não de libertinagem, mas de jacobinismo (membro de um clube político revolucionário fundado em Paris em 1789).

A lírica da sacanagem: Bocage

O grande inspirador de Manuel Maria Barbosa Du Bocage (Portugal, 1765-1805) era Luis de Camões, poeta máximo da língua portuguesa, a mesma em que Bocage escreveu belos sonetos eróticos. Ele era igualmente um mestre na arte da poesia, mas sua veia satírica o jogou no claustro de São Bento, pagando o preço de haver nascido na época errada. Portugal do século XVIII era um império em ruínas, imerso no atraso e na decadência econômica. A libertinagem cortesã era mantida à custa da miséria de servos e operários, perpetuando o absolutismo e as atitudes inquisitoriais da Real Mesa Censória. O calabouço era o destino de maçons e descontentes. Embora fosse um poeta de estilo neoclássico, Bocage antecipou com sua virulência os futuros ventos do romantismo.

A filosofia do prazer

Talvez o maior romance pornográfico do século XVIII, *Thérèsè Philosophe* (Teresa Filósofa), é de autor desconhecido. Era perigoso assinar uma obra erótica naqueles dias. Especula-se que possa ser de Jean-Baptiste de Boyer, de D'Arles de Montigny ou até de Diderot, autores franceses que conheciam filosofia. Isso porque a trama revela uma progressão constante da consciência da personagem em relação ao seu desejo. Uma camponesa pobre, que se torna amante de um aristocrata e descreve situações de seu tempo com uma ótica muito própria.

O sofisticado libertino: Apollinaire

Guillaume Apollinaire (França, 1880-1918), intelectual francês de vanguarda, amigo de Pablo Picasso, erudito e avesso à academia, escreveu o romance erótico *As onze mil varas*, referência às aventuras do príncipe Mony Vibescu. Conhecendo a sociedade em que vivia, o autor usou um pseudônimo. Se o leitor desse romance de pouco mais de cem páginas não considerar com humor as descrições propostas por Apollinaire, ficará horrorizado. Acontece de tudo, da coprofilia ao assassinato, do sadismo à flagelação, da sodomia ao vampirismo. Vibescu vai de Budapeste a Paris e de lá à Rússia participando e assistindo a todo o tipo de perversão. Em paralelo à sua produção erótica, Apollinaire escreveu obra aceita pelo seu tempo. Pouco antes de morrer, declarou: "Exprimir com liberdade o que é do domínio dos costumes, não se conhece coragem maior de um escritor."

Anaïs e o Delta de Vênus

A maior autora erótica moderna é Anaïs Nin (França, 1903-1977), francesa que emigrou para a América com a mãe, mas retornou à França, onde elaborou sua obra. Anaïs se envolveu amorosamente com Henry Miller e sua amante June. Esse encontro repercutiu profundamente tanto em sua vida amorosa como em seu trabalho. A época era de grande atividade intelectual. O pensamento de Freud estava explodindo, e os surrealistas criavam novos horizontes estéticos. Esses elementos estão em *A casa do incesto* (1934), primeiro romance de Anaïs Nin. A personagem se desmembra revelando seu problema edipiano num sonho surrealista em que é narrado o incesto. Anaïs Nin atingiu a fama com a publicação de seu *Journal*, espécie de diário onde ela conta sua vida íntima e literária com diversos parceiros. Mas sua prosa é inigualável entre autoras, e ela permanece uma das melhores.

Lolita e a pedofilia

O nome *Lolita* remete imediatamente à pedofilia, compreendida aí como desejo por adolescentes devido ao romance homônimo de Wladimir Nabokov (Rússia, 1899-1977), exilado, que escreveu em inglês. A história narrada é a de Humbert Humbert, professor de línguas mortas que decide ter um caso com uma menina de 14 anos. Nabokov identifica nela a jovem preparada para o amor, que vive, no entanto, na redoma da repressão sexual, e a chama *ninfeta*. O momento em que uma adolescente pode ser ninfeta, segundo o autor, é entre 13 e 16 anos. Mas nem toda menina é; faz-se necessário um certo jeito sedutor, ainda segundo o autor. O romance se tornou um best-seller e o nome Lolita, sinônimo de ninfeta.

Henry Miller

Poucos escritores causaram tanto escândalo em seu tempo, e mesmo além dele, quanto o norte-americano Henry Miller (EUA, 1891-1980). As confissões que expressa em seus romances são de um homem em busca do sexo como libertação. Profundas angústias existenciais permeiam seus relatos, mas a libertinagem também é desenfreada. Seja em New York, Los Angeles ou Paris, Henry vivenciou casos cheios de sexo e considerações filosóficas sobre a literatura e o mundo. Outra influência profunda de Henry Miller foi o surrealismo. Ao morar em Paris, esteve próximo do coração do movimento. A trilogia *Sexus, Plexus* e *Nexus* e a duologia *Trópico de Capricórnio* e *Trópico de Câncer* foram estrondosos sucessos ajudaram o autor a sair, finalmente, da miséria crônica em que viveu até os 40 anos. No entanto, seus textos, como os dos demais autores, que ousaram descrever a atividade erótica do homem, foram censurados em muitos países durante vários anos.

A dor consentida de O

Pauline Reage (França, 1907-1998), autora de *A história de O*, romance erótico de sucesso mundial, publicado originalmente em 1954, só admitiu sua autoria aos 85 anos, tamanha a onda de críticas que o livro recebeu por seu tratamento do sadomasoquismo. Pauline, na verdade Dominique Aury, nascida Anne Desclos, trabalhava na editora Gallimard durante os anos da ocupação da França pelos alemães. Ela era secretária e amante de Jean Paulhan, editor da *Nouvelle Revue Française*, que a incentivou a escrever a obra. Além de best-seller em todo o mundo, o romance rendeu uma adaptação cinematográfica vitoriosa, alavancando ainda mais o interesse por *A história de O*.

O escárnio amoroso: Hilda Hilst

Hilda Hilst (Brasil, 1930-2004), poeta, contista e novelista, foi uma escritora que nunca se deixou paralisar diante de qualquer desafio estético. Resolveu, então, romper mais uma vez e tornou-se escritora erótica. Produziu apenas quatro livros no gênero, mas se colocou entre o que há de melhor. Seus romances, *A obscena senhora D* (1982), *O caderno rosa de Lori Lamb* (1982), *Cartas de um sedutor* (1991) *e Contos d'escárnio* (1990), chocam o leitor desavisado no primeiro momento, depois o excitam e encantam.

Ontem, hoje e amanhã

Autores e textos eróticos continuarão existindo. O audiovisual se apropriou desse gênero de narrativa e é imbatível em sua reprodução do real, mas o texto aborda sutilezas do pensamento e da ação subjetiva que lhe são próprios. A autobiografia é um campo que a escrita domina. *A vida sexual de Catherine M.* (2001), de Catherine Millet, é um bom exemplo de como a literatura confessional pode render. A conhecida crítica de arte francesa narra suas experiências amorosas desde os 17 anos. Tornou-se best-seller. Apenas os franceses adquiriram trezentos mil exemplares da obra.

Clássico nacional

A Casa dos Budas Ditosos (1999) é o romance erótico de João Ubaldo Ribeiro. Escrito para uma série sobre os sete pecados capitais, o livro aborda a luxúria e descreve as lembranças de uma libertina idosa. São raros os escritores que, pelo menos uma vez, não abordem o tema no conjunto de sua obra. Assim, podemos aguardar sempre novos bons textos eróticos, que ampliam nosso horizonte humano e acalentam nosso afeto.

SEXO NA MÚSICA

Daria para escrever um livro só para abordar a contribuição da música para a mudança das mentalidades. Na playlist a seguir você encontrará algumas canções que anteciparam transformações e conquistas da Revolução Sexual desde meados dos anos 1950 até os dias de hoje.

1955 — "Tutti Frutti", Little Richard
Essa foi a canção que fundou o rock'n'roll! Originalmente, os versos continham referências ao sexo entre homens, mas o produtor de Richard contratou uma compositora que revisou a letra e inseriu uma personagem feminina. Ainda assim, foi surpreendente ver um artista negro fazer sucesso com uma canção que dizia que sua garota "sabe o que fazer", pois rebola de um lado para o outro.

1956 — "Hound Dog", Elvis Presley
O apresentador Milton Berle convenceu Elvis a cantar essa música no programa que ele comandava na rede NBC sem usar o violão. "Deixe que te vejam, filho", foi o pedido de Berle. A repercussão da performance sacudiu os Estados Unidos e depois correu o mundo, que nunca mais seria o mesmo depois de testemunhar o nascimento de "Elvis The Pelvis".

1963 — "Please Please Me", Beatles
O primeiro grande sucesso dos Beatles foi uma canção sobre sexo oral! A letra de Lennon não era explícita, mas para bom entendedor... Ele canta: *Na noite passada, eu disse estas palavras para a minha garota: / "Eu sei que você nunca tenta, garota. / Venha, venha, venha, venha / Por favor, me agrade, oh yeah, como eu agrado você".*

1967 — "Let's Spend the Night Together", Rolling Stones
Hoje ninguém se surpreende ouvindo Mick Jagger cantar *Vamos passar a noite juntos*. Mas em 1967 o apresentador norte-americano Ed Sullivan tentou impedir que os Stones cantassem essa música no seu prestigiado programa. Um acordo foi costurado e Mick teve que cantar "Let's spend *some time* together" (Vamos passar *algum tempo* juntos).

1968 — "Sodomy", Galt MacDermot & Tom Pierson
Uma das canções marcantes de *Hair*, musical símbolo da contracultura. Os versos são simples, mas corajosos para a época: *Masturbação / Pode ser legal / Entre na sagrada orgia / Kama Sutra / Qualquer um!!!*

1972 — "Walk on the Wild Side", Lou Reed
Lou Reed foi o primeiro artista do rock comprometido com a visibilidade trans. Essa música conta a história de travestis e drag queens que foram para Nova York e se tornaram habitués da Factory, o estúdio de Andy Warhol. *Dê um passeio pelo lado selvagem* é um convite para o sexo, claro é lógico.

1973 — "Bárbara", Chico Buarque
A representação LGBTQIA+ surge na MPB por meio das personagens Bárbara e Ana da peça *Calabar: o elogio da traição*, de Chico Buarque e Ruy Guerra. A peça foi censurada, mas Chico conseguiu gravar a canção. É pela voz de Chico que ouvimos o clamor de Ana: *Vamos ceder enfim à tentação / Das nossas bocas cruas / E mergulhar no poço escuro de nós duas*

1974 — "Rebel Rebel", David Bowie
Bowie se notabilizou por quebrar as barreiras entre o "feminino" e o "masculino" forjadas pela cultura. Nessa canção, inspirada na personagem Julia do romance *1984*, de George Orwell, ele canta: *Você deixou sua mãe confusa / Ela não tem certeza se você é um garoto ou uma garota.*

1975 — "Paula e Bebeto", Milton Nascimento e Caetano Veloso
Embora não fale de um romance homoafetivo, a música se transformou em hino LGBTQIA+ por causa dos versos: *Qualquer maneira de amor vale a pena / Qualquer maneira de amor vale amar.*

1976 — "O seu amor", Doces Bárbaros
A letra de Gilberto Gil teve como ponto de partida o tenebroso slogan da ditadura ("Brasil, ame-o ou deixe-o") e se transformou numa grande canção libertária: *O seu amor / Ame-o e deixe-o / Livre para amar / Ir aonde quiser / Ser o que ele é.*

1977 — "Geni e o Zepelim", Chico Buarque
Música da peça *Ópera do Malandro* que denuncia a história de violência sofrida pela travesti Geni. Recentemente, Liniker gravou uma versão arrebatadora dessa canção, que ela interpretou no programa *Amor & Sexo*, da Rede Globo.

1978 — "I Will Survive", Gloria Gaynor
A violência doméstica contra a mulher é o tema desse grande sucesso da diva da disco music. *Eu devia ter mudado a fechadura / Eu devia ter feito você deixar sua chave*, canta ela, petrificada, ao ver o homem que batia nela sentado na sala. Além de hino feminista, a canção foi abraçada pelo movimento gay. Sua repercussão cresceu ainda mais por fazer parte de uma das cenas mais lembradas do filme *Priscilla, rainha do deserto.*

1980 — "Nosso Estranho Amor", Marina Lima e Caetano Veloso
O poliamor chega às rádios FM com estes ousados versos de Caetano: *Não importa com quem você se deite / Que você se deleite seja com quem for / Apenas te peço que aceite / O meu estranho amor.*

1981 — "Homem com H", Ney Matogrosso
O baião de Antonio Barros foi inspirado na "macheza" retórica do personagem Odorico Paraguaçu, interpretado por Paulo Gracindo

na novela *O Bem Amado*, de Dias Gomes. Na voz de Ney, artista pioneiro na desconstrução dos estereótipos de gênero, a canção ganhou um significado crítico do "machão": *Eu sou homem com H / E com H sou muito home / Se você quer duvidar / Olhe bem pelo meu nome / Já tô quase namorando / Namorando pra casar / Ah! Maria diz que eu sou/ Sou homem com H.*

1984 — "Mesmo que seja eu", Marina Lima
Marina se apossou da canção lançada por Erasmo Carlos! Primeiro, suprimiu o verso *antes mal acompanhada do que só*, que passava a ideia de que o envolvimento com um homem era inevitável; depois, subverteu a lógica hétero do verso *Você precisa é de um homem pra chamar de seu*, quebrando a frase no meio para dizer que o homem certo era ela: *Um homem? Eu.* A versão de Marina faz parte do álbum *Fullgás*, que consolidou seu nome como uma das vozes mais libertárias da MPB.

1984 — "I Want to Break Free", Queen
O baterista Roger Taylor sugeriu aos colegas do Queen que gravassem o clipe vestidos como mulheres e realizando tarefas domésticas. Ideia aceita, vemos Freddie Mercury passando aspirador na sala enquanto canta: *Eu quero me libertar*. Nascia assim um hit mundial. Curioso é que o vídeo não foi percebido como uma crítica à ausência dos homens nos afazeres do lar. Nos Estados Unidos, a MTV proibiu a exibição do clipe sob pressão de grupos conservadores que viram na canção uma apologia à homossexualidade.

1984 — "Vaca profana", Gal Costa
Esta música teve sua execução proibida pela Divisão de Censura por "ferir a moral e os bons costumes", particularmente a menção

que Caetano, o autor, faz às *divinas tetas* e, também, pela conotação sexual do verso *derrama o leite bom na minha cara*. Além de moralistas, os censores da época não tinham bagagem para entender a beleza poética de uma canção que se transformou em um hino contra o caretismo.

1984 — "I Would Die 4 U", Prince
Assim como Bowie nos anos 1970, Prince colocou em xeque muitos dos estereótipos associados à masculinidade. Nessa música, ele afirma: *Eu não sou uma mulher / Eu não sou um homem / Eu sou algo / Que você nunca entenderá*. Um ícone *queer* numa época em que o termo era pouco conhecido como expressão da crítica ao binarismo de gênero.

1984 — "William, It Was Really Nothing", The Smiths
Considerada a banda mais inventiva dos anos 1980 por conta da estética e temáticas pouco comuns na música pop, aqui o vocalista Morrissey encarna um homem que está pau da vida porque o companheiro vai se casar com uma mulher: *Você quer se casar comigo? / E, se quiser, pode comprar a aliança / Não sonho com ninguém / Exceto comigo mesmo*.

1985 — "Só as mães são felizes", Cazuza
Um dos ícones dos anos 1980, Cazuza compôs várias canções em favor da sexualidade livre. Aqui ele homenageia *outsiders* da noite (tal qual Lou Reed, que é citado na música) e menciona temas espinhosos, como o incesto: *Você nunca sonhou / Ser currada por animais / Nem transou com cadáveres? / Nunca traiu teu melhor amigo / Nem quis comer a tua mãe?*

1988 — "Toda forma de amor", Lulu Santos

Outra canção que se transformou em hino à liberdade de amar por conta dos versos *Consideramos justa / toda forma de amor*. Daniela Mercury, que tem se destacado também por lutar bravamente pelas questões LGBTQIA+, regravou a canção em 2020 com uma pequena alteração na letra, cantando: *Eu sou tua esposa, você é minha mulher*.

1990 — "Justify My Love", Madonna

Nenhuma artista enfrentou a cruzada conservadora com tanta força quanto Madonna. E isso numa época durante a qual os gays eram perseguidos por conta da aids. Essa música, uma verdadeira celebração da sexualidade mais visceral, foi considerada a canção mais sexy da história.

1990 — "Freedom! '90", George Michael

O hino da década registra o momento em que George Michael lutava contra os estereótipos que tolhiam sua liberdade, seja a moda padronizada, a heterossexualidade (compulsória) ou mesmo a estética dos clipes da MTV. Dirigindo-se a alguém que lhe interessa bastante, ele canta: *Tudo que temos que ver / É que eu não pertenço a você / E você não pertence a mim*.

2008 — "I Kissed a Girl", Katy Perry

O primeiro hit da cantora propicia várias leituras. *Eu beijei uma garota e gostei*, celebra Katy. Ela acrescenta: *Nós, garotas, somos tão mágicas / Pele macia, lábios vermelhos, tão boas de beijar / Difíceis de resistir*. O único senão é que a letra mostra também uma mulher dependente da aprovação masculina quando Katy canta *Eu beijei uma garota só para experimentar / Espero que meu namorado não se importe*.

2010 — "O livre atirador e a pegadora", Gilberto Gil
Outra canção libertária do mestre baiano. Ele canta: *Não é casal porque não são casados / Não é um par porque logo são três, ou mais / O fato é que já estão acostumados / Namoradas, namorados vários de uma vez.*

2011 — "Amar alguém", Marisa Monte
Marisa estava lendo *O livro do amor*, desta autora, quando escreveu estes belos versos: *Amar alguém e outro alguém também / É coisa que acontece sem razão / Embora soma cause divisão / Amar alguém só pode fazer bem.*

2011 — "Born This Way", Lady Gaga
Eleita o hino número 1 do Orgulho LGBTQIA+, a música é uma verdadeira celebração da autolibertação. Porque, como diz a letra, não importa se você é gay, hétero ou bi, lésbica ou transgênero, todos nascemos pra brilhar.

2014 — "Tá pra nascer homem que vai mandar em mim", Valesca Popozuda
Valesca inspirou uma tese de mestrado que investigou o papel das cantoras de funk na superação da submissão feminina. Em 2015, foi o nome mais citado na redação do Enem que debateu a violência contra a mulher.

2017 — "Indestrutível", Pabllo Vittar
Uma canção comovente que destaca a força de quem resiste ao criminoso bullying contra a comunidade LGBTQIA+. Na primeira estrofe, Pabllo canta: *Eu sei que tudo vai ficar bem / E as minhas lágrimas vão secar / Eu sei que tudo vai ficar bem / E essas feridas vão se curar.*

2021 — "Eu matei o Júnior", Linn da Quebrada
Lina vem se destacando no cenário pop desde que lançou seu primeiro disco, em 2017. Essa música é do seu último trabalho, muito elogiado pela crítica, com uma letra potente e que celebra o momento simbólico em que Lina Pereira matou Lino Júnior, seu nome de batismo. A alteração da certidão de nascimento propriamente dita ocorreu em janeiro de 2022, pouco antes de ela ingressar no *Big Brother Brasil*.

PARTE VII
REVOLUÇÃO SEXUAL

De todos os fenômenos de natureza sociocultural que afetaram o comportamento nas sociedades ocidentais durante o século XX, o mais importante foi a Revolução Sexual. Dois mil anos de repressão criaram uma maneira de viver antinatural e neurótica. A libertação tornou-se, assim, urgente necessidade de mulheres e homens. O principal objetivo da Revolução Sexual é a eliminação ou, pelo menos, a diminuição da repressão. A aspiração, em suma, é por uma liberdade sexual mais ampla, o que sempre foi sentido como necessidade crucial pela maioria das pessoas.

NADA VAI SER COMO ANTES

Ruptura radical

Até meados do século XX, em todo o Ocidente, a maioria dos jovens partilha o mundo de seus pais. Assistem aos mesmos filmes, gostam das mesmas músicas no rádio e compartilham os mesmos valores. De repente os dois universos se dissociam. Após a Segunda Guerra Mundial, com a destruição de Hiroshima e Nagasaki, a ameaça da bomba atômica paira sobre a cabeça dos jovens. Com o sentimento de insatisfação que isso provoca, eles começam a questionar os valores de seus pais. Muitos deles, principalmente nos Estados Unidos, se recusam a dar continuidade a um estilo de vida que consideram medíocre e superficial. Nasce então o *teenager* ou adolescente, que não quer se parecer com seus pais.

Dilemas de pais e filhos no pós-guerra

A incerteza dos anos pós-guerra parece impor novas regras: os pais propõem as deles e os jovens as recusam, afinal consideram seus pais "quadrados". Os pais olham para esses adolescentes e não conseguem penetrar em seu mundo. A ruptura da comunicação familiar se tinge de uma dupla agressão. Os adolescentes buscam uma identidade dentro de sua própria subcultura, com seus ídolos, seus filmes, sua música. O telefone é seu meio de expressão; o automóvel, seu sonho. Sexo e rebelião, uma coisa só. Uma geração inteira se identifica com James Dean em *Juventude transviada* (1955), ou com Marlon Brando em *O selvagem* (1953), e como eles se sentem dilacerados. Ao contrário de se enquadrar nos papéis determinados pela sociedade, os jovens estavam dispostos a buscar uma verdadeira liberdade, com emoções diferentes e novas sensações.[182]

A contracultura impacta as correlações de força do Ocidente

A contracultura contribuiu para o fortalecimento de vários movimentos: Movimento Hippie, Movimento Feminista, Movimento dos Direitos Civis dos Negros, Movimento Gay, Revolução Sexual. Foi o início de um modelo ocidental de pensar o mundo radicalmente diferente do passado. Em conjunto, esses movimentos alteraram as correlações de força na sociedade, desfizeram preconceitos, ridicularizaram falsos poderes e criaram novos paradigmas culturais que vieram para ficar, como o modo de vestir, de fazer arte e de se relacionar.

A geração Beat I

Surgem os beatniks, jovens intelectuais norte-americanos que, em meados dos anos 1950, resolvem — regados a jazz, drogas, sexo livre e pé-na-estrada — fazer sua própria revolução cultural por meio da literatura. A chamada Geração Beat (*Beat Generation*) constitui-se na vida, na obra e também na lenda de alguns escritores. Eles acordaram do pesadelo da Segunda Guerra Mundial com a sombra de um cogumelo atômico sobre suas cabeças e produziram livros de poesia e prosa com uma marca muito própria. Eram, essencialmente, contestadores do *American Way of Life*.

A geração Beat II

O grupo inicial tinha na figura de Jack Kerouac sua principal expressão. Kerouac criou o termo Geração Beat, sacramentado quando o *New York Times* o publicou. Kerouac era top de linha naqueles dias. Praticava uma espécie de escrita automática, escrevendo com rolos de papel telex na máquina, a fim de não ser interrompido em sua corrente de criação. Ele escreveu o livro *On the Road* (1957), algo como "Pé na Estrada". Até hoje os *Road Movies*, filmes em que os protagonistas viajam de carro pelo deserto norte-americano, repetem essa fórmula de sucesso.

Mais de cinquenta anos depois

Um elemento fundamental para a consolidação revolucionária do sexo foi o advento da pílula anticoncepcional. Ela surgiu nos Estados Unidos em 1960, um ano mais tarde estava disponível na Europa e logo depois em todo o mundo. A mulher passava a poder controlar seu corpo, a ter filhos se quisesse, quando quisesse, com quem quisesse. Isso permitiu que ela estudasse e trabalhasse. Em 1968 veio a Revolução Sexual propriamente dita. "A utopia deles era uma sociedade igualitária, em que amor e sexualidade fossem libertados das cadeias morais da Igreja e do Estado. Matrimônio tradicional e vida familiar deveriam ser substituídos por relações novas, mais pessoais, expressões de amor e encontros sexuais. O legado dos revolucionários de 1968 foi colocar a liberdade sexual na agenda — mas ainda há muita estrada pela frente."[183]

Rock'n'roll

O rock chega para libertar toda a juventude do conformismo do pós-guerra. O ritmo claramente erótico faz homens e mulheres movimentarem os quadris. "Imoralidade, luxúria, sexualidade desenfreada", essas palavras enchiam as manchetes dos jornais. O rock incentivou o comportamento rebelde em relação à sociedade, um comportamento ofensivo para os conservadores.

Faça amor, não faça guerra

A contracultura foi um acontecimento essencialmente pacífico. "Pela primeira vez na história da humanidade, enormes massas humanas, mais especificamente jovens, informalmente se organizaram em todo o mundo ocidental, para lutar com paz e amor. Não exatamente contra a miséria e a fome. Contra temas que em geral vêm oprimindo os homens desde os primórdios das sociedades humanas, independentemente da classe social a que pertençam. Temáticas que não dizem respeito apenas a um país ou a um possível segmento de fanáticos. Mas a toda uma aldeia global. [...] Depois dela passamos a lutar por um novo modo de viver já. Aqui e agora. A contracultura plantou uma nova ideia de família, de casamento, das relações sexuais; de uma outra atitude para com a natureza, para com o próprio corpo e para com Deus."[184]

O sistema tenta distorcer as conquistas da Revolução Sexual

A contracultura propunha uma cultura erótica em que se pudesse, por meio da experiência sexual, abrir nova perspectiva para o espírito. O que aconteceu então? O escritor Luiz Carlos Maciel, que viveu intensamente essa época e faleceu em 2017, tinha no fim da vida, uma visão pessimista dos desdobramentos da Revolução Sexual: "Acredito que o sistema conseguiu anular os esforços desse movimento, reprimindo, absorvendo e distorcendo seus objetivos. Apesar de os preconceitos terem diminuído, a maioria das pessoas não vive o sexo como algo natural, bom, desejável."[185]

A tradição do amor romântico é contestada

A geração da contracultura foi a primeira a colocar em questão a tradição do amor romântico, passivamente aceita por várias gerações anteriores. A descoberta da possibilidade de amar várias pessoas ao mesmo tempo e de ter uma vida afetiva mais rica, mais diversificada, foi a grande revelação.

Eros sabe o que quer

Essa liberdade inédita, a famosa permissividade da contracultura, foi duramente criticada pelas gerações anteriores como promiscuidade e degeneração. Mas, de maneira geral, o que se descobriu foi simplesmente a capacidade das pessoas de se autorregular, para estabelecer espontaneamente seus próprios limites e os mecanismos de autocontrole porventura necessários, sem a imposição artificial de uma repressão externa.

Ousadia no vestir

Em 1964, a inglesa Mary Quant escandalizou os conservadores, mas conquistou as mulheres do Ocidente com uma saia bem curta, que não tinha mais que trinta centímetros. Em 1971, mais um tabu foi quebrado quando brasileira Leila Diniz passou a ir à praia de biquíni exibindo uma grande barriga de gravidez.

Movimento Hippie I

No início da década de 1960, o mundo conheceu o principal e mais influente movimento de contracultura já existente, o Movimento Hippie. Os primeiros hippies surgiram propondo o desejo simples e elementar de felicidade da vida humana. O raciocínio fundamental é que o sistema é injusto e cria a infelicidade, fazendo seus valores serem introjetados por nós. Julgando-se impotente para transformar o sistema, o hippie se dispõe a transformar a si próprio, animado pelo projeto novo de ser feliz, a despeito e à margem do sistema.[186]

Movimento Hippie II

O movimento hippie ganhou força a partir de um grande acontecimento, o festival Woodstock. Com suas comunidades e passeatas pela paz, os hippies foram mais longe que os beatniks, persuadidos de que o *Flower Power* existe e exortando ao mundo "Faça amor e não a guerra". Idealismo, talvez, mas o slogan significava alguma coisa para aqueles que protestavam contra a guerra do Vietnã. John Lennon, que se transformou no grande representante do movimento no mundo do rock, se despe e se deita com Yoko Ono para fazer amor a fim de dar uma chance à paz. O musical *Hair* é um dos ícones da cultura hippie. O espetáculo conta, por meio de seu painel musical, a história de uma tribo de hippies de Nova York que vê um de seus integrantes ser convocado pelo exército para a Guerra do Vietnã.

Ao som de metralhadoras

A cidade de São Francisco, na Califórnia, berço do movimento hippie, não foi sede do principal festival mundial da contracultura, maior símbolo de toda uma época. No fim de semana de 15 a 17 de agosto de 1969, quinhentos mil jovens se reuniram em Woodstock, em Nova York, para o Woodstock Music & Art Festival. No amanhecer de segunda-feira, 18 de agosto, Jimi Hendrix subiu ao palco, brindando aqueles que ainda não tinham ido embora do local com sua interpretação do hino nacional dos Estados Unidos, "The Star-Spangled Banner", arrancando de sua guitarra explosões de bombas, granadas, rajadas de metralhadoras e roncos de helicópteros, numa clara alusão à guerra do Vietnã. Woodstock foi, sem dúvida, uma cerimônia de consagração da contracultura.

Um novo mundo é possível

Embalados pela música, os jovens estavam reunidos para propor uma sociedade diferente. "O Woodstock visto por olhos desavisados não passou de um concerto de rock de proporções gigantescas. É no mínimo uma estupidez não se interrogar sobre o sentido histórico de um acontecimento tão rico de significados. E que espantou a todo o mundo. Um espetáculo sem precedentes na história. Inimaginável que um show musical pudesse mobilizar tantos jovens, por tanto tempo. Mesmo sabendo que estariam tão mal acomodados. Devia haver entre eles uma identidade de propósitos para com a vida muito forte. Algo que os unia além deles mesmos."[187]

História milenar de opressão

A história da mulher é constante luta contra a opressão. Desde que o sistema patriarcal se instalou, há cinco mil anos, as mulheres sofreram todo tipo de constrangimento familiar e social. Foram humilhadas, menosprezadas, escravizadas e constantemente usadas pelos homens como forma de se alcançar o prazer. Os progressivos direitos adquiridos são resultado de muitos anos de luta. O século XX é marco do início da participação efetiva das mulheres na sociedade. Na verdade, o movimento pela igualdade entre homens e mulheres não é interesse apenas delas: os homens também ganham com essa nova realidade, porque corresponder ao ideal masculino da sociedade patriarcal — força, sucesso, poder — é exaustivo.

Nasce o Movimento Gay

A pílula não favoreceu somente as mulheres. O fato de o sexo se dissociar da procriação aproxima uma discussão das práticas heterossexual e homossexual, além dos papeis de gênero alocados nessa discussão sobre filhos. A homossexualidade, representante máxima dessa dissociação, na qual é possível atingir um alto nível de prazer sem a menor possibilidade de procriação, é beneficiada socialmente. Alguns anos depois da pílula, nasce o Movimento Gay, disposto a mostrar que a heterossexualidade não é a única forma de sexualidade. O orgulho gay é também um grito pelo respeito à cidadania dos de gays, lésbicas, bissexuais, pessoas trans e travestis.

Celebração do sexo

A Revolução Sexual começou, no plano teórico, com as ideias de pensadores como Freud e Reich, num primeiro estágio, continuando com Herbert Marcuse e Norman O. Brown, num estágio mais avançado. Mas só ganhou verdadeiro significado para a civilização ocidental quando atingiu grandes segmentos da população, mudando as mentalidades e, principalmente, o comportamento das pessoas. A liberdade sexual foi o traço de comportamento que melhor caracterizou o *Flower Power*. Durante vinte anos, dos anos 1960 até o início dos anos 1980, quando foi descoberto o vírus HIV, houve mais celebração do sexo do que em qualquer outro período da história. Muitos transformaram suas próprias vidas nesse processo.

Objetivo da Revolução Sexual

O principal objetivo era a eliminação, ou pelo menos a diminuição, da repressão sexual — que Freud via como um mal necessário à civilização, e Reich como um instrumento do domínio exercido por uma classe hegemônica sobre o todo da sociedade. As pessoas optavam entre duas alternativas que lhes eram normalmente oferecidas: ou se submetiam de corpo e alma à repressão, o que originava distúrbios psíquicos, ou procuravam atender às solicitações naturais das pulsões sexuais em segredo, escondidos de modo hipócrita e mentiroso.

Em busca do prazer

A liberdade sexual não acarreta necessariamente uma orgia permanente, de maneira que ninguém faça mais nada na vida a não ser sexo o tempo todo. Luiz Carlos Maciel considera que isso só é assim na imaginação dos reprimidos. Na realidade dos que experimentaram essa liberdade, como os jovens da contracultura, há também moderação, equilíbrio e tempo de sobra para fazer outras coisas. A possibilidade de uma cultura libidinal, não repressiva, é decisiva para os destinos da humanidade. Ou continuamos a afundar no pântano da neurose coletiva, com suas manifestações secundárias de violência e doença a que estamos assistindo todos os dias, em toda parte, ou conquistamos a liberdade necessária para criar uma maneira de viver mais saudável e mais feliz.[188]

Sempre existe uma turma que vai na frente

Em matéria de amor e sexo, como em qualquer outra coisa, há sempre uma vanguarda, cujos comportamentos servem de modelo e terminam seguidos pela maioria. Desde o início da história registrada, a sociedade sempre sentiu necessidade de exercer um grau de controle sobre a conduta sexual das pessoas. Entretanto, se a Revolução Sexual dos anos 1970 teve o efeito fundamental de retirar do domínio público os aspectos mais íntimos do sexo e devolvê-los ao privado, então as crises psicológicas que essa mudança ocasionou valeram a pena.[189]

REVOLUCIONÁRIOS DO SEXO

Visionários

De qualquer maneira, a repressão sexual sempre levou ao sofrimento. O combate à repressão e a aspiração pela liberdade sexual significam busca decidida da saúde psíquica, que exige sinceridade consigo mesmo, honestidade de propósitos e principalmente coragem. Essas qualidades sempre marcaram aquelas pessoas notáveis que poderíamos chamar de revolucionários do sexo.

Freud (Áustria, 1856-1939)

Sigmund Freud, médico vienense e criador da psicanálise, foi um dos autores que mais profundamente revolucionaram o pensamento do século XX. Suas principais descobertas — o inconsciente e a sexualidade infantil — afetam a vida de todos nós, trazendo importante modificação à noção de sexualidade. Freud considerou os desejos da criança como sexuais. A sexualidade, segundo ele, não se limita à função dos órgãos genitais, e desperta muito cedo, logo após o nascimento. Uma série de excitações e de atividades, presentes desde a infância, proporcionaria prazer.

A sexualidade infantil

A denominação sexual foi estendida às atividades da primeira infância em busca de prazeres locais que este ou aquele órgão é suscetível de proporcionar, designando para a psicanálise um conjunto de atividades sem ligações com os órgãos genitais. Não se deve, portanto, confundir o sexual com o genital. A vida sexual das crianças, naturalmente, é diferente da dos adultos. A função sexual, desde os primórdios até a forma definitiva que nos é tão familiar, passa por um complexo processo de desenvolvimento e organização. A inibição do desenvolvimento da libido, portanto, é que daria origem às neuroses, sendo o inconsciente o lugar de nossos desejos reprimidos.

Reich (Áustria, 1897-1957)

Fator de influência tão radical na evolução humana, o sexo seria naturalmente objeto de controle social por parte do poder. Pode-se resumir assim a conclusão a que chegou Wilhelm Reich, psicanalista, discípulo de Freud, que escreveu *A função do orgasmo*, entre outras obras fundamentais.

Crítica radical da vida sexual da humanidade

Para Reich, a humanidade não tem futuro se o homem continuar a condenar a exigência biológica de satisfação sexual natural (orgástica). Em uma existência humana ainda sujeita a condições sociais caóticas, prevalecerá a destruição da vida pela educação coercitiva e pela guerra. A morte de milhões de pessoas na guerra seria o resultado da negação social da vida, que, por sua vez, seria expressão e consequência de perturbações psíquicas e somáticas da atividade vital. "O processo sexual, isto é, o processo expansivo do prazer biológico, é o prazer vital produtivo *per se*." Essa visão e uma contínua prática de análise de pacientes levaram Reich a elaborar uma crítica radical da vida sexual da humanidade, especialmente consolidada dentro do mundo burguês. Ele observou que a moral do casamento era um empecilho a qualquer reforma sexual.

Marcuse (Alemanha, 1898-1979)

Ainda nos anos 1930, Herbert Marcuse já considerava, a exemplo de Reich, que a repressão sexual era uma das características mais importantes da ordem social exploradora. Sua crítica do dualismo ocidental enfatizou não só a miséria econômica, mas também a miséria sexual perpetuada pela noção de "pecado". O embotamento da sensualidade resultaria na atrofia e embrutecimento dos órgãos do corpo humano. A repressão da sexualidade contribui, assim, para a manutenção de uma ordem social repressiva em todos os seus aspectos. Além disso, Marcuse acentuou a correlação direta entre a repressão da sexualidade e a erupção da agressão, nas formas mórbidas do terror sádico e da submissão masoquista. A violência é consequência da repressão sexual.

Trabalho libidinal

Só quando a libido é forte e não sublimada, só quando se permite à sexualidade ser livre, tanto quantitativamente, no sentido de uma vida sexual mais intensa, como qualitativamente, na forma de uma sexualidade mais variada (polimórfica), só nessas condições é que a agressividade e a destrutividade geradas pela repressão podem ser reduzidas. Em seu livro *Eros e civilização*, Marcuse demonstra que o princípio do desempenho, que, segundo ele, rege nosso comportamento social, tem uma conexão histórica com o que ele chama de "tirania genital".[190] Fundindo Marx com Freud,

Marcuse propõe que o trabalho não alienado — quando o ser humano deixa de ser uma máquina a serviço do capitalismo — seja um trabalho libidinal, prazeroso. Por isso, a ressexualização do corpo constitui hoje a principal meta da realização humana.

Protesto contra a tirania genital

A humanidade anseia por regressar a um estado em que todo o corpo volte a ser fonte de prazer sexual. Para Marcuse, as chamadas "perversões" expressam uma rebelião contra a subjugação da sexualidade à ordem de procriação, e contra as instituições que garantem essa ordem. Assim, o chamado "desvio sexual" representa, na verdade, um protesto contra a tirania genital.[191]

Michel Foucault (França, 1926-1984)

Foucault entendeu o quanto as estruturas de poder dependiam da sexualidade, não exatamente por temê-la, mas porque o exercício do poder exigia o seu controle. No tomo I da obra *História da sexualidade*, Foucault discorda da ideia de que o Ocidente suprimiu a sexualidade desde o século XVII até a explosão da Revolução Sexual. Ao contrário, diz ele, o que não faltou nesse período foram discursos e estudos sobre a sexualidade, inclusive científicos, que tinham como objetivo estabelecer a "verdade" sobre o sexo.[192] Essa "verdade" estaria assentada em um conjunto de proposições, como aquela que estabelece a heterossexualidade como padrão de normalidade e a consequente definição de gênero a partir da concepção binária heterossexual e reprodutiva.

Sexo na vitrine

O impacto de Foucault para a teoria *queer*

Ao destrinchar os múltiplos discursos sobre a sexualidade que se ramificavam no direito, na medicina, na educação — além da óbvia expressão na Igreja —, Foucault percebeu que toda fala baseada na interdição sexual criava a semente de um potente discurso reverso que poderia ser usado para desconstruir os fundamentos da própria repressão. Essa ideia foi muito importante para a produção teórica *queer*. Toda a crítica feita por Paul B. Preciado e Judith Butler aos binarismos (masculinidade/feminilidade, heterossexualidade/homossexualidade), de como essa lógica binária amordaçou todas as relações sociais, tem inspiração em Foucault.

Alfred Kinsey (EUA, 1895-1956)

A importância revolucionária desse biólogo de Bloomington, Indiana, para o estudo da sexualidade é que ele era um apaixonado cientista. Tornou-se o primeiro homem a olhar para a raça humana como quem olha para um formigueiro, tentando entender o funcionamento de nossos processos eróticos. Ao observar o ser humano como objeto da ciência, Kinsey foi rigoroso. Seu primeiro projeto consistia em ouvir cem mil pessoas num estudo de vinte anos de duração. Fez a proposta à universidade em que trabalhava e, com o dinheiro da Fundação Rockefeller, criou o Instituto de Pesquisas Sexuais.

Perseguido por fanáticos

A obra *Comportamento sexual do homem* reuniu 1.800 entrevistas e chegou às livrarias em 1948. Kinsey teve a má sorte de escancarar os hábitos dos Estados Unidos da América num momento em que uma das mais nefastas figuras da história do país estava em plena atividade. Trata-se do senador Joseph McCarthy, um político fanático que, aproveitando o confronto entre as ideologias no pós-guerra, reunira sessenta mil voluntários para espionar atividades relacionadas a sexo, comunismo e outras, que ele considerava suspeitas.

Preocupação com a "família americana"

Sem querer, Kinsey contribuiu para o pânico inspirado pela homossexualidade. Afirmar que 10% dos homens haviam tido uma experiência desse tipo foi jogar óleo no fogo. O relatório valeu a Kinsey entrar na lista de Edgar Hoover, diretor do FBI, que abriu um dossiê sobre ele e seu instituto. A partir daí, um comitê do Parlamento fez uma pesquisa para saber se os estudos serviam ao comunismo, minando a família norte-americana.

Reação de grupos conservadores compromete suas pesquisas

Kinsey foi também, sem querer, a causa do lançamento da revista de escândalos mais caluniosa do país, *Confidencial*, que "narra os fatos e revela os nomes". Kinsey caiu nessa rede. Ele propriamente não, mas a Fundação Rockefeller, que o financiava. Em 1953, o recém-lançado *Comportamento sexual da mulher* colocara Kinsey na capa da revista *Time*, a maior promoção que alguém poderia imaginar nos Estados Unidos. Milhares de mulheres reprimidas e retrógradas reclamaram. Kinsey perdeu os financiamentos e a saúde. Seu coração dava sinais de esgotamento, e seu projeto seguinte não encontrou quem o bancasse. Aos que reclamavam de suas conclusões, ele respondera: "Esta pesquisa analisa o que as pessoas fazem e não o que deveriam fazer."

Oscar Wilde (Inglaterra, 1856-1900)

Oscar Wilde, um dos ícones máximos da sexualidade moderna, era de origem nobre, embora não fosse rico. Escreveu peças teatrais, ensaios e romances, mas acima de tudo fez de sua vida uma obra de arte transgressora. Foi uma espécie de bufão na alta sociedade inglesa do final do século XIX, na era vitoriana, cheia de ignorância e preconceitos. Suas comédias eram sucesso de público, embora alfinetassem a mesma elite que o aplaudia. Ele fazia rir com suas peças e provocava o deboche com sua vida. Vivendo com extravagância, desfilava com seu amante, Alfred Douglas.

Processo vergonhoso

O pai de Alfred Douglas, informado com o escândalo que envolvia seu jovem filho, ameaçou Wilde, referindo-se a ele como pederasta conhecido. Oscar ofendeu-se e, sem avaliar as forças que se confrontavam, processou o duque, exigindo que ele provasse suas afirmações. Ora, com suas amplas posses, não foi difícil arranjar provas, e mais, inverter o processo, voltando-o contra Wilde.

Do céu ao inferno

Oscar Wilde foi condenado a penar dez anos dentro das fétidas prisões de Sua Majestade. Perdeu também o respeito por sua obra. Parece que a hipócrita sociedade só aguardava que a lei o condenasse para também ratificar essa condenação, crucificando o escritor. Seus livros sumiram das livrarias, seu nome desapareceu dos jornais. Era agora apenas um pervertido pagando por seus crimes. Mas o jovem amante não o abandonou. Manteve-se aguardando o bem-amado retornar. Wilde faleceu em consequência de moléstias contraídas no cárcere.

Alex Comfort (EUA, 1920-2000)

Médico, poeta e romancista, além de anarquista e pacifista. Ficou famoso pelo que escreveu sobre sexo, não ficção, mas um manual chamado *The Joy of Sex* (O prazer do sexo). Ali trata da experiência de "pessoas sem angústia, autorrealizadas", segundo suas próprias palavras. Corria o ano de 1972 e as pessoas estavam vivendo a Revolução Sexual em sua plenitude. O livro de Comfort, que defendia o "coito do amor espontâneo", magnificamente ilustrado com traço realista por Charles Raymond e Christopher Foss, obteve sucesso imediato, vendendo dez milhões de exemplares. Era a pura alegria sexual traduzida em palavras: um guia de como fazer sexo.

Manual revolucionário

Comfort escreveu o livro em duas semanas, baseado, principalmente, em seu caso com a mulher que viria a ser sua segunda esposa. As ilustrações mostram um homem barbudo, como na juventude das décadas de 1960/70, e um corpo mais ou menos perfeito. A mulher é igualmente comum, permitindo aos leitores se relacionarem com o manual como nunca anteriormente. A experiência formativa que permitiu a Alex Comfort escrever seu manual incluiu uma viagem à Índia, em 1961, e uma tradução do sânscrito do clássico medieval erótico *Koka Shastra*, em 1964. Sua obra como ficcionista não é mais publicada, mas esse manual revolucionou a forma como as pessoas vivem e sentem o sexo.

Marie Stopes (Inglaterra, 1880-1958)

Ela foi uma jovem inglesa durante o reinado da rainha Vitória, quando a hipocrisia sobre a sexualidade reinava absoluta, e adquiriu fama e fortuna com o livro *Amor no casamento*. Marie disse, de maneira simples, o óbvio: que os casais deveriam aproveitar as alegrias sexuais do casamento. A Igreja e os moralistas, atentos a qualquer desvio do puritanismo oficial, a atacaram, ferozes. Isso só aumentou as vendas e fez crescer a popularidade de Marie, que recebia milhares de cartas de fãs.

Revolução e escândalo em 1920

Em pouco tempo Marie Stopes publicou um novo petardo contra a moralidade tacanha: *Paternidade sábia*, que ousava reunir técnicas anticoncepcionais: preservativos, diafragma, tampões e *coitus interruptus*. Em 1920, era uma revolução e um escândalo. Novamente os conservadores caíram sobre a autora, mas os livros chegaram a dois milhões de exemplares vendidos. Ela foi acusada de "crime monstruoso" por médicos reacionários e religiosos, mas os leitores cresciam. Apesar de toda a oposição, Marie Stopes ajudou sua geração a compreender a própria sexualidade.

Nancy Friday (EUA, 1933-2017)

Nancy estudou na universidade de Wellesley, em Massachusetts, ao sul dos Estados Unidos, quando "as boas maneiras, a bondade e a generosidade eram uma forma de vida", segundo suas palavras. Trabalhou como repórter para o *San Juan Island Times* antes de se dedicar totalmente à escrita, a partir de 1963. Seu primeiro best-seller, *My mother / my self* (Minha mãe / eu, (1977), discutia até onde as mulheres de sua geração foram levadas pela própria mãe a se conformarem com um ideal pré-feminista, e o que haviam feito para libertar-se.

Força libertadora

Foram muitos os seus sucessos literários sobre a condição da mulher, mas em 1971 Nancy Friday lançou *My Secret Garden* (*Meu jardim secreto*) e criou uma tempestade entre o ultrajante e o hilariante. As mulheres se surpreendiam ao encontrar nas páginas do livro a descrição de suas próprias fantasias sexuais. *Meu jardim secreto* transformou-se rapidamente num estudo clássico da sexualidade feminina. Os milhões de leitoras fizeram da obra um esteio revolucionário da literatura feminista. "Uma força libertadora que adicionou uma dimensão nova ao estudo das fantasias sexuais", comentou o *Los Angeles Times*.

NO BRASIL

José Ângelo Gaiarsa (1920 -1990)

O médico psiquiatra e psicoterapeuta paulista J. A. Gaiarsa começou a estudar Wilhelm Reich ainda nos anos 1950 e tornou-se precursor de suas ideias no Brasil. Nos anos 1970, Gaiarsa intensificou o seu trabalho em terapia corporal, num consultório no centro de São Paulo, referência para os envolvidos com a crítica dos valores tradicionais da família e da sexualidade. Era um espaço singular, meio circense, entre parque de diversões e centro de convivência, além de consultório.

Na TV

Entre os anos 1980 e 1990, Gaiarsa participou diariamente de um programa de TV matinal, com alcance em todo o país. Nesse programa falava sobre os conflitos da família, sexualidade, corpo e comunicação. Talvez nenhum psicoterapeuta tenha exercido uma influência tão constante e ampla sobre a família brasileira. Ele publicou mais de trinta livros. Sobre sexualidade pode-se destacar a trilogia intitulada *O livro negro da família, do amor e do sexo*, o quase autobiográfico *Sexo, Reich e eu* e, em 2005, *Sexo, tudo que ninguém fala sobre o tema*. Suas ideias sobre as relações entre corpo, consciência e comunicação vêm sendo absorvidas em meios acadêmicos e são objeto de dissertações de mestrado e teses de doutorado.

Roberto Freire (1927-2008)

O escritor e psicoterapeuta Roberto Freire foi um libertário anarquista. Criou, no início dos anos 1970, a somaterapia, uma terapia corporal e em grupo baseada nas ideias de Reich. A maior originalidade da Soma é combater a neurose com o prazer e a liberdade. Vários estados brasileiros mantêm núcleos de tratamento ligados às suas ideias.

Sem tesão não há solução

Em seus mais de trinta anos de atividade, Roberto Freire publicou muitos livros de ficção ou de ensaios, nos quais desenvolve uma defesa acirrada e apaixonada do *tesão*, palavra quase intraduzível, signo aberto, como todas as gírias. Em leitura bastante livre, podemos dizer que *tesão* significa desejo sexual acrescido de entusiasmo existencial. Para defender a proposta, Roberto escreveu *Sem tesão não há solução*, uma de suas obras mais conhecidas. São bem conhecidos também os livros *Utopia e paixão* e *Ame e dê vexame*. Roberto Freire sofreu perseguição política por suas ideias durante a ditadura militar, mas se manteve atuante. Era também dramaturgo e jornalista.

Leila Diniz (1943-1972)

Há uma foto de Leila, grávida, de biquíni, na praia, em 1971, paradigma da nova mulher de Ipanema. Leila sintetizou a mulher que falava palavrão, escolhia os homens com quem queria ir para a cama. Ela representa todas as meninas que não eram "de família", com seu desprezo por conceitos como virgindade e casamento burguês. Elas estudavam, trabalhavam, moravam sozinhas, namoravam e não davam satisfações. Nada que fizessem era chocante demais.

Todas as mulheres do mundo em Leila

Leila, além de encarnar essa geração, se tornou atriz, atuando em *Todas as mulheres do mundo*, filme dirigido por seu ex-marido, Domingos de Oliveira. Ao lado de Paulo José, Leila explodiu sua personalidade em cada close de sorriso, que não deixava dúvidas quanto ao seu prazer em estar ali. A Banda de Ipanema ajudou a elaborar o mito Leila Diniz; as telas dos cinemas, em suas muitas participações explosivas, como em *Os paqueras*, de Roberto Farias, também. Mas sua entrevista a *O Pasquim* escandalizou conservadores e credenciou enorme número de novos fãs.

REVOLUÇÃO INCONCLUSA

A década de 2020 encontra a Revolução Sexual incompleta, segundo a geração que a realizou. Há um clima saudoso do romantismo libertário entre as pessoas na faixa dos 70 anos, que participaram daqueles dias. Mesmo inconclusas, as mudanças são muito profundas em todas as frentes que se vá auferir. Hoje há pais de classe média nas grandes cidades, por exemplo, que permitem que os(as) namorados(as) frequentem a cama de suas filhas ou de seus filhos, realidade impensável há poucas décadas. Os apelos moralistas da Igreja soam a cada dia mais inócuos diante do mundo real. Há muito a fazer, mas as bases da sexualidade humana estão prontas para as mudanças.

PARTE VIII

SEXO NAS NOVAS MÍDIAS

Muita gente se pergunta: como serão as relações sexuais do futuro? Algumas tendências já podem ser percebidas, como o declínio da monogamia compulsória e a expansão de afetos e desejos para além do padrão cis-heteronormativo. São cenários construídos pela própria mudança de mentalidade. Mas qual o papel da tecnologia nesse processo todo? Qual o impacto que a internet terá na vida sexual das pessoas?

SEXTECH: A UNIÃO ENTRE TECNOLOGIA E SEXO

Tecnologias que vão mudar sua vida sexual

O impressionante relatório *Future of Sex* (Futuro do Sexo),[193] editado anualmente pela jornalista canadense Jenna Owsianik com base no trabalho dos futurologistas Ross Dawson e Ian Pearson, destaca três tecnologias que farão a diferença na vida sexual do futuro: inteligência artificial, robótica e active skin.[194] Esta última permitirá a inserção de dispositivos microscópicos na pele humana, próximo dos vasos sanguíneos e dos nervos, aptos a transmitir e receber informações sobre as respostas sexuais da pessoa e de seus parceiros. Tais tecnologias permitirão beijos remotos, sexo com robôs, vibradores inteligentes e muito mais.

Beijos remotos

Um aparelho semelhante a um inalador é equipado com sensores capazes de medir a pressão feita sobre os lábios. Acoplado a um smartphone, o gadget transmite, pela internet, a informação sensorial relativa ao movimento do beijo. A outra pessoa, a milhares de quilômetros de distância, usa o mesmo aparelho para sentir a pressão que o(a) parceiro(a) está fazendo remotamente, e então retribui, com seu próprio movimento. Dessa forma, ambos podem se engajar em um beijo simultâneo e bidirecional. O protótipo do produto, conhecido com Kissinger (aglutinação das palavras inglesas *kiss* + *messenger*), tem lá suas limitações. Beijos de língua, por exemplo, não são possíveis. Pelo menos por enquanto.[195]

Sexo com robôs

A engenharia genética e a robótica serão dois vetores da Quarta Revolução Industrial que transformarão radicalmente a forma como vivemos, trabalhamos e nos relacionamos. E, uma vez que os robôs farão parte de nossa vida, que tal um robô humanoide, capaz de interagir sexualmente com as pessoas? Duas empresas norte-americanas (True Companion e Abyss Creation) estão desenvolvendo projetos cada vez mais realistas nessa área, com materiais que podem transmitir a sensação de estar tocando um ser humano de carne e osso! Previsão do futurologista Ross Dawson: um em cada dez adultos terá relações sexuais com um robô até 2045.[196]

Vibradores acionados remotamente

Este é o campo que registra mais avanços. Empresas como a alemã Satisfyer e a anglo-americana MysteryVibe já lançaram vibradores que podem ser controlados a distância. Com muitas possibilidades de customização — seja para estimular o clitóris ou o Ponto G —, a mulher pode facilmente compartilhar o controle do vibrador com seu parceiro ou parceira apenas enviando um link pelo WhatsApp.[197]

Orgasmo impresso

Se você acha que tudo isso é ficção científica, imagine ter um orgasmo após imprimir uma réplica 3D dos órgãos genitais de outro ser humano. Em seguida, tente visualizar uma interface que conecte o seu cérebro a seu parceiro, permitindo que ambos se estimulem remotamente até alcançar o orgasmo. Para o neurologista norte-americano Barry Komisaruk, um dos maiores especialistas do mundo na área de orgasmos não genitais, o menor dos problemas de construir uma máquina de sexo cerebral é isolar os orgasmos na cabeça. O cientista lida com pessoas que apresentam danos consideráveis na espinha e, mesmo assim, têm orgasmos sonhando. Isso é possível porque a percepção e a sensação do orgasmo ocorrem no cérebro. Partindo desse princípio, Komisaruk afirma ser possível criar uma pílula ou interface cerebral que gere orgasmos.[198]

Nariz torcido

Sei que muita gente pode torcer o nariz, alegando que a tecnologia vai desumanizar o sexo. De certa forma, reação semelhante ocorreu quando surgiram os vibradores, hoje uma realidade na vida de muitos casais. Mas, se pensarmos no sextech como uma forma de melhorar o prazer sexual, por que não experimentá-lo?

METAVERSO, A PRÓXIMA FRONTEIRA DO SEXTECH

O Facebook até mudou de nome por causa do lançamento do metaverso, o ambiente digital que propõe o "casamento" do mundo real com o virtual, semelhante ao que se vê no filme *Matrix*, das irmãs Lana e Lilly Wachowski. O usuário poderá ter muitas experiências táteis nesse ambiente visual... sexo, por exemplo.[199]

Teletransporte sexual

A experiência holográfica que o metaverso promete lembra muito a icônica cena do filme *Guerra nas estrelas* na qual o robô R2-D2 projeta no chão uma imagem, em 3D, da Princesa Leia com uma mensagem para Luke Skywalker. Da mesma forma, uma pessoa poderá se teletransportar, com visores de realidade virtual, para explorar qualquer lugar que esteja conectado ao mundo virtual. Os cientistas desenvolveram até mesmo uma tecnologia capaz de estimular sensações de toque por meio de um sistema de jatos de ar. Além de visível a olho nu, o holograma emula o objeto real em vários aspectos, permitindo, inclusive, que você interaja com a projeção. Toque e interação... sim, o sexo começa a ser viável no reino das imagens tridimensionais.[200]

Assédio sexual até na realidade virtual

As novas plataformas de realidade virtual não estão imunes ao assédio sexual. Em dezembro de 2021, pouco mais de uma semana após o lançamento da Horizon Worlds, a plataforma de testes do metaverso, uma mulher relatou que teve seu avatar apalpado. "Assédio sexual já não é fácil na internet normal, mas, estando em VR [realidade virtual], isso adiciona outra camada, que torna o ato ainda mais grave", escreveu ela, em denúncia feita no grupo do Horizon Worlds no Facebook. Em resposta, a empresa disse que a mulher deveria ter usado a ferramenta "Safe Zone", que habilita uma bolha protetora em torno do avatar, impedindo qualquer tipo de interação. É um argumento questionável, sob vários aspectos. Primeiro, porque coloca a responsabilidade de prevenção do assédio sexual nas costas da vítima. Além do mais, qual o sentido de entrar num ambiente interativo e desabilitar os recursos de interação?[201]

PARTE IX

E A REPRESSÃO, AOS POUCOS, SE DESFAZ...

PARTIE IX

LA RÉPRESSION DES FRAUDES
ET DES

Para Freud, o sofrimento humano tem três origens: a força superior da natureza, a fragilidade do nosso corpo e a inadequação das normas que regulam as relações dos indivíduos na família e na sociedade. É na terceira que podemos reformular a visão do sexo que nos foi imposta culturalmente.

SEXO, PROBLEMA COMPLICADO

Embora no século XX a moral sexual tenha sofrido grandes transformações, e homens e mulheres não acreditem conscientemente que o ato sexual seja um pecado, no inconsciente os antigos tabus ainda persistem. O sexo continua sendo um problema complicado e difícil, permeado por muitas dúvidas. A maioria das pessoas dedica um tempo enorme às suas fantasias, seus desejos, temores, sua vergonha e culpa sexuais. "Muitos acreditam ser o sexo uma coisa impura e nada humana. A vergonha e a culpa sexuais podem se manifestar diante de um pensamento, de um desejo ou da simples intenção de agir de determinada maneira. São muitos séculos de repressão imposta pela Igreja cristã, que exerceu uma influência menos saudável do que a exercida por outras religiões mundiais."[202]

Passo a passo à celebração do prazer

Conversando com o ator Lázaro Ramos, apresentador do programa *Espelho*, no Canal Brasil, o historiador Leandro Karnal afirmou: "Em todos os movimentos no século XX, sem exceção, nós tivemos três etapas: a da proibição, a da relativa tolerância e a da celebração." Ele acrescentou que o feminismo, o movimento LGBTQIA+ e a luta para vencer o racismo atingiram essa etapa da celebração. O efeito da celebração, segundo Karnal, é fazer com que os medos antigos venham à tona, daí a reação brutal conservadora que estamos presenciando.[203]

Sexualidade inibida

Sem ser percebida como tal, a repressão sexual vai se instalando e condiciona o surgimento de valores e regras para inibir a sexualidade das pessoas. Não é de admirar, então, que tanta gente renuncie à sexualidade ou que a atividade sexual que se exerce na nossa cultura seja de tão baixa qualidade. Na maioria das vezes o desempenho é bastante ansioso, podendo levar a um bloqueio emocional e a vários tipos de problema, como disfunção erétil, ejaculação precoce, ausência de desejo e de orgasmo, sem falar nos casos mais graves de enfermidades psíquicas. Tudo isso passa a ser visto como natural, fazendo parte da vida, o que causa grandes prejuízos. É preciso descomplicar o sexo.

A influência da cultura I

No Ocidente, há a ideia de que a atividade sexual é puramente instintiva e natural. Estamos convencidos de que a sexualidade é impenetrável à mudança e, por conseguinte, existe fora do tempo. O que dá forma à sexualidade são as forças sociais. Longe de ser a força mais natural da nossa vida, é, de fato, a mais suscetível às influências culturais.[204]

A influência da cultura II

Sob a influência cultural da psicanálise, nos acostumamos a pensar que muitos de nossos comportamentos habituais podem ser explicados por meio de um inconsciente sexual, ainda que, fundamentalmente, fosse muito mais crucial identificar o inconsciente social e cultural atuando em nossa atividade sexual. A construção social tem um papel central na elaboração da sexualidade humana. Enquanto a programação biológica continua atuando predominantemente na sexualidade animal, os humanos, como "animais desnaturados" que se tornaram, já não sabem mais se comportar sexualmente por instinto. Eles não só necessitam de um aprendizado social para saber de que maneira, quando e com quem agir sexualmente como não conseguem agir sem dar um sentido aos seus atos.[205]

É preciso ter coragem!

Pensar e viver de forma diferente daquela a que se está acostumado causa ansiedade e medo. O novo assusta; o desconhecido gera insegurança. Contudo, é necessário ter mais coragem e discutir os valores que são transmitidos sem serem contestados, mas que geraram sofrimento. Estamos no meio de um processo de mudança de mentalidade. A tendência é o sexo ser aceito como natural, fazendo parte da vida. Acredito que as próximas gerações desenvolver o prazer sexual com muito mais tranquilidade. E isso não é sem motivo. Como os modelos tradicionais de comportamento não dão mais respostas satisfatórias, está se abrindo um espaço para cada um escolher sua forma de viver.

NOTAS

1. Flandrin, Jean-Louis. *O sexo e o Ocidente*. São Paulo: Brasiliense, 1981, p. 12.
2. Perel, Esther. *Sexo no cativeiro*. Rio de Janeiro: Objetiva, 2007.
3. Garçoni, Inês. "Saiba o que há por dentro dos aplicativos de encontro para mulheres casadas". *O Globo*, 15 de março de 2022. Disponível em: https://oglobo.globo.com/ela/saiba-que-ha-por-dentro-dos-aplicativos-de-encontro-para-mulheres-casadas-1-25428434;
Souza, Talita de. "'Ninguém vai descobrir': Testamos app de traição para casados que é sucesso no Brasil". *Correio Braziliense*, 14 de maio de 2022. Disponível em: https://www.correiobraziliense.com.br/brasil/2022/05/4933290-ninguem-vai-descobrir-testamos-app-de-traicao-para-casados-que-e-sucesso-no-brasil.html;
Moura, Rayane. "App de traição 'Gleeden' alcança mais de 1,5 milhões de usuários na América Latina". *Gizmodo*, 6 de janeiro de 2022. Disponível em: https://gizmodo.uol.com.br/app-de-traicao-gleeden-alcanca-mais-de-15-milhoes-de-usuarios-na-america-latina/;
Zuriarrain, José Mendiola. "Nos livros, elas são 'lindas' e 'encantadoras'. Eles, 'corajosos' e 'racionais'". *El País*, 30 de agosto de 2019.

Disponível em: https://brasil.elpais.com/brasil/2019/08/29/tecnologia/1567094920_557887.html.
4. Russell, Bertrand. *O casamento e a moral.* São Paulo: Companhia Editora Nacional, 1955.
5. Sicuteri, Roberto. *Lilith: a lua negra.* São Paulo: Paz e Terra, 1985.
6. Astrachan, Anthony. *Como os homens sentem.* Rio de Janeiro: Imago, 1989.
7. Feuerstein, Georg. *A sexualidade sagrada.* São Paulo: Siciliano, 1994.
8. Yalom, Marilyn. *A história da esposa.* Rio de Janeiro: Ediouro, 2001, p. 41.
9. Kreps, Bonnie. *Paixões eternas, ilusões passageiras.* São Paulo: Saraiva, 1992.
10. Badinter, Elisabeth. *Um é o outro.* Rio de Janeiro: Nova Fronteira, 1986.
11. "Escolas católicas da Austrália usam gênero neutro para se referir a Deus". *UOL,* 6 de junho de 2019. Disponível em: https://www.uol.com.br/universa/noticias/redacao/2019/06/06/escolas-catolicas-da-australia-usam-genero-neutro-para-se-referir-a-deus.htm.
12. Rosas, Rafael; Carneiro, Luciane. "Menos de 23% dos brasileiros usam preservativo em todas as relações sexuais, mostra IBGE". *Valor Econômico,* 7 de maio de 2021. Disponível em: https://valor.globo.com/brasil/noticia/2021/05/07/menos-de-23percent-dos-brasileiros-usam-preservativos-em-todas-as-relacoes-sexuais-mostra-ibge.ghtml.
13. "Cantora japonesa raspa a cabeça como castigo por passar noite com jovem". *G1,* 1 de fevereiro de 2013. Disponível em: https://g1.globo.com/musica/noticia/2013/02/cantora-japonesa-raspa-cabeca-como-castigo-por-passar-noite-com-jovem.html.
14. Reich, Wilhelm. *Casamento indissolúvel ou relação sexual duradoura?* São Paulo: Martins Fontes, 1972.

15. Le Goff, Jacques; Truong, Nicolas. *Uma história do corpo na Idade Média*. Rio de Janeiro: Civilização Brasileira, 2006.
16. Hunt, Morton M. *História natural do amor*. São Paulo: Ibrasa, 1963.
17. Reich, Wilhelm. *A função do orgasmo*. São Paulo: Brasiliense, 1992, p. 19.
18. Gaiarsa, José Ângelo. *Poder e prazer*. São Paulo: Ágora, 1986.
19. Tiger, Lionel. *A busca do prazer*. Rio de Janeiro: Objetiva, 1993, p. 106.
20. Gaiarsa, José Ângelo. *Poder e prazer*. São Paulo: Ágora, 1986.
21. Ibidem.
22. Chauí, Marilena. *Repressão sexual: essa nossa (des)conhecida*. São Paulo: Brasiliense, 1984.
23. Burgos, Pedro. "A ciência do palavrão: o que está por trás dos xingamentos mais comuns". *Superinteressante*, 31 de janeiro de 2008. Disponível em: https://super.abril.com.br/ciencia/a--ciencia-do-palavrao/.
24. Max, Diogo. "Estudo liga preconceito a pessoas de baixo QI". *Exame*, 13 de fevereiro de 2012. Disponível em: https://exame.com/ciencia/preconceito-tem-a-ver-com-baixa-inteligencia-diz--estudo/.
25. "Por que o consumo de alho pode tornar os homens mais atraentes?". *Veja*, 16 de novembro de 2016. Disponível em: https://veja.abril.com.br/saude/por-que-o-consumo-de-alho--pode-tornar-os-homens-mais-atraentes/#:~:text=Entre%20os%20principais%20benef%C3%ADcios%20do,sido%20moldadas%20pela%20sele%C3%A7%C3%A3o%20sexual.
26. Morin, Jack. *A mente erótica*. Rio de Janeiro: Rocco, 1997.
27. Flores, Júlia. "Orgasmo coletivo e aulas de prazer: o 1º festival de sexualidade do Brasil". *UOL*, 18 de fevereiro de 2022. Disponível em: https://www.uol.com.br/universa/noticias/redacao/2022/02/18/nudez-e-oficinas-grupais-de-prazer-o-1-festival--de-sexualidade-do-brasil.htm.

28. Gaiarsa, José Ângelo. *Sexo, Reich e eu*. São Paulo: Ágora, 1985, p. 84.
29. "Maioria das mulheres faz 'sexting', inclusive em países mais conservadores". *UOL*, 14 de setembro de 2020. Disponível em: https://www.uol.com.br/universa/noticias/redacao/2020/09/14/maioria-das-mulheres-faz-sexting-inclusive-em-paises-mais-conservadores.htm.
30. Comunicação pessoal do psicoterapeuta e escritor José Ângelo Gaiarsa à autora.
31. Idem.
32. Idem.
33. Velasco, Irene Hernández. "Especialista em sexo reflete: 'Somos monogâmicos porque somos pobres'". *UOL*, 24 de setembro de 2018. Disponível em: https://www.uol.com.br/universa/noticias/bbc/2018/09/24/especialista-em-sexo-reflete-somos-monogamicos-porque-somos-pobres.htm.
34. Reich, Wilhelm, *Casamento indissolúvel ou relação sexual duradoura?*, op. cit., p. 21.
35. Kinsey, A. C. *Sexual Behavior in the Human Female*. Filadélfia: W. B. Saunders, 1953, p. 409.
36. Fisher, Helen. *Anatomia do amor*. São Paulo: Eureka, 1992.
37. Kinsey, A. C., op. cit., p. 409.
38. Seixas, Ana Maria. *Sexualidade feminina*. São Paulo: Senac SP, 1998.
39. Comunicação pessoal do médico cardiologista Carlos Scherr à autora.
40. Reich, Wilhelm, op. cit.
41. Pasini, Willy. *Intimidade*. Rio de Janeiro: Rocco, 1996.
42. Comunicação pessoal da médica ginecologista Anna Lydia Amaral à autora.
43. Fisher, Helen, op. cit.
44. Buss, David M. *A paixão perigosa*. Rio de Janeiro: Objetiva, 2000, p. 149.

45. Freire, Roberto. *Sem tesão não há solução*. Rio de Janeiro: Guanabara, 1987, p. 135.
46. Gaiarsa, José Ângelo. *Vida a dois*. São Paulo: Siciliano, 1991, p. 37.
47. Giddens, Anthony. *A transformação da intimidade*. São Paulo: Editora Unesp, 1992, p. 46.
48. Reich, Wilhelm, *Casamento indissolúvel ou relação sexual duradoura?*, p. 14.
49. Bader, Michael *apud* Perel, Esther, op. cit., p. 46.
50. Comunicação pessoal da autora.
51. Comunicação pessoal da psiquiatra Carmita Abdo à autora.
52. Abdo, Carmita. *Descobrimento sexual do Brasil*. São Paulo: Summus, 2004.
53. Badinter, E., op. cit.
54. Caban, Isabela. "Botox, peeling e preenchimento: as novas tendências de tratamento para a genitália feminina". *O Globo*, 12 de março de 2022. Disponível em: https://oglobo.globo.com/ela/botox-peeling-preenchimento-as-novas-tendencias-de-tratamento-para-genitalia-feminina-25429447.
55. Richards, Brian. *O pênis*. Editora Loveland, 1980.
56. Fregonesi, Adriano. "Fratura peniana está relacionada à posição no ato sexual". *Portal da Urologia*, 14 de agosto de 2017. Disponível em: https://portaldaurologia.org.br/publico/noticias/fratura-peniana-esta-relacionada-a-posicao-no-ato-sexual/.
57. Groneman, Carol, *Ninfomania*. Rio de Janeiro: Imago, 2001.
58. Montagu, Ashley. *Tocar*. São Paulo: Summus, 1986.
59. Ibidem.
60. Muchembled, Robert. *O orgasmo e o Ocidente*. São Paulo: Martins Fontes, 2007.
61. Carotenuto, Aldo. *Eros e Pathos*. São Paulo: Paulus Editora, 1994, p. 71.
62. Comfort, Alex. *Os prazeres do sexo*. São Paulo: Martins Fontes, 1979.

63. Pompoar. *In*: Dicionário Michaelis On-line. São Paulo: Melhoramentos, 2022. Disponível em: https://michaelis.uol.com.br/moderno-portugues/busca/portugues-brasileiro/pompoar/.
64. Ambrosino, Brandon. "Como foi criada a heterossexualidade como a conhecemos hoje". *BBC News Brasil*, 11 de junho de 2017. Disponível em: https://www.bbc.com/portuguese/vert-fut-40093671.
65. *O Globo*, 21 mar. 2021.
66. Idem.
67. *Hetcomp*. Disponível em: https://hetcomp.carrd.co/.
68. Candido, Marco. "Hétero flex: homens que transam com homens em orgias, mas não se dizem gays". *UOL*, 15 de janeiro de 2018. Disponível em: https://estilo.uol.com.br/noticias/redacao/2018/01/18/sigilo-e-machao-pesquisador-estuda-mundo-da-orgias-entre-homens-heteros.htm.
69. Dias, Sureña. "O legado de Cássia Eller! Como foi a luta pela guarda de Chicão". *Observatório G*, 2019. Disponível em: https://observatoriog.bol.uol.com.br/noticias/o-legado-de-cassia-eller-lembre-como-foi-a-luta-pela-guarda-de-chicao.
70. Panegassi, Jéssie. "9 fatos sobre homossexualidade que você precisa saber". *Minha Vida Saúde*, 11 de outubro de 2016. Disponível em: https://www.minhavida.com.br/saude/materias/22649-9-fatos-sobre-homossexualidade-que-voce-precisa-saber.
71. Dias, Pâmela. "Brasil teve 300 mortes violentas de pessoas LGBTQIA+ em 2021, aponta relatório". *O Globo*, 25 de fevereiro de 2022. Disponível em: https://oglobo.globo.com/brasil/direitos-humanos/brasil-teve-300-mortes-violentas-de-pessoas-lgbtqia-em-2021-aponta-relatorio-1-25411147.
72. "O pastor que saiu do armário e se assumiu gay aos 91 anos". *BBC News Brasil*, 27 de janeiro de 2020. Disponível em: https://www.bbc.com/portuguese/geral-51262608.
73. Dias, Pâmela. "Lésbicas tardias: mulheres contam como viram seus corpos descobrirem novos prazeres depois dos 30". *O Globo*, 3 de

abril de 2022. Disponível em: https://oglobo.globo.com/brasil/direitos-humanos/noticia/2022/04/lesbicas-tardias-mulheres--contam-como-viram-seus-corpos-descobrirem-novos-prazeres--depois-dos-30-25459541.ghtml.
74. Tavares, Joelmir. "8 em cada 10 brasileiros acham que homossexualidade deve ser aceita". *UOL*, 4 de junho de 2022. Disponível em: https://www1.folha.uol.com.br/poder/2022/06/datafolha-8--em-cada-10-brasileiros-acham-que-homossexualidade-deve-ser--aceita.shtml.
75. "Aulas LGBTQ+ se tornam obrigatórias em todas as escolas da Inglaterra". *UOL*, 14 de setembro de 2020. Disponível em: https://www.uol.com.br/universa/noticias/redacao/2020/09/14/aulas-lgbtq-se-tornam-obrigatorias-em-todas-as-escolas-da-inglaterra.htm.
76. "Super-Homem bissexual: por que a DC Comics revelou novo personagem". *BBC News Brasil*, 12 de outubro de 2021. Disponível em: https://www.bbc.com/portuguese/geral-58876970.
77. Tokarnia, Mariana. "IBGE divulga 1º levantamento sobre homossexuais e bissexuais no Brasil". *Agência Brasil*, 25 de maio de 2022. Disponível em: https://agenciabrasil.ebc.com.br/direitos--humanos/noticia/2022-05/ibge-divulga-levantamento-sobre--homossexuais-e-bissexuais-no-brasil.
78. *The Asexual Visibility & Education Network — "General FAQ"*. Disponível em: http://www.asexuality.org/?q=general.html.
79. Comunicação pessoal da jornalista Maíra Kubík à autora.
80. Guillebaud, Jean-Claude. *A tirania do prazer*. Rio de Janeiro: Bertrand Brasil, 1999, p. 34.
81. Trevisan, João Silvério. *Devassos no paraíso: a homossexualidade no Brasil, da colônia à atualidade*. Rio de Janeiro: Record, 2000.
82. Ghorayshi, Azeen. "Poucas crianças transgênero mudam de ideia após 5 anos, diz estudo". *O Globo*, 6 de maio de 2022. Disponível em: https://oglobo.globo.com/saude/medicina/noticia/2022/05/

poucas-criancas-transgenero-mudam-de-ideia-apos-5-anos-diz--estudo.ghtml.
83. Badinter, E., op. cit., p. 236.
84. Singer, June. *Androginia*. São Paulo: Cultrix, 1990.
85. Lacombe, Milly. "Milly Lacombe: Era só mais uma história de amor". *Revista Trip*, 31 de março de 2022. Disponível em: MILLY LACOMBE: ERA SÓ MAIS UMA HISTÓRIA DE AMOR.
86. Bretas, Aléxia. "Queer". Blog Mulheres na Filosofia. Disponível em: https://www.blogs.unicamp.br/mulheresnafilosofia/queer/.
87. Idem.
88. Louro, Guacira Lopes. *Teoria Queer: uma política pós-identitária para a educação*. Disponível em: https://www.scielo.br/j/ref/a/64NPxWpgVkT9BXvLXvTvHMr/?format=pdf&lang=PT.
89. Flip 2020 — Mesa 8, "Transições", com Caetano Veloso e Paul B. Preciado. Disponível em: https://youtu.be/GNtY-0AUMXY.
90. Preciado, Paul B. "O que é a contrassexualidade?". *Territórios da Filosofia*, 5 de maio de 2015. Disponível em: https://territoriosdefilosofia.wordpress.com/2015/05/05/o-que-e-a-contrassexualidade-paul-beatriz-preciado/.
91. Lent, Roberto. "O cérebro é um mosaico de sexos". O Globo, 14 de janeiro de 2022. Disponível em: https://blogs.oglobo.globo.com/a-hora-da-ciencia/post/o-cerebro-e-um-mosaico-de-sexos.html.
92. Hickman, Tom. *Un siècle d'amour charnel*. Éditions Blanche, 1999, p. 110.
93. Fauche, Xavier; Noetzlin, Christiane. *O beijo*. Rio de Janeiro: Bertrand, 1987, p.9.
94. Ibidem, p. 249.
95. Hite, Shere. *O relatório Hite: um profundo estudo sobre a sexualidade feminina*. Rio de Janeiro: Difel, 1979.
96. Edição especial da revista *L'Histoire/Seuil*, op. cit., p. 254.

97. Margolis, Jonathan. *A história íntima do orgasmo*. Rio de Janeiro: Ediouro, 2007, p. 302.
98. ELLIS, Havelock. *Studies in the Psychology of Sex: The Evolutions of Modesty, The Phenomena of Sexual Periodicity, Auto-Erotism*. Londres: The University Press Limited, 1897.
99. Mangan, Lucy. "Klittra: Sweden's new world for female masturbation". *The Guardian*, 22 de junho de 2015. Disponível em: https://www.theguardian.com/society/shortcuts/2015/jun/22/klittra-sweden-new-word-female-masturbation.
100. Edição especial da revista *L'Histoire, Amor e sexualidade no Ocidente*. Porto Alegre: L&PM Editores, 1992, p. 259.
101. Idem, p. 208.
102. Idem, p. 209.
103. Brenot, Philippe. *Elogio da masturbação*. Rio de Janeiro: Rosa dos Tempos, 1998, p. 24.
104. Edição especial da revista *L'Histoire*, op cit., p. 257.
105. Ibidem, p. 257.
106. Ibidem, p. 248.
107. McCarthy, Barry, *O que você (ainda) não sabe sobre a sexualidade masculina*. São Paulo: Summus, 1992.
108. Azevedo, Evelyn. "EUA aprovam primeira camisinha para sexo anal". *O Globo*, 24 de fevereiro de 2022. https://oglobo.globo.com/saude/eua-aprovam-primeira-camisinha-para-sexo-anal-25408005.
109. Hite, Shere, *O relatório Hite sobre a sexualidade masculina*. Rio de Janeiro: Bertrand Brasil, 1981.
110. Ibidem.
111. Sáez, Javier; Carrascosa, Sejo. *Pelo cu: políticas anais*. Belo Horizonte: Editora Letramento, 2017.
112. Ibidem.
113. Ibidem.
114. Ibidem.
115. *Apud* Saez, J.; Carrascosa, S. op. cit., p. 137.

116. Eisler, Riane. *O prazer sagrado*. Rio de Janeiro: Rocco, 1995.
117. Tannahill, Reay, op. cit., p. 107.
118. Bardella, Ana. "'Meu tesão é ver meu namorado com outras mulheres': saiba o que é cuckquean". UOL, 28 de julho de 2021. Disponível em: https://www.uol.com.br/universa/noticias/redacao/2021/07/28/meu-tesao-e-ver-meu-marido-com-outras-mulheres-saiba-o-que-e-cuckquean.htm.
119. Badinter, E., op. cit.
120. Kinsey, A. C, op. cit.
121. Instagram: @modadesubculturas.
122. Azevedo, Adriana. "Precisamos falar sobre masculinidades femininas". *Hysteria*, 17 de maio de 2018. Disponível em: https://hysteria.etc.br/ler/precisamos-falar-sobre-masculinidades-femininas.
123. "Na prisão, canibal alemão dá entrevista e diz ser normal". *G1*, 17 de outubro de 2007. Disponível em: https://g1.globo.com/Noticias/Mundo/0,,MUL151546-5602,00-NA+PRISAO+CANIBAL+ALEMAO+DA+ENTREVISTA+E+DIZ+SER+NORMAL.html.
124. Machado, Lívia; Acayaba, Cíntia. "Cerca de 100 crianças e adolescentes de até 14 anos são estupradas por dia no Brasil, dizem Unicef e Fórum". *G1*, 22 de outubro de 2020. Disponível em: https://g1.globo.com/sp/sao-paulo/noticia/2021/10/22/cerca-de-100-criancas-e-adolescentes-de-ate-14-anos-sao-estupradas-por-dia-no-brasil-dizem-unicef-e-forum.ghtml.
125. 15º Anuário Brasileiro de Segurança Pública. 15 de julho de 2021. Disponível em: https://forumseguranca.org.br/publicacoes_posts/15-anuario-brasileiro-de-seguranca-publica/.
126. Duby, Georges. *Ano 1000, ano 2000: Na pista de nossos medos*. Tradução Maria Regina Lucena Borges-Osório, Eugênio Michel da Silva. São Paulo: Editora Unesp, 2003.
127. "Mais de 216 mil crianças foram vítimas de abusos sexuais na Igreja Católica na França, aponta relatório". *G1*, 5 de outubro de 2021. Disponível em: https://g1.globo.com/mundo/noticia/2021/10/05/mais-de-216-mil-criancas-foram-vitimas-

-de-abusos-sexuais-na-igreja-catolica-na-franca-aponta-relatorio.ghtml.
128. Hirigoyen, Marie-France. *A violência no casal*. Rio de Janeiro: Bertrand Brasil, 2005, p. 4.
129. Brandalise, Camila. "Assédio sexual: o que é, como comprovar o crime e onde denunciar". *UOL*, 4 de dezembro de 2020. Disponível em: https://www.uol.com.br/universa/noticias/redacao/2020/12/04/assedio-sexual-o-que-e-como-comprovar-onde-denunciar-e-qual-a-pena.htm.
130. Charam, Isaac. *O estupro e o assédio sexual*. Rio de Janeiro: Rosa dos Tempos, 1997.
131. Brandalise, Camila, op cit.
132. "Tribunal rejeita primeiro caso #MeToo na China". *UOL*, 15 de setembro de 2001. Disponível em: https://noticias.uol.com.br/ultimas-noticias/afp/2021/09/15/tribunal-rejeita-primeiro-caso-metoo-na-china.htm.
133. Beauvoir, Simone de. *O segundo sexo*. Rio de Janeiro: Nova Fronteira, 1980, p. 324.
134. Ribeiro, Ricardo. "Repórter vai a bordel de luxo na Alemanha e ouve: 'Brasileiro não aguenta'". *UOL*, 21 de março de 2018. Disponível em: https://viagem.uol.com.br/noticias/2018/03/21/com-funciona-um-megabordel-na-alemanha.htm.
135. Mebabordel Artemis: https://www.fkk-artemis.de/en/.
136. J. C. Kusnetzoff. *O homem sexualmente feliz*. Rio de Janeiro: Nova Fronteira, 1987, p. 46.
137. Conn, Allison; Hodges, Kelly R. "Visão geral da função e disfunção sexual feminina". *Manual MSD*, março de 2021. Disponível em: https://www.msdmanuals.com/pt-br/profissional/ginecologia-e-obstetr%C3%ADcia/disfunção-sexual-em-mulheres/visão-geral-da-função-e-disfunção-sexual-feminina.
138. Martins, Cristiane. "Impotência sexual feminina: como identificar e quais são os tratamentos?". *UOL*, 18 de março de 2022. Disponível em: https://www.uol.com.br/vivabem/noticias/

bbc/2022/03/18/impotencia-sexual-feminina-como-identificar-
-e-quais-sao-os-tratamentos.htm?next=0001H839U11N.
139. Comunicação pessoal do médico ginecologista Arthur Bastos à autora.
140. Idem.
141. Reich, Wilhelm. *A função do orgasmo*, op cit.
142. Kramer, Heinrich; Sprenger, James. *O martelo das feiticeiras*. Rio de Janeiro: Rosa dos Tempos, 1997, p. 16.
143. Soares, Ana Carolina. "Pesquisa da USP mostra que metade das mulheres não chega ao orgasmo". *Veja São Paulo*, 18 de junho de 2016. Disponível em: https://vejasp.abril.com.br/coluna/sexo-
-e-a-cidade/pesquisa-da-usp-mostra-que-metade-das-mulheres-
-nao-chega-ao-orgasmo/.
144. Kreps, B., op. cit., p. 420.
145. Margolis, J op. cit., p. 149.
146. Ibidem, p. 216.
147. Ibidem, p. 169.
148. Ladas, Whipple; Perry, J. *O ponto G*. Rio de Janeiro: Record, 1982. p. 30.
149. Reich, Wilhelm. *A função do orgasmo*, op. cit.
150. Ariès, P.; Duby, G. (direção). *História da vida privada*. São Paulo: Companhia das Letras, 1992, v. 5, p. 353.
151. Margolis, J., op. cit., p. 159.
152. Masters, William; Johnson, Virginia. *A conduta sexual humana*. Rio de Janeiro: Civilização Brasileira, 1968.
153. Lloyd, Elisabeth A. *The case of the female orgasm*. Massachusetts: Harvard University Press, 2005.
154. Margolis, Jonathan, op. cit., p. 278.
155. Tannahill, Reay, op. cit., p. 16.
156. Simonnet, Dominique. *A mais bela história do amor*. Rio de Janeiro: Difel, 2003, p. 16.
157. Ladas, W.; Perry, J, op. cit.

158. Ladas, W.; Perry, J, op. cit.
159. Peck, Scott M. *O caminho menos percorrido*. Lisboa: Sinais de Fogo, 1999.
160. Ibidem.
161. Mead, Margareth. *Sexo e temperamento*. São Paulo: Perspectiva, 1988.
162. Howard, Hilary. "Vibrators Carry the Conversation". *The New York Times*, 21 de abril de 2011. Disponível em: https://www.nytimes.com/2011/04/21/fashion/21VIBRATORS.html.
163. Douglass, Marcia; Douglass, Lisa. *Eu também quero*. Rio de Janeiro: Objetiva, 1997.
164. Bergen, Candice. "What I Did Last Summer". *Esquire Classic*, Dez. 1965.
165. Comunicação pessoal do psicoterapeuta e escritor José Ângelo Gaiarsa à autora.
166. Hite, S., op. cit., p. 131.
167. Chalker, Rebecca. *A verdade sobre o clitóris*. Rio de Janeiro: Imago, 2001.
168. Kernberg, Otto. *Psicopatologia das relações amorosas*. Porto Alegre: Editora Artes Médicas, 1995.
169. Comunicação pessoal à autora.
170. Attanasio, Angelo. "Erika Lust, a diretora que converteu os filmes pornôs em 'revolução feminista' e império conceitual". *BBC News Brasil*, 30 de dezembro de 2020. Disponível em: https://www.bbc.com/portuguese/geral-55469003.
171. Abundancia, Rita. "Sete razões pelas quais você deveria falar sobre pornografia com seus filhos". *El País*, 24 de outubro de 2019. Disponível em: https://brasil.elpais.com/brasil/2019/10/24/estilo/1571917530_159089.html.
172. Idem.
173. Brandalise, Camila. "Pornografia feminina existe? Pesquisadoras e profissionais da área opinam". *UOL*, 4 de junho de 2021.

Disponível em: https://www.uol.com.br/universa/noticias/redacao/2021/06/04/porno-feminista.htm.
174. "Pornolândia – A Nova Pornografia". Depoimento para o programa de Nicole Puzzi exibido pelo Canal Brasil em 9 de março de 2021. Disponível em: https://globoplay.globo.com/v/8701082/programa/.
175. Santos, Luiz. "Sobrepostas – Ana Cañas une a música ao entretenimento para falar de sexualidade feminina e não binária". *Geek Pop News,* 19 de outubro de 2021. Disponível em: https://geekpopnews.com.br/sobrepostas-i-ana-canas-une-a-musica-ao-entretenimento-para-falar-de-sexualidade-feminina-e-nao-binaria/.
176. Hickman, T., op. cit., p. 113.
177. Newland, Christina. "Por que Hollywood está filmando menos cenas de sexo". *BBC News Brasil,* 9 de dezembro de 2021. Disponível em: https://www.bbc.com/portuguese/geral-59562153.
178. Navarro Lins, Regina; Braga, Flávio. *O livro de ouro do sexo.* Rio de Janeiro: Ediouro, 2005, p. 35.
179. Hickman, T., op. cit.
180. Ibidem.
181. Ibidem.
182. Ibidem.
183. Baumann, Bettina. "Meio século de revolução sexual: liberdade ou novas amarras?" *UOL,* 28 de agosto de 2018. Disponível em: https://noticias.uol.com.br/ultimas-noticias/deutschewelle/2018/08/20/meio-seculo-de-revolucao-sexual-liberdade-ou-novas-amarras.htm.
184. Almeida, Armando Ferreira. "A contracultura ontem e hoje". Artigo apresentado em um ciclo de debates sobre o assunto, realizado em Salvador (BA), em abril de 1996.
185. Comunicação pessoal do professor Luiz Carlos Maciel à autora.
186. Maciel, Luiz Carlos. *Anos 60.* Porto Alegre: L&PM, 1987, p. 93.
187. Almeida, Armando Ferreira. op. cit., p. 38.

188. Comunicação pessoal do professor Luiz Carlos Maciel à autora.
189. Tannahill, R., op. cit., p. 462.
190. Marcuse, Herbert. *Eros e civilização: uma interpretação filosófica do pensamento de Freud*. Trad. Álvaro Cabral. Rio de Janeiro: LTC, 2013.
191. Ibidem.
192. Foucault, Michel. *A história da sexualidade: a vontade do saber*. Trad. Maria Thereza da Costa Albuquerque e J.A. Guilhon Albuquerque. Rio de Janeiro: Paz & Terra, 2020, v. 1.
193. "Future of Sex Report: Detailed Predictions on the Impact of Technology on Human Sexuality". *Future of Sex*. Disponível em: https://futureofsex.net/future-of-sex-report/.
194. Matamoros, Itziar. "O que é 'sextech' (o sexo que praticaremos no futuro)?". *El País*, 2 de julho de 2021. Disponível em: https://brasil.elpais.com/sociedad/2021-01-02/o-que-e-sextech-o-sexo-que-praticaremos-no-futuro.html.
195. Veja o Kissinger em ação neste link: https://youtu.be/5sfMBc7vVV0..
196. Owsianik, Jenna. "State of the Sexbot Market: The World's Best Sex Robot and AI Sex Doll Companies". *Future of sex*, 28 de julho de 2021. Disponível em: https://futureofsex.net/robots/state-of-the-sexbot-market-the-worlds-best-sex-robot-and-ai-love-doll-companies/.
197. Vibrador Monster Pub 1X — Controle de Qualquer Lugar do Mundo. Site oficial da empresa. Disponível em: https://satisfyerbrasil.com/products/vibrador-monster-pub-1x-controle-de-qualquer-lugar-do-mundo/.
198. Koebler, Jason. "Orgasmo pelo cérebro sob demanda". *Vice*, 11 de junho de 2015. Disponível em: https://www.vice.com/pt/article/ypby4j/orgasmo-sob-demanda.
199. Valença, Julianna. "'Metaverso': entenda sobre a realidade aumentada que motivou mudança de nome do Facebook para 'Meta'". *UOL*, 28 de outubro de 2021. Disponível em: https://jc.ne10.uol.com.br/tecnologia/2021/10/13619264-metaverso-entenda-

-sobre-a-realidade-aumentada-que-motivou-mudanca-de-nome-
-do-facebook-para-meta.html.
200. Altman, Carlos. "Tecnologia do holograma sai das telas da saga de Star Wars e surge no mundo de hoje". *Estado de Minas*, 12 de dezembro de 2019.- Disponível em: https://www.em.com.br/app/noticia/tecnologia/2019/12/12/interna_tecnologia,1107673/tecnologia-do-holograma-sai-das-telas-da-saga-de-star-wars-e-
-surge-no.shtml.
201. Araújo, Aurélio. "'Apalpada' e fotos: metaverso do Facebook já tem casos de assédio sexual". *UOL*, 17 de fevereiro de 2021. Disponível em: https://www.uol.com.br/tilt/noticias/redacao/2021/12/17/metaverso-do-facebook-ja-tem-casos-de-assedio-e-violencia-sexual.htm.
202. Feuerstein, G., op. cit., p. 28.
203. Leandro Karnal (temporada 11, ep. 25). *Espelho* [Série]. Concepção e apresentação: Lázaro Ramos. Direção: Renato de Paula; Elísio Lopes Jr. Rio de Janeiro: Canal Brasil, 2016. YouTube (26 min.), son., color.
204. Highwater, Jamake. *Mito e sexualidade*. São Paulo: Editora Saraiva, 1992.
205. Bozon, Michel. *Sociologia da sexualidade*. Rio de Janeiro: FGV, 2004.

REFERÊNCIAS

"15º Anuário Brasileiro de Segurança Pública". *Fórum Brasileiro de Segurança Pública*, 15 de julho de 2021. Disponível em: https://forumseguranca.org.br/publicacoes_posts/15-anuario-brasileiro-de-seguranca-publica/.

Abdo, Carmita. *Descobrimento sexual do Brasil*. São Paulo: Summus, 2004.

Abundancia, Rita. "Sete razões pelas quais você deveria falar sobre pornografia com seus filhos". *El País*, 24 de outubro de 2019. Disponível em: https://brasil.elpais.com/brasil/2019/10/24/estilo/1571917530_159089.html.

Adomasio, J. M. *Sexo invisível*. Rio de Janeiro: Record, 2009.

Alexandrian. *História da literatura erótica*. Rio de Janeiro: Rocco, 1993.

Ambrosino, Brandon. "Como foi criada a heterossexualidade como a conhecemos hoje". *BBC News Brasil*, 11 de junho de 2017. Disponível em: https://www.bbc.com/portuguese/vert-fut-40093671.

Almeida, Armando Ferreira. "A contracultura ontem e hoje". Artigo apresentado em um ciclo de debates sobre o assunto, realizado em Salvador (BA), em abril de 1996.

Altman, Carlos. "Tecnologia do holograma sai das telas da saga de Star Wars e surge no mundo de hoje". *Estado de Minas*, 12 de dezembro de 2019. Disponível em: htpps://www.em.com.br/app/noticia/ tecnologia/2019/12/12/interna_tecnologia,1107673/tecnologia- -do-holograma-sai-das-telas-da-saga-de-star-wars-e-surge-no.shtml.

Araújo, Aurélio. "'Apalpada' e fotos: metaverso do Facebook já tem casos de assédio sexual". *UOL*, 17 de fevereiro de 2021. Disponível em: htpps://www.uol.com.br/tilt/noticias/redacao/2021/12/17/meta-verso-do-facebook-ja-tem-casos-de-assedio-e-violencia-sexual.htm.

Ariès, P.; Duby, G. (dir.). *História da vida privada*. São Paulo: Companhia das Letras, 1992, V. 5.

Ariès, Philippe (org.). *Sexualidades ocidentais*. São Paulo: Brasiliense, 1985.

Astrachan, Anthony. *Como os homens sentem*. Rio de Janeiro: Imago, 1989.

Attanasio, Angelo. "Erika Lust, a diretora que converteu os filmes pornôs em "revolução feminista" e império conceitual". *BBC News Brasil*, 30 de dezembro de 2020. Disponível em: htpps://www.bbc.com/portuguese/geral-55469003.

"Aulas LGBTQ+ se tornam obrigatórias em todas as escolas da Inglaterra". *UOL*, 14 de setembro de 2020. Disponível em: htpps://www.uol.com.br/universa/noticias/redacao/2020/09/14/aulas-lgbtq-se--tornam-obrigatorias-em-todas-as-escolas-da-inglaterra.htm.

Azevedo, Adriana. "Precisamos falar sobre masculinidades femininas". *Hysteria,* 17 de maio de 2018. Disponível em: htpps://hysteria.etc.br/ler/precisamos-falar-sobre-masculinidades-femininas.

Azevedo, Evelyn. "EUA aprovam primeira camisinha para sexo anal". *O Globo,* 24 de fevereiro de 2022. Disponível em: htpps://oglobo.globo.com/saude/eua-aprovam-primeira-camisinha-para-sexo--anal-25408005.

Badinter, Elisabeth. *Um é o outro*. Rio de Janeiro: Nova Fronteira, 1986.

Bantman, Béatrice. *Breve história do sexo*. Lisboa: Editora Terramar, 1997.

Bardella, Ana. "'Meu tesão é ver meu namorado com outras mulheres': saiba o que é *cuckquean*". *UOL*, 28 de julho de 2021. Disponível em:

htpps://www.uol.com.br/universa/noticias/redacao/2021/07/28/meu-tesao-e-ver-meu-marido-com-outras-mulheres-saiba-o-que-e-cuckquean.htm.

Baumann, Bettina. "Meio século de revolução sexual: liberdade ou novas amarras?" *UOL*, 28 de agosto de 2018. Disponível em: htpps://noticias.uol.com.br/ultimas-noticias/deutschewelle/2018/08/20/meio-seculo-de-revolucao-sexual-liberdade-ou-novas-amarras.htm.

Beauvoir, Simone de. *O segundo sexo*. Rio de Janeiro: Nova Fronteira, 1980.

Bologne, Jean-Claude. *História do casamento no Ocidente*. Lisboa, 1999 (Temas e Debates).

Bozon, Michel. *Sociologia da sexualidade*. Rio de Janeiro: FGV, 2004.

Brandalise, Camila. "Assédio sexual: o que é, como comprovar o crime e onde denunciar". *UOL*, 4 de dezembro de 2020. Disponível em: htpps://www.uol.com.br/universa/noticias/redacao/2020/12/04/assedio-sexual-o-que-e-como-comprovar-onde-denunciar-e-qual-a-pena.htm.

Brandalise, Camila. "Pornografia feminina existe? Pesquisadoras e profissionais da área opinam". *UOL*, 4 de junho de 2021. Disponível em: htpps://www.uol.com.br/universa/noticias/redacao/2021/06/04/porno-feminista.htm.

Braunstein, Florence, *O lugar do corpo na cultura ocidental*. Minas Gerais: Instituto Piaget, 1999.

Brenot, Philippe. *Elogio da masturbação*. Rio de Janeiro: Rosa dos Tempos, 1998.

Bretas, Aléxia. "Queer". *Blog Mulheres na Filosofia*. Disponível em: htpps://www.blogs.unicamp.br/mulheresnafilosofia/queer/.

Burgos, Pedro. "A ciência do palavrão: o que está por trás dos xingamentos mais comuns". *Superinteressante*, 31 de janeiro de 2008. Disponível em: htpps://super.abril.com.br/ciencia/a-ciencia-do-palavrao/.

Buss, David M. *A paixão perigosa*. Rio de Janeiro: Objetiva, 2000.

Caban, Isabela. "Botox, peeling e preenchimento: as novas tendências de tratamento para a genitália feminina". *O Globo*, 12 de março de 2022. Disponível em: htpps://oglobo.globo.com/ela/botox-peeling--preenchimento-as-novas-tendencias-de-tratamento-para-genitalia--feminina-25429447.

Candido, Marco. "Hétero flex: homens que transam com homens em orgias, mas não se dizem gays". *UOL*, 15 de janeiro de 2018. Disponível em: htpps://estilo.uol.com.br/noticias/redacao/2018/01/18/sigilo-e-machao-pesquisador-estuda-mundo-da-orgias-entre-homens-heteros.htm.

"Cantora japonesa raspa a cabeça como castigo por passar noite com jovem". *G1*, 1 de fevereiro de 2013. Disponível em: htpps://g1.globo.com/musica/noticia/2013/02/cantora-japonesa-raspa-cabeca-como--castigo-por-passar-noite-com-jovem.html.

Carotenuto, Aldo. *Eros e Pathos*. São Paulo: Paulus Editora, 1994.

Chalker, Rebecca. *A verdade sobre o clitóris*. Rio de Janeiro: Imago, 2001.

Charam, Isaac. *O estupro e o assédio sexual*. Rio de Janeiro: Rosa dos Tempos, 1997.

Chaui, Marilena. *Repressão sexual: essa nossa (des)conhecida*. São Paulo: Brasiliense, 1984.

Chazaud Jacques. *Perversões sexuais*. São Paulo: Ibrasa, 1978.

Chia, Mantak; Arava, Douglas. *O orgasmo múltiplo do homem*. Rio de Janeiro: Objetiva, 1996.

Comfort, Alex. *Os prazeres do sexo*. São Paulo: Martins Fontes, 1979.

Conn, Allison; Hodges, Kelly R. "Visão geral da função e disfunção sexual feminina". *Manual MSD*, março de 2021. Disponível em: htpps://www.msdmanuals.com/pt-br/profissional/ginecologia-e--obstetr%C3%ADcia/disfunção-sexual-em-mulheres/visão-geral--da-função-e-disfunção-sexual-feminina.

Dabhoiwala, Faramerz. *As origens do sexo*. São Paulo: Editora Globo, 2013.

Darmon, Pierre. *O tribunal da impotência*. São Paulo: Paz e Terra, 1979.

Dias, Pâmela. "Brasil teve 300 mortes violentas de pessoas LGBTQIA+ em 2021, aponta relatório". *O Globo*, 25 de fevereiro 2022. Disponível em: htpps://oglobo.globo.com/brasil/direitos-humanos/brasil-teve-300-mortes-violentas-de-pessoas-lgbtqia-em-2021-aponta-relatorio-1-25411147.

Dias, Pâmela. "Lésbicas tardias: mulheres contam como viram seus corpos descobrirem novos prazeres depois dos 30". *O Globo*, 3 de abril de 2022. Disponível em: htpps://oglobo.globo.com/brasil/direitos-humanos/noticia/2022/04/lesbicas-tardias-mulheres-contam-como-viram-seus-corpos-descobrirem-novos-prazeres-depois-dos-30-25459541.ghtml.

Dias, Sureña. "O legado de Cássia Eller! Como foi a luta pela guarda de Chicão". *Observatório G*, 2019. Disponível em: htpps://observatoriog.bol.uol.com.br/noticias/o-legado-de-cassia-eller-lembre-como-foi-a-luta-pela-guarda-de-chicao.

Douglass, Marcia; Douglass, Lisa. *Eu também quero*. Rio de Janeiro: Objetiva, 1997.

Edição especial da revista *L'Histoire, Amor e sexualidade no Ocidente*. Porto Alegre: L&PM Editores, 1992.

Eisler, Riane. *O prazer sagrado*. Rio de Janeiro: Rocco, 1995.

"Escolas católicas da Austrália usam gênero neutro para se referir a Deus". *UOL*, 6 de julho de 2019. Disponível em: htpps://www.uol.com.br/universa/noticias/redacao/2019/06/06/escolas-catolicas-da-australia-usam-genero-neutro-para-se-referir-a-deus.htm.

Fauche, Xavier; Noetzlin, Christiane. *O beijo*. Rio de Janeiro: Bertrand, 1987.

Feuerstein, Georg. *A sexualidade sagrada*. São Paulo: Siciliano, 1994.

Fisher, Helen. *Anatomia do amor*. São Paulo: Eureka, 1995.

Flandrin, Jean-Louis. *O sexo e o Ocidente*. São Paulo: Brasiliense, 1988.

Flip 2020 — Mesa 8, "Transições", com Caetano Veloso e Paul B. Preciado. Disponível em: htpps://youtu.be/GNtY-0AUMXY.

Flores, Júlia. "Orgasmo coletivo e aulas de prazer: o 1º festival de sexualidade do Brasil". *UOL*, 18 de fevereiro de 2022. Disponível em:

htpps://www.uol.com.br/universa/noticias/redacao/2022/02/18/nudez-e-oficinas-grupais-de-prazer-o-1-festival-de-sexualidade-do-brasil.htm.

Fregonesi, Adriano. "Fratura peniana está relacionada à posição no ato sexual". *Portal da Urologia*, 14 de agosto de 2017. Disponível em: htpps://portaldaurologia.org.br/publico/noticias/fratura-peniana-esta-relacionada-a-posicao-no-ato-sexual/.

Freire, Roberto. *Sem tesão não há solução*. Rio de Janeiro: Guanabara, 1987.

"Future of Sex Report: Detailed Predictions on the Impact of Technology on Human Sexuality". *Future of sex*. Disponível em: htpps://futureofsex.net/future-of-sex-report/.

Gaiarsa, José Ângelo. *Poder e prazer*. São Paulo: Ágora, 1986.

_____ *Sexo, Reich e eu*. São Paulo: Ágora, 1985.

_____ *Vida a dois*. São Paulo: Siciliano, 1991.

Garçoni, Inês. "Saiba o que há por dentro dos aplicativos de encontro para mulheres casadas". *O Globo*, 15 de março de 2022. Disponível em: https://oglobo.globo.com/ela/saiba-que-ha-por-dentro-dos-aplicativos-de-encontro-para-mulheres-casadas-1-25428434.

Ghorayshi, Azeen. "Poucas crianças transgênero mudam de ideia após 5 anos, diz estudo". *O Globo,* 6 de maio de 2022. Disponível em: htpps://oglobo.globo.com/saude/medicina/noticia/2022/05/poucas-criancas-transgenero-mudam-de-ideia-apos-5-anos-diz-estudo.ghtml.

Giddens, Anthony. *A transformação da intimidade*. São Paulo: Editora Unesp, 1992.

Göra, Therborn. *Sexo e poder*. São Paulo: Contexto, 2006.

Groneman, Carol. *Ninfomania*. Rio de Janeiro: Imago, 2001.

Guillebaud, Jean-Claude. *A tirania do prazer*. Rio de Janeiro: Bertrand Brasil, 1999.

Hickman, Tom. *Un siècle d'amour charnel*. Paris: Éditions Blanche, 1999.

Highwater, Jamake. *Mito e sexualidade*. São Paulo: Saraiva, 1992.

Hirigoyen, Marie-France. *A violência no casal*. Rio de Janeiro: Bertrand Brasil, 2005

Hite, Shere. *O relatório Hite sobre a sexualidade masculina*. Rio de Janeiro. Bertrand Brasil, 1981.

_____ *O relatório Hite: um profundo estudo sobre a sexualidade feminina*. Difel, 1979.

Hunt, Morton M. *História natural do amor*. São Paulo: Ibrasa, 1963.

Kusnetzoff, J. C. *A mulher sexualmente feliz*. Rio de Janeiro: Nova Fronteira, 1988.

_____ *O homem sexualmente feliz*. Rio de Janeiro: Nova Fronteira, 1987.

Kernberg, Otto. *Psicopatologia das relações amorosas*. Porto Alegre: Artes Médicas, 1995.

Kingston, Anne. *A importância da esposa*. Rio de Janeiro: Record, 2005.

Kinsey, Alfred. *Sexual Behavior in the Human Female*. Filadélfia: W. B. Saunders, 2002.

Koebler, Jason. "Orgasmo pelo cérebro sob demanda". *Vice*, 11 de junho de 2015. Disponível em: htpps://www.vice.com/pt/article/ypby4j/orgasmo-sob-demanda.

Kramer, Heinrich; Sprenger, James. *O martelo das feiticeiras*. Rio de Janeiro: Rosa dos Tempos, 1997.

Kreps, Bonnie. *Paixões eternas, ilusões passageiras*. São Paulo: Saraiva, 1992.

Ladas, Whipple; Perry, J. *O ponto G*. Rio de Janeiro: Record, 1982.

Le Goff, Jacques; Truong, Nicolas. *Uma história do corpo na Idade Média*. Rio de Janeiro: Civilização Brasileira, 2006.

Lent, Roberto. "O cérebro é um mosaico de sexos". *O Globo*, 14 de janeiro de 2022. Disponível em: htpps://blogs.oglobo.globo.com/a--hora-da-ciencia/post/o-cerebro-e-um-mosaico-de-sexos.html.

Lloyd, Elisabeth A. *The case of the female orgasm*. Massachusetts: Harvard University Press, 2005.

Louro, Guacira Lopes. "Teoria Queer: uma política pós-identitária para a educação". Disponível em: https://www.scielo.br/j/ref/a/64NPxWpgVkT9BXvLXvTvHMr/?format=pdf&lang=PT.

Machado, Lívia; Acayaba, Cíntia. "Cerca de 100 crianças e adolescentes de até 14 anos são estupradas por dia no Brasil, dizem Unicef e Fórum". *G1*, 22 de outubro de 20. Disponível em: htpps://g1.globo.com/sp/sao-paulo/noticia/2021/10/22/cerca-de-100-criancas-e-adolescentes-de-ate-14-anos-sao-estupradas-por-dia-no-brasil-dizem-unicef-e-forum.ghtml.

Maciel, Luiz Carlos. *Anos 60*. Porto Alegre: L&PM, 1987.

"Maioria das mulheres faz 'sexting', inclusive em países mais conservadores". *UOL*, 14 de setembro de 2020. Disponível em: htpps://www.uol.com.br/universa/noticias/redacao/2020/09/14/maioria-das-mulheres-faz-sexting-inclusive-em-paises-mais-conservadores.htm.

"Mais de 216 mil crianças foram vítimas de abusos sexuais na Igreja Católica na França, aponta relatório". *G1*, 5 de outubro de 2021. Disponível em: htpps://g1.globo.com/mundo/noticia/2021/10/05/mais-de-216-mil-criancas-foram-vitimas-de-abusos-sexuais-na-igreja-catolica-na-franca-aponta-relatorio.ghtml.

Mangan, Lucy. "Klittra: Sweden's new world for female masturbation". *The Guardian*, 22 de junho de 2015. Disponível em: htpps://www.theguardian.com/society/shortcuts/2015/jun/22/klittra-sweden-new-word-female-masturbation.

Marcuse, Herbert. *Eros e civilização*. Rio de Janeiro: Zahar, 1968.

Margolis, Jonathan. *A história íntima do orgasmo*. Rio de Janeiro: Ediouro, 2007.

Martins, Cristiane. "Impotência sexual feminina: como identificar e quais são os tratamentos?". *UOL*, 18 de março de 2022. Disponível em: htpps://www.uol.com.br/vivabem/noticias/bbc/2022/03/18/impotencia-sexual-feminina-como-identificar-e-quais-sao-os-tratamentos.htm?next=0001H839U11N.

Masters, William; Johnson, Virginia. *A conduta sexual humana*. Rio de Janeiro: Civilização Brasileira, 1968.

Matamoros, Itziar. "O que é 'sextech' (o sexo que praticaremos no futuro)?" *El País*, 2 de julho de 2021. Disponível em: htpps://brasil.elpais.com/sociedad/2021-01-02/o-que-e-sextech-o-sexo-que--praticaremos-no-futuro.html.

Max, Diogo. "Estudo liga preconceito a pessoas de baixo QI". *Exame*, 13 de fevereiro de 2012. Disponível em: htpps://exame.com/ciencia/preconceito-tem-a-ver-com-baixa-inteligencia-diz-estudo/.

McCarthy, Barry. *O que você (ainda) não sabe sobre a sexualidade masculina*. São Paulo: Summus, 1992

Mead, Margareth. *Sexo e temperamento*. São Paulo: Perspectiva, 1988.

Millet, Kate. *Política sexual*. Portugal: Publicações Dom Quixote, 1970.

Montagu, Ashley. *Tocar*. São Paulo: Summus, 1986.

Morin, Jack. *A mente erótica*. Rio de Janeiro: Rocco, 1995.

Moura, Rayane. "App de traição 'Gleeden' alcança mais de 1,5 milhões de usuários na América Latina". *Gizmodo*, 6 de janeiro de 2022. Disponível em: htpps://gizmodo.uol.com.br/app-de-traicao-gleeden-alcanca-mais-de-15-milhoes-de-usuarios-na-america-latina/.

Muchembled, Robert. *O orgasmo e o Ocidente*. São Paulo: Martins Fontes, 2007.

Navarro Lins, Regina. *A cama na varanda*. Rio de Janeiro: BestSeller, 2007.

_____ *Amor na vitrine*. Rio de Janeiro: BestSeller, 2020.

_____ *Novas formas de amar*. São Paulo: Planeta, 2017.

_____ *O livro do amor*. Rio de Janeiro: BestSeller, 2012.

Newland, Christina. "Por que Hollywood está filmando menos cenas de sexo". *BBC News Brasil*, 9 dez. 2021. Disponível em: htpps://www.bbc.com/portuguese/geral-59562153.

"O pastor que saiu do armário e se assumiu gay aos 91 anos". *BBC News Brasil*, 27 de janeiro de 2020. Disponível em: htpps://www.bbc.com/portuguese/geral-51262608.

Owsianik, Jenna. "State of the Sexbot Market: The World's Best Sex Robot and AI Sex Doll Companies". *Future of sex*, 28 de julho de 2021.

Disponível em: htpps://futureofsex.net/robots/state-of-the-sexbot-
-market-the-worlds-best-sex-robot-and-ai-love-doll-companies/.

Panegassi, Jéssie. "9 fatos sobre homossexualidade que você precisa saber". *Minha Vida Saúde*, 11 de outubro de 2016. Disponível em: htpps://www.minhavida.com.br/saude/materias/22649-9-fatos-
-sobre-homossexualidade-que-voce-precisa-saber.

Pasini, Willy. *Ciúme*. Rio de Janeiro: Rocco, 2006.

_____ *Intimidade*. Rio de Janeiro: Rocco, 1996.

Peck, Scott M. *O caminho menos percorrido*. Lisboa: Sinais de Fogo, 1999.

Perel, Esther. *Sexo no cativeiro*. Rio de Janeiro: Objetiva, 2007.

"Por que o consumo de alho pode tornar os homens mais atraentes?". *Veja*, 16 de novembro de 2016. Disponível em: htpps://veja.abril.com.br/saude/por-que-o-consumo-de-alho-pode-tornar-os-
-homens-mais-atraentes/#:~:text=Entre%20os%20principais%20benef%C3%ADcios%20do,sido%20moldadas%20pela%20s-
ele%C3%A7%C3%A3o%20sexual.

Preciado, Paul B. "O que é a contrassexualidade?". *Territórios da Filosofia*, 5 de maio de 2015. Disponível em: htpps://territoriosdefilosofia.wordpress.com/2015/05/05/o-que-e-a-contrassexualidade-paul-
-beatriz-preciado/.

Reich, Wilhelm. *A função do orgasmo*. São Paulo: Brasiliense, 1992.

_____ *Casamento indissolúvel ou relação sexual duradoura?*. São Paulo: Livraria Martins Fontes, 1972.

Ribeiro, Ricardo. "Repórter vai a bordel de luxo na Alemanha e ouve: 'Brasileiro não aguenta'". *UOL*, 21 de março 2018. Disponível em: htpps://viagem.uol.com.br/noticias/2018/03/21/com-funciona-
-um-megabordel-na-alemanha.htm.

Richards, Brien. *O pênis*. São Paulo: Loveland, 1980.

Rosas, Rafael; Carneiro, Luciana. "Menos de 23% dos brasileiros usam preservativo em todas as relações sexuais, mostra IBGE". *Valor Econômico*, 7 de maio de 2021. Disponível em:

htpps://valor.globo.com/brasil/noticia/2021/05/07/menos-de--23percent-dos-brasileiros-usam-preservativos-em-todas-as-relacoes-sexuais-mostra-ibge.ghtml.

Ruffié, Jacques. *O sexo e a morte*. Rio de Janeiro: Nova Fronteira, 1979.

Russell, Bertrand. *O casamento e a moral*. São Paulo: Companhia Editora Nacional, 1955.

Saez, Javier; Carrascosa, Sejo. *Pelo cu: políticas anais*. Belo Horizonte: Letramento, 2017.

Santos, Luiz. "Sobrepostas – Ana Cañas une a música ao entretenimento para falar de sexualidade feminina e não binária". *Geek Pop News*, 19 de outubro de 2021. Disponível em: htpps://geekpopnews.com.br/sobrepostas-i-ana-canas-une-a-musica-ao-entretenimento-para--falar-de-sexualidade-feminina-e-nao-binaria/.

Seixas, Ana Maria. *Sexualidade feminina*. São Paulo: Senac, 1998.

Sicuteri, Roberto. *Lilith: a lua negra*. São Paulo: Paz e Terra, 1985.

Simonnet, Dominique. *A mais bela história do amor*. Rio de Janeiro: Difel, 2003.

Singer, June. *Androginia*. São Paulo: Cultrix, 1990.

Soares, Ana Carolina. "Pesquisa da USP mostra que metade das mulheres não chega ao orgasmo". *Veja São Paulo*, 18 de junho de 2016. Disponível em: htpps://vejasp.abril.com.br/coluna/sexo-e-a-cidade/pesquisa-da-usp-mostra-que-metade-das-mulheres-nao-chega-ao--orgasmo/.

Souza, Talita de. "'Ninguém vai descobrir': Testamos app de traição para casados que é sucesso no Brasil". *Correio Braziliense*, 14 de maio de 2022. Disponível em: htpps://www.correiobraziliense.com.br/brasil/2022/05/4933290-ninguem-vai-descobrir-testamos-app--de-traicao-para-casados-que-e-sucesso-no-brasil.html.

"Super-Homem bissexual: por que a DC Comics revelou novo personagem". *BBC News Brasil*, 12 de outubro de 2021. Disponível em: htpps://www.bbc.com/portuguese/geral-58876970.

Tannahill, Reay. *O sexo na História*. Rio de Janeiro: Francisco Alves, 1983.

Tavares, Joelmir. "8 em cada 10 brasileiros acham que homossexualidade deve ser aceita". *UOL*, 4 de junho de 2022. Disponível em: htpps://www1.folha.uol.com.br/poder/2022/06/datafolha-8-em-cada-10--brasileiros-acham-que-homossexualidade-deve-ser-aceita.shtml.

"General FAQ". *The Asexual Visibility & Education Network*. Disponível em: <http://www.asexuality.org/?q=general.html.

Tiger, Leonel. *A busca do prazer*. Rio de Janeiro: Objetiva, 1993.

Tokarnia, Mariana. "IBGE divulga 1º levantamento sobre homossexuais e bissexuais on Brasil". *Agência Brasil*, 25 de maio de 2022. Disponível em: htpps://agenciabrasil.ebc.com.br/direitos-humanos/noticia/2022-05/ibge-divulga-levantamento-sobre-homossexuais-e--bissexuais-no-brasil.

Trevisan, João Silvério. *Devassos no paraíso: a homossexualidade no Brasil, da colônia à atualidade*. Rio de Janeiro: Record, 2000.

"Tribunal rejeita primeiro caso #MeToo na China". *UOL*, 15 de setembro de 2001. Disponível em: htpps://noticias.uol.com.br/ultimas-noticias/afp/2021/09/15/tribunal-rejeita-primeiro-caso--metoo-na-china.htm.

Valença, Julianna. "'Metaverso': entenda sobre a realidade aumentada que motivou mudança de nome do Facebook para 'Meta'". *UOL*, 28 de outubro de 2021. Disponível em: htpps://jc.ne10.uol.com.br/tecnologia/2021/10/13619264-metaverso-entenda-sobre-a-realidade-aumentada-que-motivou-mudanca-de-nome-do-facebook--para-meta.html.

Velasco, Irene Hernández. "Especialista em sexo reflete: 'Somos monogâmicos porque somos pobres'". *UOL*, 24 de setembro de 2018. Disponível em: htpps://www.uol.com.br/universa/noticias/bbc/2018/09/24/especialista-em-sexo-reflete-somos-monogamicos--porque-somos-pobres.htm.

Veyne, Paul. *Sexo & poder em Roma*. Rio de Janeiro: Civilização Brasileira, 2005.

Vrissimtzis, Nikolaos. *Amor, sexo & casamento na Grécia Antiga*. São Paulo: Odysseus Editora, 2006.

Wilson, Glenn. *Um toque sensual.* [s.l.] Marshall Cavendish Limited, 1989.
Yalom, Marilyn. *A história da esposa.* Rio de Janeiro: Ediouro, 2001.
Zeldin, Theodore. *Conversação.* Rio de Janeiro: Record, 1998.
Zuriarrain, José Mendiola. "Nos livros, elas são 'lindas' e 'encantadoras'. Eles, 'corajosos' e 'racionais'". *El País,* 30 de agosto de 2019. Disponível em: htpps://brasil.elpais.com/brasil/2019/08/29/tecnologia/1567094920_557887.html.

Este livro foi composto na tipografia Adobe Garamond Pro,
em corpo 12,5/16,5, e impresso em
papel off-white no Sistema Cameron da
Divisão Gráfica da Distribuidora Record.